John Selby
Dr. Manfred von Lühmann

Das Immunsystem aktivieren

Selbstheilung in praktischen Übungen

Droemer Knaur

CIP-Kurztitelaufnahme der Deutschen Bibliothek

Selby, John: Das Immunsystem aktivieren:
Selbstheilung in prakt. Übungen/John Selby u.
Manfred von Lühmann. – München: Droemer Knaur, 1987.
ISBN 3-426-26312-2
NE: Lühmann, Manfred von:

© Copyright bei Droemersche Verlagsanstalt Th. Knaur Nachf.,
München 1987.
Das Werk einschließlich aller seiner Teile ist urheberrechtlich geschützt. Jede
Verwertung außerhalb der engen Grenzen des Urheberrechtsgesetzes ist
ohne Zustimmung des Verlags unzulässig und strafbar. Das gilt insbesondere
für Vervielfältigungen, Übersetzungen, Mikroverfilmungen und die
Einspeicherung und Verarbeitung in elektronischen Systemen.
Umschlaggestaltung: Graupner + Partner, München
Satzarbeiten: Compusatz GmbH, München
Druck und Bindearbeiten: May & Co., Darmstadt
Printed in Germany
3-426-26312-2

2 4 5 3

Inhalt

Vorwort 9

Erstes Kapitel:
Voraussetzungen für eine stabile Gesundheit 17

Zweites Kapitel:
Wie man die Gegenwart zurückgewinnt 23

    Erste Lektion: Geist-Körper-Integration 27

Drittes Kapitel:
Angst und Dysfunktion des Immunsystems 35

    Zweite Lektion: Muskelüberprüfung –
    Ganzkörperentspannung 38

Viertes Kapitel:
Zelluläre Verbindungen 43

    Dritte Lektion: Stichwort-Aktivierung 44

    Vierte Lektion: Direct Focussing 48

Fünftes Kapitel:
Emotionen und das Immunsystem 55

    Fünfte Lektion: Emotionale Ausgeglichenheit . 75

Sechstes Kapitel:
Neurologische Zusammenhänge 77

    Sechste Lektion: Energiezentrum-Integration .. 88

    Siebte Lektion:
    Emotionaler Entspannungsprozeß 96

Siebtes Kapitel:
Richtige Ernährung im Krankheitsfall 101

Achtes Kapitel:
Vergangenheits- und Gegenwartsintegration 115

   Achte Lektion:
   Objektive Vergangenheitsbewältigung 122

Neuntes Kapitel:
Verhaltensweisen und Infektionen 131

   Neunte Lektion: Erweiterung des Selbst 138

Zehntes Kapitel:
Vitalität und Lebenskraft 157

   Zehnte Lektion:
   Bewegungs- und Atmungsübungen 161

Elftes Kapitel:
Intuitive Aktivierungstechniken 177

   Elfte Lektion: Meditationen zur Heilung 181

Zwölftes Kapitel:
Überleben im Krankenhaus 193

   Zwölfte Lektion:
   Bewußt gesteuerte Wachträume 199

Dreizehntes Kapitel:
Genesungsgeschichten 205

Vierzehntes Kapitel:
Eine andere Lebenseinstellung 229

Schlußwort: Liebe und Heilen 235

Spezialprogramme 241

Anhang 265
Nachwort 311
Kommentierte Bibliographie 314

Vorwort

Seit man von der modernen Medizin sprechen kann, sind Ärzte über ein spezielles Phänomen erstaunt, das in direktem Zusammenhang behandelter Krankheiten und deren Heilungsquoten steht. Zwei Menschen etwa gleichen Alters und unter ähnlichen Bedingungen lebend können an demselben Leiden erkranken, dieselbe medizinische Behandlung erfahren und trotzdem in erheblich voneinander abweichenden Zeiträumen genesen. Noch unerklärbarer sind die immer wiederkehrenden Beispiele der Menschen, die unter unheilbaren Krankheiten wie etwa Krebs leiden und denen es trotzdem gelingt, ihre körperliche Verfassung ins Gegenteil zu kehren und zu genesen allein dank ihrer eigenen, ihnen innewohnenden Kräfte.

Allgemeiner ausgedrückt, erkranken manche von uns an einer gewöhnlichen Erkältung oder Grippe und erholen sich ziemlich schnell, während andere Wochen oder gar Monate brauchen, sich wieder zu erholen, dann wieder erkranken, weil sie »unter dem Wetter« leiden.

Selbst wenn man den Heilungsprozeß eines gebrochenen Beines oder Armes zweier Menschen ähnlicher Konstitution und mit ähnlicher Behandlungsweise miteinander vergleicht, stellt man sehr unterschiedliche Genesungszeiten fest. Jeder von uns hat schon die Erfahrung gemacht, manchmal krank geworden zu sein und sich sehr schnell erholt zu haben, während man zu einer anderen Zeit große Mühe hatte, von derselben Krankheit zu genesen.

Offensichtlich spielen verschiedene Faktoren eine Rolle, die den Genesungsprozeß beeinflussen, und so scheint es angemessen, zu Beginn dieser Betrachtungen eine Pause einzulegen und zu überlegen, welche diese Faktoren wirklich sind und wie wir sie beeinflussen können, damit sie unserer Gesundung dienen. Haben wir erst einmal diesen Zusammenhang zwischen Krankheit und Genesung erkannt, so können wir einen Schritt weitergehen und praktische Übungen in Betracht ziehen, die man erlernen kann, um sein ganz individuelles Gesundheitspotential zu verbessern.

Gewöhnlich sucht man zuerst einen Arzt auf, wenn man erkrankt ist oder sich verletzt. Wir leben in einer Zeit, in der die medizinische Versorgung außerordentlich gut ist. Und sehr oft sind sowohl medikamentöse Behandlung als auch chirurgische Eingriffe von Nutzen und manchmal sogar entscheidend für die Gesundung. Jedoch wissen wir alle, daß der Medizin Grenzen gesetzt sind. Die Chirurgie und die medikamentöse Behandlung können beide sehr hilfreich im Hinblick auf spezielle Symptome sein, aber viel zu oft hat die Behandlung wenig oder keinen Effekt auf die inneren Ursachen der Erkrankung, die der eigentliche Grund des Leidens sind. Menschen erkranken immer wieder regelmäßig, sei es, sie leiden unter kurzfristigen Infektionen und Zusammenbrüchen oder unter ernsthaften chronischen Erkrankungen. Und mit jeder neuen wissenschaftlichen Erkenntnis wächst das Geheimnis um das Wesen der Gesundheit und das Leben im allgemeinen.

Voraussetzung für die Lektüre meines Buches ist, daß Sie sich bereits Gedanken über Ihre Gesundheit gemacht haben und in irgendeiner Form medizinisch versorgt wurden. Doch während man Ihnen ärztliche Hilfe bietet, haben Sie sich sicherlich schon gefragt, was Sie selbst tun können, aus sich heraus, um Ihre Genesung zu beschleunigen und Ihren Gesundheitszustand im allgemeinen zu verbessern.

Also wollen wir einen Schritt weitergehen und sehen, welche Faktoren es gibt, die es Ihnen erlauben, so schnell wie möglich zu gesunden. Ganz gewiß spielt bei Ihrer Gesundheit ein regelmäßiges Leben eine große Rolle. Zum Beispiel ist die Nahrung, die Sie zu sich nehmen, ein Faktor, der Ihre relative Gesundheit und Vitalität bestimmt. Vor allem, wenn Sie krank sind, kann eine spezielle Diät entscheidend zu Ihrer Genesung beitragen, und wir werden diese Frage später im Buch behandeln.

Außerdem spielt Bewegung eine große Rolle in Ihrem Leben, denn Sie trägt wesentlich zu Ihrer Vitalität bei, da sie den Energieaustausch im Körper entscheidend beeinflußt. Die Forschung hat einen direkten Bezug zwischen Bewegung, Drüsenfunktionen und der Funktionsfähigkeit des Immunsystems nachgewiesen, das allein in der Lage ist, Infektionen und Erkrankungen abzuwehren.

Und sollten Sie augenblicklich krank oder verletzt sein – selbst wenn Sie im Bett liegen und sich nicht viel bewegen können –, ist es Ihnen möglich, gewisse Bewegungstechniken zu erlernen, die das Heilungspotential Ihres Körpers beträchtlich stärken. So werden Teile dieses Buches praktischen Bewegungsübungen gewidmet sein, die Ihnen helfen, schneller zu gesunden.

Es gibt jedoch noch einen dritten Faktor, der Ihren Heilungsprozeß beeinflußt und dem dieses Buch eigentlich gewidmet ist. Er ist der dynamischste, und mit ihm können Sie arbeiten, damit Sie schneller gesund werden und Ihre allgemeine Vitalität kräftigen.

Schon seit Jahrhunderten, vielleicht seit der Zeit, als Menschen über den Zusammenhang zwischen Gesundheit und Krankheit nachdachten, weiß man, daß eine starke Beziehung zwischen dem geistigen Verhalten eines Menschen, seiner emotionalen Verfassung, seiner Streßfähigkeit und seiner Einstellung zu Gesundheit und Krankheit besteht.

Während der letzten zwei Jahrzehnte ist sich die Öffentlichkeit dieser Beziehung zwischen geistiger Einstellung und physischer Gesundheit immer bewußter geworden, und diese Tatsache gab zu den unterschiedlichsten Spekulationen Anlaß, wie man diese Faktoren interpretieren könnte. Unglücklicherweise brachte das Frühstadium dieser Erkenntnis viele unrealistische Programme hervor, die von einem übereifrigen Publikum begierig aufgenommen wurden. Insbesondere fehlte die Übereinstimmung zwischen wissenschaftlichem Verständnis und praktischen Techniken, damit wirkliche Erfolge auf dem Gebiet schnellerer Genesung erzielt werden konnten.

Jedoch ist es während der letzten Jahre schließlich zu einem gemeinsamen Konzept in der Medizin gekommen – zwischen den wissenschaftlichen Forschungsteams und den Therapeuten, die daran gearbeitet haben, brauchbare Programme zur Geist-Körper-Genesung zu entwickeln. So wurde eine neue medizinische Disziplin ins Leben gerufen, die den ziemlich umständlichen, aber aufschlußreichen Namen Psychoneuroimmunologie hat und diesen gemeinsamen Bemühungen Rechnung trägt.

Da der Heilungsprozeß hauptsächlich auf dem Immunsystem des Körpers basiert, war es von wesentlicher Bedeutung, ein umfassendes Wissen über die Funktionsweise dieses Immunsystems zu erlangen, und die Forschung auf diesem Gebiet hat in den letzten paar Jahren erstaunliche Fortschritte erzielt. Gleichzeitig wurden auf der ganzen Welt klinische Versuche mit Patienten durchgeführt, die wesentliche Erkenntnisse in bezug auf diese neuen Techniken brachten.

Nach fünfzehnjähriger Forschungsarbeit und psychosomatischer Therapiearbeit in Kalifornien beschloß ich, mein Wirkungsfeld für eine gewisse Zeit nach Europa zu verlegen, wo mir Gelegenheit geboten wurde, wesentliche Erkenntnisse in der Immunforschung zu erwerben, und wo ich mit mehreren bedeutenden Ärzten bei der Entwicklung effizienterer Programme zur Aktivierung des eigenen Immunsystems zusammenarbeiten konnte.

Die Übungen, die in diesem Buch beschrieben werden, sind das Resultat einer fünfjährigen Erfahrung mit Patienten und umreißen, welche spezifischen Übungen das Immunsystem am wirkungsvollsten stimulieren und am leichtesten für Kranke oder Verletzte erfolgreich zu erlernen sind.

Allgemein setze ich voraus, daß Sie – die Leserin oder der Leser dieses Buches – im Augenblick unter einer Krankheit oder Verletzung leiden oder jemanden kennen, der krank ist und dem Sie praktische Hilfe zuteil werden lassen möchten, um den Heilungsprozeß zu stimulieren. Sollten Sie das Geschriebene lesen und sich einer ausgezeichneten Gesundheit erfreuen, aber sich Wissen über die allgemeinen Prinzipien der Aktivierung des Immunsystems aneignen wollen, falls Sie einmal krank werden, ist nichts dagegen einzuwenden. Doch halten Sie sich stets vor Augen, daß ich dieses Buch für

Menschen geschrieben habe, die eine sofortige Hilfe zur Wiederherstellung ihrer Gesundheit brauchen.
Nach meiner langjährigen Erfahrung mit Patienten wünschen Kranke keine langatmigen akademischen Erklärungen über den Einfluß von genetischen Anlagen, Umweltbedingungen oder emotionalem Streß auf ihren Gesundheitszustand. Statt dessen fordern sie klare, präzise Anleitungen und Techniken, mit denen sie sofort beginnen können.
Deshalb will ich mein Bestes tun, um ausführliche medizinische und psychologische Erklärungen zu vermeiden, und mich auf ein Minimum der notwendigen Terminologie beschränken, die diese Übungen erläutern.
Obwohl die Übungen in meinem Buch allein aus meiner Forschungs- und praktischen Arbeit resultieren und aus den Behandlungsübungen meiner Kollegen, sind solche Programme das Resultat vieler Wissenschaftler aus dem medizinischen, biochemischen und psychologischen Bereich. Deshalb möchte ich diese Abhandlung mit einer kurzen Danksagung an alle beginnen, die in irgendeiner Weise an der Entwicklung derartiger Programme beteiligt waren.
Insbesondere möchte ich meinen früheren Lehrern danken, die mich als erste dazu anregten, den Zusammenhang zwischen Denkprozessen, emotionalen Reaktionen und der physiologischen Funktion des Immunsystems zu erforschen: Dr. Williard Dalrymple und Prof. Ralph Abraham von der Universität Princeton, Dr. Humphrey Osmond vom New Jersey Bureau of Research in Neurology and Psychiatry und Dr. Francis Cheek von der Universität Kalifornien.
Für die Zeit meines Europaaufenthalts bin ich Professor Eduard Cartier von der Universität Zürich, Dr. Hans

Zimprick von der Hochschule für Medizin in Wien und Prof. Manfred Henschel von der Freien Universität Berlin großen Dank schuldig.

Am meisten jedoch möchte ich meinem Kollegen Manfred von Lühmann danken, der aktiv an der Entwicklung der folgenden Übungen beteiligt war und der Spezialprogramme für gewisse Erkrankungen entwickelt hat, die im letzten Teil dieses Buches beschrieben werden.

Schließlich sollen jene Hunderte von Patienten nicht unerwähnt bleiben, die an der Vervollkommnung dieser Übungen beteiligt waren und die Zeit und Geduld aufbrachten, damit die Übungen optimal gelangen.

Nach diesen Dankesworten können wir nun darangehen, darüber nachzudenken, wie Sie mit diesen Übungen Ihr Heilungspotential verbessern. Doch möchte ich darauf hinweisen, daß diese Übungen keineswegs die medizinische Versorgung ersetzen. Es sollte sich immer um eine Teamarbeit zwischen Ihnen und Ihrem Arzt handeln, bei der Sie von innen heraus wirken, während Ihr Arzt sein Bestes tut, indem er Sie von außen zu heilen trachtet. Ich bin sicher, Ihr Arzt wird Ihre Bemühungen sehr begrüßen.

Zum Schluß möchte ich noch sagen, daß diese Übungen so konzipiert sind, daß sie Spaß machen sollen. Wenn Sie dieses Buch voller Neugier lesen, werden Sie maximal von den Übungen profitieren. Es ist erwiesen, daß Menschen schneller von ihrer Krankheit genesen, wenn sie sie akzeptieren. Daran sollten Sie beim Lesen dieses Buches stets denken.

I. Voraussetzungen für eine stabile Gesundheit

Die meisten von uns leiden während ihres Lebens unter gelegentlichen Krankheiten oder Verletzungen. Und wenn wir erkranken, sei es an einer einfachen Erkältung oder an einem komplexen Leiden, fragen wir uns selbstverständlich, warum gerade uns das passiert ist. Vielleicht können wir sogar aus medizinischer Sicht unseren Zustand erklären, aber insgeheim ahnen wir, daß es tiefere Gründe für die Verschlechterung unseres Gesundheitszustandes gibt.
Sowohl in der Antike als auch heute unter wissenschaftlichen Gesichtspunkten wurde und wird Krankheit als ein Zustand der Unausgewogenheit im Organismus des erkrankten Menschen angesehen. Zu Beginn der modernen Medizin in Griechenland wurde das Wort »Homeostasis« geprägt, um damit die Neigung des Körpers zu beschreiben, ein inneres Gleichgewicht aufrechtzuerhalten und es aktiv wiederherzustellen, wenn es verlorenging. Und unsere eingehenden wissenschaftlichen Forschungen bezüglich des Funktionierens des Immunsystems haben ergeben, daß dieser biochemische Mechanismus stets angestrebt wird, damit eine stabile Ausgewogenheit innerhalb des Organismus herrscht.
Auch die chinesische taoistische medizinische Tradition basiert auf dieser Ausgewogenheit, die jedoch alle Aspekte im Leben eines Menschen betrifft. Die amerikanische indianische traditionelle Heilkunst sieht Harmonie und Ausgewogenheit als entscheidend für die Gesundheit an.

Spezifisch ausgedrückt: Wenn die inneren Funktionen des Körpers irgendwie gestört werden und aus dem Gleichgewicht geraten, hat die Krankheit eine Chance, an irgendeinem Schwachpunkt des Körpers einzudringen. Es können Unfälle passieren, wenn unser Wahrnehmungsvermögen gestört ist und unsere Beziehung zur Außenwelt – auf welche Weise auch immer.

Wenn wir uns also im Kampf mit einer kleineren oder größeren Krankheit oder Verletzung befinden, sollten wir eine Pause einlegen und über das Grundproblem der Ausgewogenheit nachdenken und die Krankheit als einen Übergang von einer Periode unseres Lebens zu einer neuen betrachten, die sicher in vieler Hinsicht ausgeglichener sein wird.

Unsere Grundeinstellung zu unserem jetzigen Zustand wird natürlich entscheidend für den Verlauf unserer Krankheit sein. Unsere Reaktion auf das Krankwerden ist wesentlich – nicht allein für die Krankheit als solche, sondern die Auswirkung, die sie auf unser späteres Leben haben wird.

Wenn wir gegen die Krankheit kämpfen, sie rein negativ betrachten und uns weigern, aus dieser Erfahrung zu lernen, untergraben wir unser Heilungspotential. Selbst wenn wir genesen, schafft die negative Einstellung gegenüber der Krankheit zukünftige Gesundheitsprobleme.

Wenn wir uns jedoch dieser neuen Erfahrung, dem Kranksein, öffnen, wenn wir bereit sind, unsere Ansichten zu ändern und dementsprechend unseren Lebensstil, dann kann der Gesundungsprozeß einen Wendepunkt in unserem Leben bedeuten, einen neuen Anfang, eine Chance, zu wachsen und das Leben wieder mehr zu genießen.

Selbst wenn unsere Krankheit uns zu dieser Schwelle führt, hinter der der Tod wartet, ist unsere Einstellung zu diesem letzten Abenteuer wesentlich und wird dessen Verlauf bestimmen.

Natürlich kämpfen wir gegen den Verfall; in uns wohnt eine mächtige Lebenskraft, die uns während unseres ganzen Lebens beschützt. Unser Immunsystem wird alles tun, um uns genesen zu lassen. Sofern nicht unsere emotionalen und gedanklichen Schemata und alte Bewegungsgewohnheiten uns zu einem reduzierten Dasein zwingen, das schädlich auf das Funktionieren des Immunsystems einwirkt, haben wir ausgezeichnete Aussichten, unsere Gesundheit und Vitalität zurückzugewinnen.

Unser Grundproblem beim Kranksein ist, daß ängstliches Kämpfen gegen die Krankheit sich meistens negativ auswirkt. Wir alle neigen dazu, Streß durch übertriebene Sorge über unseren Zustand zu neutralisieren, doch gerade dieser Streß unterbricht den biochemischen Prozeß, der zur Heilung führt. Die Auswirkungen von Angst, Verdrängung, Verwirrung und deren negative Einflüsse auf den Körper sind durch die wissenschaftliche Forschung heute dokumentiert. In der bewußten Anstrengung, gesunden zu wollen, stören wir die natürliche Fähigkeit unseres Körpers, sich zu regenerieren. Denn der Heilungsprozeß ist etwas, das man nicht forcieren kann, wie jeder Arzt oder jede Krankenschwester weiß. Die Genesung scheint am schnellsten und leichtesten jenen Patienten zuteil zu werden, die schließlich ihren Zustand akzeptieren, sich mit der Lage abfinden und sich entspannen. Ist das einmal geschehen, kann der Körper den guten Kampf kämpfen, ungehindert durch Spannungen und biochemische Tumulte, die durch Sorge, Ablehnung, muskuläre Verspannungen usw. hervorgerufen werden.

Deshalb möchte ich vorschlagen, daß Sie als erstes über Ihre jetzige Einstellung zu Ihrem Gesundheitszustand nachdenken. Weiterhin möchte ich Ihnen empfehlen zu überlegen, ob Ihre Krankheit oder Verletzung ein verstecktes Signal ist, daß Sie Ihr Leben ändern sollten, um wieder ein Stadium des Gleichgewichts zu erlangen – gerade durch Ihre Krankheit.

Jedoch möchte ich meinen Rat, sich nicht zur Selbstheilung zu zwingen, dahingehend erweitern, daß Sie sich auch nicht dazu zwingen, die in der Folge beschriebenen Techniken und Übungen zur Aktivierung des Immunsystems anzuwenden. Statt dessen empfehle ich Ihnen, das Buch sehr sorgfältig zu lesen, die verschiedenen Methoden auszuprobieren und ihre Auswirkungen auf Ihren Körper abzuschätzen.

Ich nehme an, daß Sie begierig, vielleicht sogar sehnsüchtig auf das Ende Ihrer Krankheit warten. Es ist ganz normal, daß man seine Genesung beschleunigen und wieder gesund sein möchte.

Aber ich möchte Ihnen auch zu bedenken geben, daß es von unschätzbarem Wert sein könnte, sich auf seinen gegenwärtigen Zustand zu konzentrieren, als gesündere Tage herbeizusehnen. Wenn Sie sich nicht mit Ihrem jetzigen Zustand beschäftigen, werden Sie nie etwas aus der Krankheit lernen.

Dieser Zusammenhang zwischen Heilungsprozeß und der Konzentration auf die Gegenwart stellt den ersten Punkt bei jedem Programm, das sich mit Gesundheit beschäftigt, dar. Und es ist angezeigt, ein ganzes Kapitel diesem Thema zu widmen – denn im wesentlichen setzt die Heilung jetzt, in diesem Moment, ein. Alle Körperfunktionen geschehen in der Gegenwart, und wenn Sie Ihr Immunsystem positiv beeinflussen wollen, müssen Sie genug Aufmerksamkeit der Gegenwart widmen, damit es überhaupt geschehen kann.

II. Wie man die Gegenwart zurückgewinnt

Die meisten Menschen haben eine unbestimmte Vorstellung davon, wie und wann der Heilungsprozeß einsetzt. Wir neigen dazu, an die Zukunft zu denken, wenn von Genesung die Rede ist. In geistiger Hinsicht leben wir meistens nicht in der Gegenwart und beschäftigen uns mehr mit der Zukunft, oder wir wenden unsere Aufmerksamkeit der Vergangenheit zu und suchen nach Gründen, warum wir krank geworden sind.
Aber biologisch gesehen setzt die Heilung in der Gegenwart ein, mit jedem Atemzug, den wir tun. Deshalb lautet eine Grundregel zur Aktivierung des Immunsystems folgendermaßen: Wenn Sie ganz bewußt den Heilungsprozeß beschleunigen wollen, müssen Sie als erstes lernen, Ihre Aufmerksamkeit wieder für eine bestimmte Zeit auf die Gegenwart zu konzentrieren, damit Ihre Körperfunktionen und Ihr Wahrnehmungsvermögen zeitlich übereinstimmen.
Wenn wir von der Gegenwart sprechen, ist natürlich die empirische Zeit gemeint, jene Realitätsebene, in der Ihr Körper tatsächlich lebt. Wir sprechen zum Beispiel vom Schlagen Ihres Herzens und der regelmäßigen Atmung, die Sie jeden Augenblick Ihres Lebens begleiten. Wir sprechen ebenfalls vom Einfluß, den die Schwerkraft auf Ihren Körper ausübt, und dem Gleichgewichtssinn, der perfekt funktionieren muß.
Und schließlich sprechen wir von der bewußten Wahrnehmung der Gegenwart, dem ungeheuer großen Zu-

strom sensorischer Informationen, der Ihre lebensnotwendige Verbindung zur Außenwelt und ebenso zu Ihrer Innenwelt darstellt. Sehen, Hören, Schmecken, Fühlen, Riechen sind allein total empirische, auf Erfahrungen gegründete Verankerungen in der Gegenwart.
Wie konnten die Menschen dann die Fähigkeit entwickeln, in geistige Regionen jenseits der Gegenwart zu flüchten? Warum sind Tiere in der Lage, im »Hier und Jetzt« zu leben, während Menschen über die einzigartige Fähigkeit verfügen, die meiste Zeit ihres Lebens ohne Bewußtsein ihres eigenen Körpers zu verbringen? Natürlich liegt die Antwort im einzigartigen Funktionieren unseres Gehirns, das nach Belieben vergangene Geschehnisse wieder erinnern kann, mit Symbolen arbeitet und logische Denkprozesse vollzieht, die die Gegenwart überschreiten, und Vergangenes als Voraussicht in die Zukunft projizieren kann.
Diese Fähigkeit, sich in die Vergangenheit oder Zukunft verlieren zu können, gedanklich Probleme zu lösen oder sich Tagträumen hinzugeben, über den gestrigen Tag nachzudenken oder sich über den kommenden Tag Sorgen zu machen, ist weder positiv noch negativ zu beurteilen. Viel zu oft versuchen Menschen, wieder in der Gegenwart zu leben, indem sie diese Gedankenprozesse einfach leugnen. Aber dieses Verhalten führt zu noch größerer Verwirrung und noch größerer Dominanz des Hirns.
Bis zum vierten oder fünften Lebensjahr leben wir alle überwiegend in der Gegenwart, weil wir noch nicht die Fähigkeit entwickelt haben, Vergangenes in die Zukunft zu projizieren. Doch zu einem bestimmten Zeitpunkt während unserer Kindheit haben wir alle die bemerkenswerte Entdeckung gemacht, daß wir rein

kraft unseres Denkens der Gegenwart entfliehen können.

Und genau an diesem Punkt unserer Entwicklung nehmen viele Menschen nach und nach Gewohnheiten an, die die Persönlichkeitsstruktur verändern und Krankheiten begünstigen – das ist jedenfalls die Erkenntnis einer wachsenden Anzahl von Wissenschaftlern, die die Entstehung chronischer Krankheiten erforschen.

Zu Beginn dieses Buches habe ich versprochen, nicht allzu ausführlich auf die medizinischen und psychologischen Aspekte einzugehen, die mit dem Heilungsprozeß in Zusammenhang stehen, doch bitte ich Sie, mir noch einen Schritt weiter zu folgen, damit Sie ein tieferes Verständnis für die unbedingte Notwendigkeit erlangen zu lernen, wie man wieder in der Gegenwart lebt.

Für viele Kinder ist die Gegenwart ein wundervoller Aufenthaltsort. Das Leben ist voller Abenteuer, Liebe, sinnlichem Vergnügen und Belohnung. Aber für viele andere Kinder ist die Gegenwart voller negativer Erfahrungen wie Strafe, Ablehnung und einer Unzahl von Ängsten und häßlichen Situationen.

Für diese unglücklichen Kinder bedeutet die Gegenwart eine Zeit, wo nur Schlechtes geschieht. Und wenn sie einmal gelernt haben, daß sie der Gegenwart entfliehen können, indem sie sich vielleicht an etwas Schönes erinnern oder auf eine bessere Zukunft hoffen, oder durch Ausflüge ins Reich der Fantasie, wo sie sich ihre eigene Wirklichkeit schaffen – wenn diese Kinder die verschiedenen Fluchtwege entdecken, dann werden sie regelmäßig vermeiden, in der Gegenwart zu leben.

Nach einer gewissen Zeit wird diese Flucht zur Gewohnheit, einer sehr beständigen Gewohnheit, die das ganze

Leben über beibehalten wird, selbst dann, wenn die Lebensumstände sich verbessern und kein Grund mehr zur Flucht aus der Gegenwart besteht. Noch immer hat der Geist das unbewußte Verlangen, der Gegenwart zu entfliehen, und das bedeutet gleichzeitig, man meidet das direkte Erleben der eigenen Körperfunktionen, und schließlich vermeidet man somit ebenfalls die geistigen Konzentrationsübungen, die dazu dienen, das Immunsystem während der Krankheit zu aktivieren.

Und natürlich beachten gerade jene Menschen, die wenig Bewußtsein für den eigenen Körper entwickelt haben, nicht die warnenden Anzeichen von Streß und Dysfunktion. Gerade sie sind es, die oft erkranken.

Also ist es an der Zeit, daß Sie sich aufrichtig fragen, wie Ihr ureigenes Verhältnis zur Gegenwart ist. Bitte, glauben Sie nicht, daß ich Ihnen zumuten möchte, Sie sollten über sich zu Gericht sitzen, denn das wäre nur ein anderer geistiger Prozeß, der Sie noch weiter von Ihrem Körper und der Gegenwart entfernt.

Statt dessen möchte ich Sie den ersten Schritt zur Aktivierung Ihres eigenen Immunsystems lehren. Sie werden sehen, wie leicht es Ihnen fallen wird, sich diese Lektion anzueignen.

Erste Lektion:
Geist-Körper-Integration

Für diese Übung brauchen Sie nur eine Minute, deshalb können Sie sie sehr oft ausführen. Und wie alle äußerst einfachen Verfahren ist die Übung sehr wirksam, wenn es Ihnen einmal gelungen ist, die in Ihnen schlummernden Kräfte anzuzapfen. Tatsächlich ist jede der folgenden Übungen in diesem Buch auf dem Fundament der ersten aufgebaut. Deshalb hoffe ich, Sie werden sich ihr während der nächsten Tage und vielleicht Wochen Schritt für Schritt öffnen und sie zu einem Grundstein Ihres Lebens machen, wenn Sie wieder genesen sind.
Um die Gegenwart wiederzugewinnen, sich auf das Hier und Jetzt zu konzentrieren, brauchen Sie nur der natürlichen Logik Ihres Körpers zu folgen.
Wenn Sie in die Gegenwart zurückkehren wollen, konzentrieren Sie sich als erstes auf Ihre Atmung. Vom Augenblick Ihrer Geburt an bis zum letzten Augenblick vor Ihrem Tod ist Ihre Atmung der wichtigste Beweis der Gegenwart. Und in dem Moment, in dem Sie sich Ihrer Atmung bewußt werden, wird Ihnen Ihr ganzer Körper bewußt.
So können Sie damit anfangen, beim Ausatmen das Wort »Atmung« zu sich zu sagen, damit dieses Stichwort Ihnen den Prozeß des Atmens in Ihrem Körper deutlicher macht. Somit wird Ihre sinnliche Wahrnehmung auf die zwei Stimulantien, die jeden Atemzug begleiten, konzentriert.
Als erstes haben Sie das Gefühl ein- und ausströmender

Luft durch die Nase. Dieser Vorgang stellt eine unmittelbare Orientierungshilfe für die Gegenwart dar, und ich kann seine Wichtigkeit zur Wiedererlangung eines eigenen Körperverständnisses gar nicht genug betonen. Das zweite sinnliche Empfinden ist das Heben und Senken Ihrer Brust und Ihres Magens, wenn Sie atmen. Tatsächlich ist die Atmung ein Bewegungsvorgang, und mit dieser Bewegung gewinnen Sie das Gefühl für Ihren eigenen Körperrhythmus.

Leider hat die psychologische Forschung der letzten beiden Jahrzehnte die Wichtigkeit der Atmung verkannt. Seit wenigstens dreitausend Jahren existiert auf der ganzen Welt ein Wissen um gesunde Atmung im Hinblick auf die Gesundheit. Vor allem in den Yoga-, Zen- und Taopraktiken wird Wert darauf gelegt.

Doch möchte ich einen Unterschied zu jenen alten Techniken betonen: Sie dürfen nicht willentlich Ihren Atemrhythmus ändern oder verstärken, selbst dann nicht, wenn Sie über derartige Techniken Bescheid wissen sollten. Statt dessen empfehlen wir eine Atmung, die unkontrolliert verlaufen sollte – also eine Befreiung bei jedem Atemzug darstellt.

Haben Sie jetzt »Atmung« gesagt und dabei eine neue Erfahrung gewonnen, können Sie den nächsten Schritt in dieser Übung tun.

Mit Ihrem nächsten Ausatmen sagen Sie das Wort »Herzschlag« zu sich und versuchen, an irgendeiner Körperstelle Ihren Puls festzustellen. Doch bleiben Sie sich dabei stets Ihrer Atmung bewußt.

Das ist die quasi magische Dimension dieser Übung: Sie lernen Schritt für Schritt, mühelos sich Ihres Körpers bewußt zu werden, indem Sie gleichzeitig Atmung und Herzschlag empfinden. Diese Integration von Körper

und Geist führt zur Aktivierung des Immunsystems, das wir anstreben.
Oft spüren Menschen ihren Herzschlag nur in der Brustregion, und oft wollen Menschen ihren Herzschlag gar nicht fühlen. Mannigfaltige Ängste können eine solche Hemmung erklären. Aber wir können diese Hemmung überwinden, indem wir unsere Aufmerksamkeit nicht nur auf das Herz konzentrieren, sondern auf den ganzen Körper – denn den Puls kann man überall fühlen.
Wenn Sie diese Übung machen, werden Sie bemerken, daß Sie plötzlich ein gesteigertes Empfinden für Ihren Körper haben. Sie spüren Ihre Atmung und die Bewegungen, die jedes Ein- und Ausatmen begleiten, und gleichzeitig spüren Sie Ihren Körper als Ganzes, denn Ihr Puls ist ein sogenanntes Ganzkörperphänomen.
Nachdem Sie das Wort »Herzschlag« oder »Puls« zu sich gesagt haben, atmen Sie ruhig ein, dann ebenso ruhig aus. Und dann sagen Sie ein drittes Wort, das weiter Ihr Körperbewußtsein stimulieren soll. Dieses Wort heißt »Gleichgewicht«. Und indem Sie Ihre Aufmerksamkeit weiter vergrößern und noch einen Schritt gehen, nämlich sich der Tatsache bewußt werden, daß Ihr Körper den Gesetzen der Schwerkraft unterliegt, werden Sie sich sofort der Existenz Ihrer Muskeln und Knochen bewußt, die ständig der Schwerkraft unterworfen sind, die auf unserem sich drehenden Planeten herrscht.
Selbst wenn Sie im Bett auf dem Rücken liegen, können Sie Ihren Körper etwas bewegen und das Gewicht der Schwerkraft spüren. Und diese direkte Empfindung wird Ihnen eine tiefere Erkenntnis von der Existenz Ihres Körpers als Ganzem vermitteln.
Wir kommen dann zum letzten Schritt, zur Wiedererlangung unseres Körperbewußtseins. Beim nächsten Aus-

atmen sagen Sie »ganzer Körper«. Während Sie diese Worte zu sich sprechen, sollten Sie eine ungewöhnliche Empfindung haben. Normalerweise neigen wir dazu, unsere Aufmerksamkeit auf irgendeinen Punkt unseres Körpers zu konzentrieren, auf eine Hand oder einen Fuß oder irgendeinen sensiblen Punkt auf unserer Haut. Aber mit dieser Übung erreichen wir eine völlig andere Ebene des Bewußtseins hinsichtlich unseres Körpers. Wir werden uns jetzt, in diesem Moment, absolut unseres ganzen Körpers bewußt.
Mit diesen vier Begriffen »Atmung«, »Herzschlag«, »Gleichgewicht«, »Ganzkörper« sind Sie in den Besitz der grundlegenden Werkzeuge gelangt, um wieder eine Beziehung zu Ihrem Körper herzustellen. Außerdem haben Sie nun die Mittel, um sich von ständigen Sorgen um die Zukunft, dem Grübeln über die Vergangenheit oder der Flucht ins Reich der Fantasie abzulenken. Sie beherrschen nun die Technik, Ihre Aufmerksamkeit auf den Punkt zu lenken, wo sie gebraucht wird, und können sich von ihren eingefahrenen Obsessionen befreien, die dem Heilungsprozeß im Wege stehen.
Natürlich stellt sich die Frage, ob Sie diese Technik anwenden wollen oder nicht, diese sogenannte »Gegenwarts-Technik«. Hier mein Ratschlag. Gefällt Ihnen die Übung? Wunderbar! Dann machen Sie sie, so oft Sie wollen. Mehrmals am Tag. Aber wenn Ihnen die Übung nicht gefällt, wenn irgend etwas in Ihnen sich gegen die Wiedererlangung der Gegenwart und des damit verbundenen Körperbewußtseins sträubt, ist das auch gut. Tun Sie dann folgendes: Setzen Sie einmal pro Stunde vier Atemzüge lang mit dem Atmen aus, und achten Sie strikt darauf, daß Sie die Übung *nicht* machen.
Ich weiß, daß es viele Menschen gibt, die sich allein

schon gegen den Gedanken sträuben, sich mit ihrem Körper beschäftigen zu müssen. Schließlich ist der Körper oft eine Quelle des Schmerzes, des Leidens. Warum sollte man dieser mißlichen Situation noch betonte Aufmerksamkeit schenken?
Doch gerade das ist der springende Punkt bei dieser Übung. Wenn wir krank werden, versuchen wir, den negativen Aspekt, der im Augenblick herrscht, zu negieren. Und durch diese Negation verhindern wir, daß wir unsere Aufmerksamkeit auf den Punkt lenken, wo sie gebraucht wird.
Sollten Sie feststellen, daß gerade dieses Verhalten Ihnen zur unbewußten Gewohnheit geworden ist, seien Sie sich selbst gegenüber nachsichtig. Eine Grundregel in bezug auf das Sichbewußtsein lautet, daß man sich zu nichts zwingen soll. Sie müssen mit Ihren alten Vorstellungen der Ablehnung und der daraus resultierenden Verweigerung vorsichtig umgehen. Und meine Empfehlung, pro Stunde einmal Ihrer Atmung besondere Aufmerksamkeit zu schenken – sich aber keinesfalls zu zwingen, die Übung zu machen –, ist der beste Start für die meisten Menschen.
Am Anfang dieses Kapitels erwähnte ich die Tatsache, daß viele Kinder die Gegenwart meiden, da sie mit schlechten Erfahrungen, die in der Vergangenheit gemacht wurden, gekoppelt ist. Nun, da Sie langsam anfangen, Ihre Aufmerksamkeit bewußt auf die Gegenwart zu richten, werden Sie wahrscheinlich wieder einmal feststellen (weil Sie krank sind), daß die Gegenwart kein angenehmer Aufenthaltsort ist.
Aber überlegen Sie doch einmal, was diese »Gegenwarts-Übung« Ihnen gibt: Sie entdecken, daß Sie noch leben, und das ist etwas sehr Positives. Selbst wenn Sie

sich entspannen und nicht angestrengt atmen, tragen die Ihnen innewohnenden Lebenskräfte zu Ihrer Genesung bei. Und selbst wenn Sie angestrengt atmen und Ihr Herz – wegen der Angst, die Sie befallen hat, oder aus Krankheitsgründen – unregelmäßig schlägt, erhält dieser Herzschlag Sie doch am Leben.

Da ich nicht unbedingt an die Kraft des positiven Denkens glaube, versuche ich Ihnen auch nicht einzureden, wie wundervoll das Leben gerade jetzt für Sie ist. Ich selbst bin krank gewesen, und ich weiß, wie schrecklich solche bewußt erlebten Momente im Krankheitsstadium sein können.

Aber ich weiß auch, daß ich nur durch bewußtes Atmen und Beobachten meines Herzschlags die Krise überwinden und mich von meinen Verspannungen und Ängsten befreien konnte, die meine Lebenskraft beschränkten. Und nur wenn ich mich auf meine Atmung konzentrierte, hatte ich eine Möglichkeit, diesen Spannungszustand zu ändern.

Tatsächlich gewinnen Sie mit dieser ersten Übung einen der direktesten Wege, die zu einer schnellen Genesung führen, weil Sie somit eines der lebensnotwendigen Selbstregulationssysteme des Körpers anzapfen. Solange Sie sich Ihrer Atmung nicht bewußt sind, verfallen Sie in Ihre alten Schemata und somit Ihre Ängste zurück.

Doch scheinbar geschieht ein Wunder in dem Moment, in dem Sie sich auf Ihre Atmung konzentrieren. Vielleicht haben Sie schon bemerkt, daß sie sich sofort ändert, wenn Sie diese Vier-Worte-Übung machen, und zwar fast immer zum Positiven hin. Wir alle neigen dazu, erst einmal tief einzuatmen, wenn wir uns beklemmt fühlen.

So hat man herausgefunden, daß ein Patient, der diese Vier-Worte-Übung gelernt hat, sich auf ähnliche Weise sofort entspannt, d. h. durch die Relaxation des ganzen Körpers und aller Muskeln entfallen die Störungen, die durch den Streß hervorgerufen wurden.

Als ich dieses Buch konzipierte, wußte ich, daß ich Ihnen mit dieser »Gegenwarts-Übung« ein wirksames und manchmal geradezu verblüffendes Mittel zur Reaktivierung der Ihnen innewohnenden Heilungskräfte mit auf den Weg gebe, so wie ich es in der Praxis mit meinen Patienten tue. Und dieses Mittel ist immer die Bewußtwerdung der eigenen Atmung.

Denn unsere Atmung ist ein untrügliches Barometer für unser emotionales und geistiges Befinden und ein Indikator, ob wir uns etwa körperlichen Strapazen unterziehen. Jeder von uns wird durch seine Atmung konditioniert. Und sollten Sie ständig mühsam, flach und gehemmt atmen, wird das Ihren ganzen Körper beeinflussen und Ihren Gesundheitszustand entsprechend verschlechtern.

Umgekehrt ausgedrückt: Falls Sie damit anfangen wollen, die Störungen innerhalb Ihres Körpers zu beseitigen, um ein Gleichgewicht wiederherzustellen, können Sie Ihre Atmung bewußt verbessern und sich somit von den unbewußten, in der Kindheit erworbenen Gewohnheiten befreien. Auf diese Weise verbessern Sie Ihren Gesundheitszustand.

So haben Sie mit dieser ersten Übung ein Mittel in der Hand, das mehrere wesentliche Schritte gleichzeitig beinhaltet. Indem Sie sich auf Ihren ganzen Körper konzentrieren, lernen Sie, in der Gegenwart zu leben. Denn dieser innere Zustand ist die Voraussetzung zur Beschleunigung und Unterstützung des Heilungsprozesses, wie die folgenden Übungen noch zeigen. Und gleichzeitig ändern Sie mit dieser neuen Einstellung Ihre Atemgewohnheiten, d. h. Sie reduzieren somit folglich auch den Streß in Ihrem Körper, und somit kann der Genesungsprozeß einsetzen.

Ich möchte noch erwähnen, daß ich schon vor Jahren mit dieser Vier-Worte-Meditation begann und sie als ein wesentliches Element in meiner persönlichen Entwicklung betrachte und als ein Mittel, mir meine Gesundheit und Vitalität zu erhalten. Und obwohl ich diese Meditationsübung (das Wort Meditation hat in diesem Zusammenhang keinerlei religiöse Bedeutung) wohl Tausende von Malen pro Jahr mache, finde ich diese Übung immer noch neu, einzigartig, und sie ist für mich von unschätzbarem Wert.

Der Grund, weshalb man dieser Meditationsübung niemals müde wird, ist, daß man in die Gegenwart zurückkehrt. Und diese Gegenwart ist niemals vorher geschehen – deshalb ist sie aufregend. Ein Moment, in dem alles passieren kann! Dasselbe wird Ihnen geschehen, jedesmal, wenn Sie die Übung machen. Dann können Sie entscheiden, ob Sie dieses Werkzeug Ihr ganzes Leben lang benutzen wollen, damit Sie genesen und damit Sie gesund bleiben.

III. Angst und Dysfunktion des Immunsystems

Wir wissen alle aus Erfahrung, daß Krankheit uns ängstigt. Unabhängig davon, ob wir unter einer schweren Krankheit leiden oder nur hohes Fieber wegen einer Grippe haben, jeder Kontakt mit einer Krankheit erinnert uns an unsere eigene Sterblichkeit und die Möglichkeit, so krank zu werden, daß wir sterben.
Also besteht der grundlegende Aspekt einer jeden Krankheit darin, daß die daraus resultierende Angst Einfluß auf den Genesungsprozeß hat. Die Angst setzt in dem Augenblick ein, in dem wir erkennen, daß wir krank sind. Dann kommen Überlegungen, die die Krankheit in die Zukunft projizieren, und Betrachtungen unseres Zustandes, von den verschiedensten Gesichtspunkten aus gesehen, bis hin zu der Möglichkeit, daß wir an dieser Krankheit sterben könnten.
Mit diesen Zukunfts-Fantasien stellt sich die emotionale Reaktion auf die Angst ein. Und wie wir nach und nach aus diesem Buch erfahren werden, ist Angst eine biochemische Reaktion des Körpers, die sowohl Muskelverspannungen auslöst als auch die Drüsenfunktionen beeinflußt, die dem Körper helfen, sich gegen die Gefahr zu wappnen. Wäre es dem Menschen möglich, physisch gegen Krankheit und einen eventuellen Tod zu kämpfen, würde er seine Angst durch Handeln abreagieren und somit neutralisieren.
Aber in vielen Fällen, wie z. B. bei Krankheit, kann man physisch nicht gegen die Angst ankämpfen. Tatsächlich existiert die Gefahr nicht in der Gegenwart,

sondern ist eine Vorstellung unseres Geistes, die in die Zukunft projiziert wird. Somit wird ein chronischer Angstzustand im Körper erzeugt, ein negativer Einfluß zusätzlich zu unserer Krankheit.

Seit den fünfziger Jahren wissen wir dank der Forschung, daß solche Ängste und Streß einen negativen Effekt auf die Funktionsfähigkeit des Immunsystems haben. Pioniere auf diesem Gebiet, wie Robert Adler von der medizinischen Fakultät der Universität Rochester, zeigten unter klassischen Versuchsbedingungen, wie man Tiere dazu bringen kann, ihre eigenen Immunreaktionen zu unterdrücken. Und zahlreiche Versuche haben bewiesen, daß Tiere außerordentlich anfällig für Infektionen und Erkrankungen sind, wenn man sie ständigem Streß aussetzt.

Dasselbe gilt für Menschen. Forschungsergebnisse der jüngsten Vergangenheit haben definitiv bewiesen, daß emotionaler Streß, wie etwa der Verlust eines geliebten Menschen oder Depressionen, die Fähigkeit der weißen Blutkörperchen beeinträchtigt, Infektionen zu bekämpfen. Die Studie über menschlichen Streß, die von Hans Selye begonnen und von Forschern auf der ganzen Welt vervollkommnet wurde, zeigt auf, daß ein tödliches Bindeglied zwischen chronischer Angst und progressiver Dysfunktion des Immunsystems besteht.

Nun, wir wollen uns nicht mehr um die wissenschaftlichen Hintergründe kümmern und unsere Aufmerksamkeit unserer aktuellen Situation zuwenden, damit wir erkennen, in welchem Grad Angst und Sorge um den eigenen Gesundheitszustand Störungen im natürlichen Heilungsprozeß verursachen.

Um diese Frage zu beantworten, müssen wir uns wieder mit der Atmung beschäftigen. Angst findet einen di-

rekten Ausdruck in der Atmung des Menschen. Tatsächlich *existiert* eine ganz besondere Angstatmung. Sicherlich haben Sie eine solche schon bei sich bemerkt, wenn Sie sich fürchten. Angst erzeugt ein sofortiges tiefes Einatmen, es sei denn, der Schock ist so groß, daß die Atmung momentan gänzlich zum Stillstand kommt. Aber bei den meisten durch Angst hervorgerufenen Reaktionen – und ganz gewiß im Falle der »Angst vor der Krankheit« – existiert eine Unausgewogenheit zwischen dem Ein- und Ausatmen des kranken Menschen. Wenn wir Angst haben, halten wir den Atem an oder atmen nur ganz flach und atmen nicht tief aus, so daß sich die Spannung in uns lösen kann. Schmerzen haben denselben Effekt, der noch von einer generellen Anspannung aller Muskeln begleitet wird.
Die nächsten paar Minuten möchten Sie vielleicht Ihre Atmung beobachten und gleichzeitig die muskulären Verspannungen in Ihrem Körper, um festzustellen, ob Sie sich unbewußt in einem Stadium der Angst befinden.

Zweite Lektion:
Muskelüberprüfung – Ganzkörperentspannung

Als erstes sollten Sie feststellen, ob Sie Verspannungen in der Brust spüren, wenn Sie atmen. Versuchen Sie jetzt nicht, Ihren Atemrhythmus zu ändern, sondern beobachten Sie nur Ihr nächstes Ein- und Ausatmen und stellen Sie fest, ob Sie genauso tief ein- wie ausatmen.
Nun wenden Sie Ihre Aufmerksamkeit Ihren Kaumuskeln zu, um festzustellen, ob Sie sie aus unbewußter Angst heraus verkrampfen. Und welche Position nimmt Ihre Zunge ein? Während Sie nun weiteratmen, können Sie Ihre Muskeln nach und nach entspannen, so daß Sie durch diese »Muskel-Überprüfung« eine allgemeine Entspannung Ihres gesamten Körpers bewirken.
Stellen Sie jetzt fest, ob Ihre Kehle zugeschnürt ist, Ihre Stimmbänder angespannt sind oder der Nacken verkrampft ist. Bewegen Sie den Kopf ein wenig und entspannen Sie die Nackenmuskeln, während Sie atmen.
Jetzt kommen wir zu den Schulter- und Brustmuskeln, die unmittelbar Ihre Atmung bestimmen. Bewegen Sie die Schultern, damit Sie sich besser entspannen können, um somit die Atmung zu vertiefen. Und falls Ihr Gesundheitszustand es erlaubt, strecken Sie sich, gähnen, seufzen Sie, um die Entspannung zu steigern.
In welchem Zustand befinden sich Ihre Bauchmuskeln? Angst läßt sie verhärten, so daß eine gesunde Bauchatmung nicht möglich ist. Ist Ihre Bauchmuskulatur ge-

wöhnlich straff gespannt? Oder im Gegenteil schlaff, was Ihnen ein Gefühl der Hoffnungslosigkeit verleiht? Oft verhindert die Krankheit auch ein freies Bewegen des Beckens, dieses Zentrums der Lust und Kraft. Wenn wir Angst haben, neigen wir dazu, die Beckenmuskulatur zu verspannen. Schmerzen haben denselben Effekt. Und bei länger dauernden Angstzuständen, wenn die Erschöpfung einsetzt, verliert die Beckenregion ihre gesamte Vitalität.

Probieren Sie, ob Sie diese Region Ihres Körpers wiederbeleben können, indem Sie, während Sie atmen, das Becken ganz leicht bewegen. Wenn Sie ausatmen, ziehen Sie die Bauchmuskeln zusammen und rotieren leicht mit dem Becken. Wenn Sie dann wieder einatmen, lockern Sie die Bauchmuskeln, wölben den Rücken und heben und senken das Becken.

Nun wenden Sie Ihre Aufmerksamkeit den Beinen zu. Sind sie verkrampft oder entspannt? Versuchen Sie, die Zehen über eine längere Zeit anzuspannen, dann entspannen Sie sie vollständig. Machen Sie dasselbe mit den Fingern. Schließen Sie die Hand fest zur Faust, während Sie einatmen. Dann halten Sie den Atem an, und wenn Sie ausatmen, entspannen Sie die Hand und fühlen, wie ein generelles Gefühl der Entspannung Ihren ganzen Körper durchströmt.

Als letzten Schritt in dieser »Muskelüberprüfung« können Sie nach dem Einatmen den ganzen Körper anspannen, diese Anspannung kurze Zeit, während Sie den Atem anhalten, dauern lassen, und dann langsam ausatmen und sich völlig entspannen. Dies ist eine Grundtechnik, um unbewußte Verspannungen, die durch Angst in Ihrem Körper entstanden sind, zu lösen. Ich würde empfehlen, daß Sie diese Übung einmal pro Stunde machen, vor allem, wenn Sie bettlägrig sind.

Und haben Sie einmal die Muskelentspannungsübung gemacht, können Sie die Vier-Worte-Meditation anschließen und werden wahrscheinlich die Erfahrung machen, daß Sie ein zutiefst gesteigertes Körperbewußtsein entwickelt haben.

Atmung/Herzschlag/Gleichgewicht/Ganzkörper

Solch eine Entspannungsübung scheint, oberflächlich gesehen, zu einfach zu sein, um einen Heilungsprozeß in Gang zu setzen. Aber neuere Forschungen von Allan Goldstein, dem Dekan der biochemischen Abteilung der medizinischen Fakultät der George-Washington-Universität, haben genau das Gegenteil ergeben. Er hat bewiesen, daß Krebspatienten, die sich Entspannungsübungen unterzogen – ähnlich denen, die Sie gerade absolviert haben –, eine wesentliche Zunahme von weißen Blutkörperchen zu verzeichnen hatten, die besser die eingedrungenen Fremdkörper bekämpfen konnten. Derartige Forschungsarbeiten dokumentieren die enge Beziehung zwischen dem seelischen Zustand eines Patienten, der Beschaffenheit seiner Muskeln und der tatsächlichen Funktionsfähigkeit seines Immunsystems, und dadurch gewinnen wir direkte Einsichten, welche Techniken anzuwenden sind, um das Heilungspotential des Körpers zu steigern. Ich hoffe also, daß Sie diesen Entspannungsübungen die nötige Bedeutung beimessen, wenn Sie irgendwelche Verspannungen in Ihrem Körper bemerken, und sie auch praktizieren. Später werden Sie in diesem Buch noch weitere Übungen zur Entspannung lernen.

Da Sie nun diesen Aspekt des gesamten Programms kennengelernt haben, können wir einen Schritt weitergehen und den unmittelbaren Zusammenhang zwischen der Gehirnfunktion und der generellen Aktivierung des Immunsystems untersuchen. Experimente haben vor kurzem gezeigt, daß das Immunsystem in gewissen Fällen unabhängig vom zentralen Nervensystem funktionieren kann. In anderen Fällen spielt das Gehirn eine dominierende Rolle – durch die sogenannte Hypothalamus-Hypophyse-Nebennieren-Achse, die das gesamte Immunsystem des Körpers beherrscht.

Es erhebt sich nun die praktische Frage – die auch inzwischen enträtselt wurde –, wie man seinen Geist dazu gebrauchen kann, nicht durch eine falsche Einstellung den Heilungsprozeß zu behindern, sondern das Immunsystem bewußt zu stimulieren.

Soweit haben wir die Grundtechniken erlernt, wie man Geist und Körper wieder vereinen kann, und eine einfache Technik, die die Geist- Körper-Verbindung fördert. Als nächstes werden wir lernen, wie man seinen Geist dazu bringen kann, sich direkt auf die Region des Körpers zu konzentrieren, die der Heilung bedarf. Diese Technik nennt man »Direct Focussing«, und man wendet sie gewöhnlich zusammen mit den ersten beiden Techniken an, die Sie bereits gelernt haben.

IV. Zelluläre Verbindungen

In unserer Sprache gibt es ein besonderes Wort, das man seit Jahrhunderten schon verwendet, um dieses innere Wiedererlangen des Gleichgewichts zu bezeichnen, und das ich Ihnen mit Hilfe dieses Buches zu vermitteln trachte. Dieses Wort ist derart abgenützt und wurde derart mißbraucht, daß ich zunächst zögerte, es hier zu verwenden.

Doch wir dürfen die Assoziation, die dieses Wort in unserem Gehirn auslöst, nicht außer acht lassen. Der menschliche Verstand arbeitet auf ganz besondere Weise; er braucht verbale Anhaltspunkte, damit im Körper emotionale und physiologische Reaktionen ausgelöst werden können. Und da wir durch solche Reaktionen unmittelbar betroffen werden, wollen wir jetzt einmal sehen, was dieses Wort in uns auslöst.

Das Wort heißt *heilen*.

Ich mache grundsätzlich keinen Unterschied in der Bedeutung der Worte »heilen« und »Reaktivierung des Immunsystems«. Noch vor zwanzig Jahren wurde das Wort »heilen« ständig verwendet, aber durch zu häufigen Gebrauch nutzte es sich ab und verlor an Sinn.

Im neurochemischen Zentrum Ihres Gehirns ist es jedoch immer noch das Wort geblieben, das starke Assoziationen bei Ihnen auslöst.

Bitte, erlauben Sie mir ohne weiteren Kommentar, die nächste Phase zur Aktivierung des Immunsystems zu beschreiben. Sie werden dann selbst sehen, wie Sie darauf reagieren.

Dritte Lektion:
Stichwort-Aktivierung

Als erstes empfehle ich Ihnen, sich für ein paar Minuten ruhig hinzusetzen und die Entspannungsübung aus dem vorherigen Kapitel zu machen.
Dann machen Sie die »Gegenwarts-Übung« und sagen jedes der vier Worte mit jedem folgenden Atemzug: »Atmung, Herzschlag, Gleichgewicht, Ganzkörper«.
Nach dem vierten Atemzug und Wort sprechen Sie beim nächsten Ausatmen einfach das Wort »heilen«.
Erwarten Sie in diesem Stadium nichts. Sagen Sie einfach das Wort und beobachten Sie, was Sie fühlen, während Sie es sagen. Das tun Sie drei- oder viermal hintereinander. Stellen Sie Ihre Reaktion auf das Wort fest.
Seltsamerweise haben alle kranken Menschen eine ambivalente Einstellung dem Heilungsprozeß gegenüber. Ich habe diese Tatsache regelmäßig bei Patienten feststellen können, und meine Kollegen machten dieselbe Erfahrung. Alle Patienten betonen ausdrücklich, daß sie genesen wollen, oder wenigstens behaupten sie, eine Verbesserung ihres Gesundheitszustandes anzustreben. Aber zutiefst in ihnen herrscht auch eine unbewußte Neigung, krank bleiben zu wollen, und dieser Wunsch hemmt die Heilungsmöglichkeiten. Wenn Sie also diese »Stichwort-Übung« machen und auf das Wort »heilen« ungewöhnlich reagieren, seien Sie nicht überrascht und vor allem nicht verärgert, falls Sie im Hinblick auf Ihre Genesung negativ reagieren sollten. Wir werden Schritt für Schritt diese Hemmungen abbauen.
Was geschieht eigentlich, wenn Sie ein solches Wort

aussprechen? Wir wollen kurz zurückgehen und überlegen, was passiert, wenn Sie das Wort »Atmung« aussprechen. Übrigens ist es wichtig, daß Sie das Wort so für sich sagen, daß sie es in der Kehle als physisches Erlebnis spüren. Es darf nicht nur ein geistiger Prozeß bleiben. Wenn Sie das Wort sagen, sollten Sie als erstes Ihr ganzes Bewußtsein auf dieses Wort richten. Damit aktivieren Sie zweitens ein riesiges Reservoir von Assoziationen, die Sie jemals unter dem Etikett »Atmung« gemacht haben. Somit erwecken Sie augenblicklich mit einem einzigen Wort Ihre gesamte Vergangenheit, und alles, was mit Atmung zu tun hat, wird Ihnen gegenwärtig. Dieser Vorgang ist eine ungeheure Fähigkeit des Geistes, die wir jederzeit anzapfen können.

Und während Sie Ihr Bewußtsein mit diesem Wort und seinen Assoziationen aktivieren, konzentrieren Sie sich gleichzeitig auf die tatsächlichen physischen Empfindungen, die in diesem Moment Ihr Gehirn erreichen, so wie Sie die Luft aus Ihrer Nase strömen fühlen und die Muskeln spüren, die, sich zusammenziehend, das Atmen begleiten.

Dann, beim nächsten Einatmen, denken Sie nicht an das Wort »Atmung« und fühlen nur, wie die Luft in Sie strömt.

Sie haben tief eingeatmet, halten vielleicht einen Moment den Atem an und atmen dann mühelos aus. Und während die Luft aus Ihnen strömt, während Sie sich Ihres Atmens bewußt sind, sagen Sie das Wort »Herzschlag« zu sich selbst, und dann plötzlich, mitten im Atmen, mitten in allen diesen Assoziationsblitzen, die Sie bei dem Wort »Herzschlag« durchzucken – spüren Sie Ihr Herz schlagen oder fühlen Sie Ihren Puls irgendwo in Ihrem Körper!

Wir vereinen auf diese Weise das Erkennen der Körperfunktion mit dem direkten Funktionieren des Körpers. Wir integrieren das Denken in die Gegenwart. Und wir aktivieren zwei normalerweise getrennt arbeitende Teile des Gehirns gleichzeitig, indem wir bewußt eine Brücke zwischen beiden Teilen herstellen. Das ist, knapp ausgedrückt, das Wesen der Aktivierung des Immunsystems durch Stichworte.

Der biochemische Verlauf dieser neurologischen Aktivität ist unglaublich komplex. Selbst Spezialisten auf dem Gebiet der Psychoneuroimmunologie geben zu, daß dieser Zweig der Wissenschaft erst am Anfang steht. Doch wie immer, wenn es sich um wissenschaftliche Erkenntnisse und deren praktische Anwendung handelt (wie etwa bei der Entdeckung der Elektrizität, die man anwandte, ohne sie wissenschaftlich ausreichend erklären zu können), können wir die Kräfte unseres Geistes für uns arbeiten lassen und Veränderungen in unserem Körper hervorrufen, ohne daß wir eine befriedigende wissenschaftliche Erklärung dafür haben, wie sie eigentlich funktionieren.

Merken Sie, in welch eine außergewöhnliche Situation ich Ihren Geist versetzt habe durch eine – oberflächlich gesehen – geistige Übung des Sichbewußtwerdens? Ich habe Ihnen empfohlen, das Wort »Atmung« zu sagen, um dieses einzigartige Reich Ihrer inneren Wirklichkeit in diesem Augenblick wachzurufen. Dann habe ich empfohlen, daß Sie nach dieser Erfahrung das Wort »Herzschlag« hinzufügen, damit Sie sich beider Phänomene gleichzeitig bewußt werden.

Und als ob das noch nicht genug wäre, empfahl ich, Sie möchten »Gleichgewicht« sagen, damit Ihnen ebenfalls bewußt wird, daß Ihr Körper (Muskeln und Knochen, um präzise zu sein) ständig in Beziehung zum Gravitationsfeld der Erde steht.

An diesem Punkt empfahl ich, daß Sie beim vierten Ausatmen das Wort »Ganzkörper« zu sich sagen, um das Experiment abzuschließen. Damit sind Sie sich total jeder Dimension Ihres gegenwärtigen Seins bewußt – und zwar gleichzeitig mit dem vierten Ausatmen.

Und jetzt, in diesem erweiterten Stadium Ihres Geist-Körper-Bewußtseins, schlug ich Ihnen vor, das Wort »heilen« zu sagen, und zwar drei- oder viermal, wenn Sie ausatmen, um zu beobachten, was mit Ihrem ganzen Wesen geschieht, wenn das Wort in Ihnen nachklingt.

Versuchen Sie es jetzt noch einmal, damit Sie sich für eine einzigartige Erfahrung öffnen. Die Schönheit dieser Übung liegt darin, daß Sie niemals dieselbe Erfahrung zweimal machen. Und indem Sie sich einer neuen Erfahrung öffnen, schaffen Sie gleichzeitig die Möglichkeit, daß Ihr Immunsystem auf unerwartete Weise neurologisch stimuliert wird.

Vierte Lektion:
Direct Focussing

Nun, da Sie diese »Stichwort-Aktivierung« regelmäßig anwenden können, können wir einen Schritt weitergehen. Diese Übung wird »direkte Konzentration« genannt und fügt den bereits beschriebenen Programmen eine neue Dimension hinzu.
Die ersten drei Übungen hatten die Bewußtwerdung des gesamten Körpers auf einmal zum Ziel, eine totale Erfahrung, die in der Gegenwart geschieht. Diese Erfahrung ist eine notwendige Voraussetzung, um die »direkte Konzentrationsübung« erfolgreich durchführen zu können. Obwohl wir keine spezifische wissenschaftliche oder medizinische Erklärung geben können, warum dieses Ganzkörperbewußtsein notwendig für den Erfolg der »direkten Konzentrationsübung« ist, hat jahrelange praktische Arbeit mit Patienten diese Tatsache bewiesen.
Also rate ich Ihnen, viel Zeit für die ersten drei Übungen zu verwenden, ehe Sie diese neue Technik des Programms erlernen. Tatsächlich finden viele Menschen, daß die ersten drei Übungen sehr effektvolle und einfache Techniken zur Heilung darstellen. Sie machen nie den nächsten Schritt zur Anwendung der »direkten Konzentrationsübung«, deshalb sollten Sie sich nicht unter Druck setzen und die Übung erst machen, wenn Sie wirklich dazu bereit sind.
Die »direkte Konzentrationsübung« besteht darin, daß man seine Aufmerksamkeit auf die spezielle Region des Körpers lenkt, die der Heilung bedarf, und sich eine

Weile darauf konzentriert, gewöhnlich vier bis zwölf Atemzüge lang.

Stellen Sie Ihre unmittelbare Reaktion fest, wenn Sie Ihre Aufmerksamkeit auf die kranke oder verletzte Stelle Ihres Körpers lenken. Beobachten Sie Ihre Atmung und ziehen Sie Schlüsse daraus. Entweder Sie reagieren angespannt, also ablehnend, auf diese Übung oder entspannt, aus dem intuitiven Gefühl heraus, daß diese Übung ein positiver Schritt im Hinblick auf die Genesung ist. Beurteilen Sie Ihre Reaktion auf keinen Fall; erkennen Sie sie als das, was sie ist, und akzeptieren Sie sie. Nur mit dieser Annahme können Sie ein eventuelles erstes negatives Gefühl überwinden.

Viele Menschen – vor allem an Krebs erkrankte Patienten oder solche, die unter Herzerkrankungen und Organstörungen leiden – finden es zuerst fast unerträglich, zeitweilig ihrer Erkrankung direkte Aufmerksamkeit zu schenken. Es ist eine ganz natürliche Reaktion, das nicht betrachten zu wollen, wovor man sich fürchtet; das Problem in der Hoffnung zu ignorieren, es möge sich von selbst lösen, wenn man es nicht beachtet.

Außerdem gibt es eine weitverbreitete Meinung, die besagt, daß die Beachtung einer Krankheit diese nur noch schlimmer mache.

Jedenfalls kann die bewußte Konzentration auf die Erkrankung Angst und Ablehnung hervorrufen und eine weitere Betrachtung vollständig verhindern. Sollten Sie eine derartige Reaktion bei sich feststellen, akzeptieren Sie sie, anstatt sich die vierte Lektion gerade jetzt aufzuzwingen.

Doch sollten Sie dieser neuen Erfahrung offen gegenüberstehen, können wir fortfahren. Als erstes absolvieren Sie die Übungen eins und zwei, entspannen Ihren

Körper und werden sich Ihres Körpers als Ganzem bewußt. Dann, während Sie in diesem Ganzkörperbewußtsein *verharren*, wenden Sie Ihre Aufmerksamkeit dem Teil Ihres Körpers zu, der der Heilung bedarf.
Zuerst werden Sie sich vielleicht beschweren, weil Ihr Geist sich nicht gleichzeitig auf Ihren ganzen Körper und den speziellen Teil Ihres Körpers konzentrieren kann. Aber dazu ist der Geist tatsächlich imstande, und Sie können diese Technik durch regelmäßige, aber zwanglose Anwendung dieser drei Schritte erlernen.
Und haben Sie erst einmal Ihr Bewußtsein auf diesen speziellen Teil Ihres Körpers gelenkt, der geheilt werden muß, sagen Sie das Wort »heilen« zu sich selbst, noch während Sie sich im Zustand dieses erweiterten Bewußtseins befinden.
In diesem Stadium können Sie die unterschiedlichsten Erfahrungen machen. Vielleicht fühlen Sie nichts und altgewohnte Gedanken wieder an die Oberfläche dringen, die Sie vollständig beherrschen und das Ganzkörperbewußtsein auslöschen. Das kann immer wieder einmal geschehen, und Sie sollten diese Tatsache einfach als eine momentane Reaktion akzeptieren.
Aber vielleicht gelingt es Ihnen, Ihre Aufmerksamkeit auf Ihre Atmung, Ihren ganzen Körper *und* die erkrankte Stelle Ihres Körpers zu lenken. Und während Sie das Wort »heilen« zu sich sagen, könnten vollständig unerwartete Gefühle Ihren Körper durchströmen. Ich möchte Ihnen nicht vorprogrammieren, was geschehen könnte, denn dann würden Sie vielleicht Fantasievorstellungen unterliegen, die Ihnen vorgegeben waren. Sie würden dann einer Selbsttäuschung unterliegen, die die direkte Erfahrung Ihrer ganz persönlichen Reaktion verhindert. Statt dessen möchte ich Ihnen raten, sich

allen möglichen Empfindungen, Gedanken, Gefühlen, die auf Sie zukommen, zu öffnen und einfach nur zu registrieren, was geschieht, wenn Sie direkt die Heilkräfte Ihres Körpers aktivieren.

Ich möchte Ihnen ein Leitprinzip mit auf den Weg geben: Es ist wesentlich, daß Sie sich während dieser ganzen Übung Ihrer Atmung bewußt bleiben. Ihre Atmung stellt die Orientierung zur Wirklichkeit dar, eine ständige Verbindung zu Ihrem Körper, so daß Sie nicht der Gegenwart entfliehen und sich in Fantasien verlieren können. Und auf ganz besondere Weise ist Ihre Atmung eine Art Energiepumpe, die die Heilung fördert, wie Sie selbst noch feststellen werden.

Zusammenfassend gesagt, haben wir jetzt ein komplettes Programm zur Aktivierung des Immunsystems erlernt – das erste von mehreren in diesem Buch besprochenen. Sie können entweder die Übungen eins, zwei und drei oder die Übungen eins, zwei und vier als Einheit anwenden.

Erste Lektion: »Gegenwarts-Vier-Worte-Meditation«, damit Sie vollkommen in diesem Augenblick leben. Die Worte lauten: »Atmung«, »Herzschlag«, »Gleichgewicht« und »Ganzkörper«. Sprechen Sie ein Wort mit jedem neuen Ausatmen.

Zweite Lektion: »Ganzkörperentspannungsübung«, um mühsames Atmen und Muskelverspannungen zu lösen, indem man sich auf jede Region des Körpers konzentriert und Schritt für Schritt bewußt entspannt.

Dritte Lektion: »Stichwort-Aktivierung«, indem man das Stichwort »heilen« gebraucht und somit eine generelle physische Reaktion auf das Stichwort auslöst.

Vierte Lektion: »Direct Focussing«, um bewußt die heilende Energie des Immunsystems auf die Region des Körpers zu lenken, die der Heilung bedarf.

Es gibt verschiedene Möglichkeiten, abwechselnd mit diesen vier Übungen zu arbeiten, und ich möchte diese Aspekte, ehe ich fortfahre, aufzeigen:
Wie schon erwähnt, neigt der Mensch, sobald er krank ist, dazu, sich in Vergangenheits- und Zukunftsbetrachtungen zu verlieren, die nur allzu oft in sorgenvollen Grübeleien enden, welche einen negativen Einfluß auf die Aktivierung seines Immunsystems haben und somit den Heilungsprozeß hemmen. Indem wir, geistig gesehen, in der Gegenwart leben, können wir uns wenigstens für einige Zeit von solchen Zwängen frei machen. Indem wir einen Schritt weitergehen und unser Bewußtsein auf unsere unmittelbaren Körperfunktionen wie Atmung und Muskelverspannungen lenken, machen wir es unserem Organismus möglich, diese Fehlfunktionen zu korrigieren – speziell im Hinblick auf allgemeine Entspannung und verbesserte Atmung.
Da durch jüngste Forschungsarbeiten ein direkter Zusammenhang zwischen der Gehirnfunktion und dem Funktionieren des Immunsystems bewiesen wurde, können wir annehmen, daß bewußte geistige Aktivität einen positiven Effekt auf die neurologischen Hauptzentren des Immunsystems ausübt und somit den Heilungsprozeß in biochemischer Hinsicht aktiviert. Wenn emotionale und geistige Verhaltensweisen in direktem

Zusammenhang mit der Genesungsrate der Menschen stehen, muß eine positive Lebenseinstellung, d. h. eine Korrektur alter Schemata, auch einen positiven Effekt auf die Körperfunktionen haben.
Und schließlich bin ich bereit zuzugeben, daß es innerhalb dieses Zweiges der Medizin noch viele Geheimnisse gibt. Mein Vertrauen in diese Techniken basiert, ehrlich gesprochen, mehr auf persönlicher Erfahrung mit Patienten und deren Reaktionen auf die einzelnen Übungen als auf irgendeiner wissenschaftlichen Hypothese, die vorgibt, den Heilungsprozeß erklären zu können.
Ein Mensch kann nur so viel bewußt tun, um seine eigene Genesung zu beschleunigen. Unabhängig von unserer Bewußtwerdung funktionieren die Grundmechanismen des Immunsystems weiter. Sie basieren auf einem Millionen Jahre alten genetischen Programm, das in vieler Hinsicht unabhängig vom Geist des Menschen funktioniert.
Wir können nur eins tun, nämlich uns bemühen, daß unsere emotionale und geistige Einstellung den Heilungsprozeß nicht behindert. Und vielleicht können wir durch die »direkte Konzentrationsübung« die Heilung beschleunigen.
Deshalb müssen wir als nächstes unser Augenmerk auf unsere emotionale und geistige Haltung lenken, die bewiesenermaßen die Funktionsfähigkeit des Immunsystems beeinflußt.

Entscheidungshilfen, damit Sie feststellen können, welche Übungen für Sie am besten geeignet sind.
Sollten Sie unter einer Infektion leiden, die den ganzen Körper betrifft, wie etwa eine fiebrige Grippe mit Glie-

derschmerzen, sind die generellen Ganzkörper-Übungen eins, zwei und drei angezeigt.

Doch wenn Sie unter einer speziellen Krankheit leiden, etwa einem Tumor oder einer Herzerkrankung, wo das Gleichgewicht in einer bestimmten Körperregion wiederhergestellt werden muß, ist die vierte Lektion, die direkte Konzentrationsübung, gewöhnlich das beste Verfahren. Natürlich ist die Ganzkörpermethode der dritten Lektion immer sehr wertvoll, aber die direkte Konzentrationsübung hat sich zur Wiederherstellung des Gleichgewichts im Immunsystem in diesen Fällen als besonders erfolgreich erwiesen.

Für rheumatische Erkrankungen gilt logischerweise dasselbe. Die Ganzkörperentspannungsübung z. B. wird Ihnen wesentliche Erleichterungen verschaffen, und die dritte Übung wird Ihre allgemeine Vitalität steigern. Doch ich empfehle in diesen Fällen, sich wenigstens einmal am Tag – vielleicht nur vier bis acht Atemzüge lang – auf die schmerzhafteste Körperregion zu konzentrieren.

Mit diesem Grundverständnis werden Sie in der Lage sein zu entscheiden, welche Übungen Sie anwenden wollen und wie oft. Später im Buch folgen weitere Übungen, die auf dieser aufbauen und den Heilungsprozeß vertiefen.

V. Emotionen und das Immunsystem

Da erwiesenermaßen Angst, Streß, Depressionen und Kummer die Funktionsfähigkeit des Immunsystems beeinflussen, machte man unsere Emotionen in vielen Fällen für den Ausbruch einer Krankheit verantwortlich. Ferner glauben viele Menschen, daß sie, wenn sie ihre Emotionen kontrollieren und ihr emotionales Niveau durch Entspannungsübungen reduzieren, diesen Störungsfaktor weitgehend ausschalten können.
Leider kann man mit Emotionen nicht auf diese simple Weise umgehen, und seit einigen Jahren werden von der Wissenschaft erfolgreiche Methoden entwickelt, wie man mit Emotionen arbeiten kann. Zum Beispiel beschäftigte sich die klinische Forschung eingehend mit den Methoden zur Befreiung von emotionalen Blockierungen, wie sie von dem Pionier auf diesem Gebiet, Dr. Wilhelm Reich, entwickelt wurden und später weite Verbreitung fanden.
Diese Therapie legt ihr Hauptgewicht auf den freien Ausdruck aller Emotionen und will Menschen mit unterdrückten Gefühlen lernen helfen, sich von ihren Affekten durch Aussprechen und Bewegung zu befreien. Diese Betrachtungsweise ist sicherlich sehr fruchtbar gewesen und erweist sich in gewissen Fällen als unschätzbar. Später werden wir uns eingehend mit dieser Technik beschäftigen, falls Sie sich auf diesem Sektor selbst helfen möchten.
Doch wie Sie schon aus der Überschrift dieses Kapitels ersehen haben, kann man sich noch auf andere Weise

den eigenen Emotionen nähern, und zwar durch die Integration der Reichschen Technik mit der traditionellen chinesischen Auffassung von Körper und Geist – d. h. dem darin herrschen sollenden inneren Gleichgewicht. Sie erinnern sich sicher, daß wir zu Beginn dieses Buches über das Gleichgewicht sprachen und seinen direkten Bezug zur Gesundheit. Dieses Prinzip können wir nun auf Ihre ganz spezielle emotionale Ausdrucksweise anwenden, indem wir uns einer kürzlich entwikkelten Technik bedienen, die Ihnen schnell und mühelos hilft, Ihr seelisches Gleichgewicht wiederzufinden. Ich lege so großen Wert auf das Gleichgewicht, weil erwiesen ist, daß positive emotionale Energie einen wesentlichen Faktor zur schnelleren Genesung darstellt. Unsere Emotionen sind ein ständiger Teil von uns; wir können sie weder abschalten noch ohne ernste Folgen einfach ignorieren. Und selbst wenn wir unseren Gefühlen freien Lauf lassen, müssen wir sie doch wieder integrieren, damit wir hinterher einen Zustand innerer Stabilität und ausgeglichenen Energieflusses erreichen. Die meisten kranken Menschen sehen sich Empfindungen ausgesetzt, die sie vollständig zu blockieren trachten, während sie von anderen, superaktiven Gefühlen beherrscht werden. Viele Krebspatienten z.B. blockieren Empfindungen, die Zorn oder Aggression ausdrükken, da sie unter zwanghaften Schuldgefühlen leiden oder sich selbst ablehnen. Allgemein gesprochen: Menschen, die ständig unter Kopfgrippe, Schnupfen und Halsschmerzen leiden, werden gewöhnlich von Gefühlen beherrscht, die mit Weinen und Sorge zu tun haben. Es gibt unzählige Theorien, welche Emotionen welche Krankheiten auslösen können, und meine Reaktion auf alle diese Theorien und Verallgemeinerungen ist das alte Sprichwort: »Alle Verallgemeinerungen sind falsch.« Die Menschen sind unendlich komplexe Wesen, und die Annahme, man könnte jeder Empfindung die entsprechende Krankheit zuordnen, ist sehr naiv. Halten wir uns also nicht länger mit solchen Ratespielen auf. Ich möchte Sie jetzt mit den Grundverhaltensweisen vertraut machen, und dann können Sie selbst den Wert der einzelnen Techniken beurteilen.

Emotionale Ausgeglichenheit hat, wie der Begriff schon beinhaltet, mit allen Gefühlen zu tun. Man kann nicht ein oder zwei Empfindungen isolieren und allein darauf sein Augenmerk richten. Wir werden mit zwölf verschiedenen emotionalen Stadien arbeiten, die allen Menschen gemeinsam und ein Teil ihres genetischen, instinktiven Erbes sind. Diese Liste kann kürzer oder länger sein, denn die eigentlichen Empfindungskategorien sind für die empirisch gemachten Emotionen sekundär.
Wieder einmal werden wir mit Stichworten arbeiten, um jede dieser Emotionen bewußt zu machen, und ich möchte sofort die Worte nennen, die wir gebrauchen, damit Sie ein Gefühl dafür bekommen, worüber wir reden. Dann kann ich Sie mit der Technik vertraut machen, wie Sie alle diese Gefühle ineinander integrieren, um eine innere Ausgewogenheit zu erlangen.
Lesen Sie jetzt einfach die Worte, und wenden Sie am besten die Gegenwarts-Meditationstechnik an, während Sie lesen – d.h. bei jedem Ausatmen sagen Sie ein Wort zu sich selbst, damit Sie die Emotionen, die die Worte beinhalten, besser empfinden können. Dann atmen Sie wieder tief ein und gehen zum nächsten Wort über. Die Worte lauten: Zorn, Mitleid, Schmerz, Spaß,

Angst, Leidenschaft, Trauer, Aufregung, Hoffnungslosigkeit, Überlegenheit, Abscheu, Zufriedenheit.

Jedes dieser Worte repräsentiert ein emotionales Stadium, was gleichzeitig bedeutet, daß ein bestimmter biochemischer Prozeß in Ihrem Körper stattfindet, der wiederum gewisse muskuläre, innersekretorische und geistig erkennende Aktivitäten zur Folge hat, der allein durch dieses eine Wort ausgelöst wird – und sozusagen kreisförmig stattfindet. Es ist äußerst wichtig, daß wir diese kreisförmige Beziehung, die zwischen unserem Geist und Körper herrscht, verstehen.
Ebenso wichtig ist die Tatsache, daß Babys schon mit vorprogrammierten emotionalen Schemata in diese Welt geboren werden. Selbst ohne irgendwelche Umwelteinflüsse wird ein Baby schreien und Angst vor einem lauten Geräusch ausdrücken. Ebenso wird es aus Wut und Frustration schreien, wenn es irgend etwas haben will. Umgekehrt wird dasselbe Kleinkind fröhlich in seinem Bettchen spielen und sich völlig seinem Wohlbehagen überlassen, wenn es gegessen hat. Es wird auf schlechtes Essen und schlechte Behandlung mit Gefühlen starker Abneigung reagieren. Und wenn es gekitzelt wird, wird es Freude ausdrücken.
Von großer Bedeutung ist außerdem, wie ein Baby oder Kleinkind mit dieser ganzen Palette von Emotionen zurechtkommt. Wollen wir etwas seelische Ausgeglichenheit lernen, dann brauchen wir nur Kinder zu beobachten. Sie haben die wunderbare Fähigkeit, in der einen Minute zu weinen und dann von dieser Empfindung abzulassen und gerade das Gegenteil zu fühlen, zu lachen oder zu spielen. Kommt ein Konflikt auf, wird das Kind Zorn und Aggression empfinden. Ist der Kon-

flikt jedoch gelöst, vergißt es sofort seinen Zorn und entspannt sich zufrieden und glücklich.
Wenn wir dann älter werden, neigen wir dazu, an diesen seelischen Zuständen noch lange, nachdem sie auf normale Weise vergangen sind, festzuhalten. Das tun wir, indem wir uns an die Situation erinnern, die diesen Zustand herbeigeführt hat, wir denken darüber nach und projizieren eine mögliche Wiederholung in die Zukunft. Und das trifft sicherlich auch auf Angst zu; indem wir versuchen, irgend etwas Schreckliches, das uns passieren könnte, vorwegzunehmen, stimulieren wir unseren Organismus innersekretorisch und muskulär eben durch diese Angst, selbst wenn keine unmittelbare Gefahr besteht. Menschen, die z. B. einen Autounfall hatten oder unter einem plötzlichen Schock litten, leiden Tage und Wochen, oft Jahre unter Ängsten, ohne in der Lage zu sein, diesen Zustand zu ändern, der offensichtlich der Korrektur bedarf.
Ich habe früher schon erwähnt, daß die »Angst vor der Krankheit« ein generelles Phänomen ist. Wir haben gelernt, daß die »Ganzkörperentspannungsübung« ein erster Versuch ist, muskuläre Verspannungen zu lösen. Mit diesen Übungen, die emotionale Ausgeglichenheit betreffend, können Sie diese Technik verbessern, indem Sie bewußt Ihre Aufmerksamkeit auf jene emotionalen Kräfte lenken, die in Ihnen schlummern.

Wieder einmal werden wir durch ganz bewußtes Handeln in der Lage sein, mit alten unbewußten Angewohnheiten zu brechen und so ein gesundes Gleichgewicht in unserem Körper wiederherzustellen. Doch sollten Sie diese Übung völlig ungezwungen angehen. Wenn Sie eines der »emotionalen« Stichworte sagen, öffnen Sie nur eine Tür, um jede dieser Empfindungen zwanglos zu erfahren. Emotionale Ausgeglichenheit zu erlangen ist ein müheloser Prozeß, und ich hoffe, Sie werden sich dieser Tatsache, während Sie sich diese Techniken aneignen, ständig bewußt bleiben.

Wir wollen nun versuchen, die gesamte Liste aller möglichen Empfindungen in eine einzige Lektion zu integrieren. Wenn Sie also die Liste der Gefühle in diesem Kapitel lesen, können Sie schnell das ganze Spektrum aller Empfindungen durchgehen, indem Sie bei jedem Atemzug eines der Worte aussprechen. Oder Sie benutzen die begleitende Tonbandkassette für Ihre Übung, für die Sie dann etwa zehn bis zwanzig Minuten brauchen.

Ehe wir jedoch mit der Übung zur Wiedererlangung emotionaler Ausgeglichenheit beginnen, sollten wir ein wenig über den Sinn dieser zwölf Gefühlszustände nachdenken, damit Sie mehr auf den Inhalt dieser Worte eingestimmt sind. Eine derartige Vorbereitung wird die Übung wesentlich effektiver gestalten.

Zorn

Probieren Sie einmal, ob Sie dieses Wort ohne Zwang aussprechen können, und dann beobachten Sie, welche Reaktion es in Ihrem Körper auslöst. Selbst wenn Sie sehr krank sind, können Sie es vorsichtig tun, um jene Emotion zu empfinden, die ständig in Ihnen wohnt und jederzeit ausbrechen kann, wenn Sie einer Konfliktsituation ausgesetzt sind, die Ihren Zorn hervorruft.

Wo spüren Sie Zorn oder Wut in Ihrem Körper? Welche Muskeln ziehen sich zusammen? Zorn ist die Vorbereitung des Körpers auf einen eventuellen Kampf, damit er sich bei Gefahr wirkungsvoll verteidigen kann. Fühlen

Sie, wie Sie von einem Kraftstrom erfüllt werden, wenn Sie zornig sind?
Viele Menschen lassen diesem ursprünglichen Gefühl keinen freien Lauf mehr. Wurde jemand vielleicht als Kind zuviel bestraft – und das auch noch ungerechterweise –, da er seine persönliche Macht beweisen und Rechte vertreten wollte, besteht die Möglichkeit, daß er dieses Gefühl als Erwachsener unbewußt blockiert. Sollte das bei Ihnen der Fall sein, finden Sie dieses Wort sicherlich irritierend. Wenn Sie auf einen der angeführten Begriffe negativ reagieren, beobachten Sie Ihre innere Reaktion auf das Wort – jedoch ohne irgend etwas zu forcieren. Sagen Sie einfach zu sich: »Hm, mir gefällt das Wort nicht. Ich will nicht einmal darüber nachdenken, nur mein Körper soll darauf reagieren. Wie interessant!«
Im Gegensatz dazu werden manche von Ihnen ein plötzliches Aufwallen von Zorn in Ihrem Körper nur bei der Nennung dieses Wortes verspüren. Zorn hat Sie vielleicht seit Tagen, Wochen oder gar Jahren innerlich unter Druck gesetzt, und Sie haben diesen Zorn verdrängt. Da Sie sich nicht von ihm frei machten, hat sich diese Empfindung in Ihnen angestaut.
Falls Sie ein ambivalentes Verhältnis diesem Gefühl gegenüber haben und es nicht frei äußern können, empfehle ich Ihnen, sich ein paar Atemzüge lang ganz diesem Gefühl – welchem auch immer – hinzugeben und dann das nächste Wort in Angriff zu nehmen.
Denn das ist das Wesentliche bei der emotionalen Ausgeglichenheit. Verlieren Sie sich in einem Gefühl und dann in einem anderen – es kann eine vollständig gegensätzliche Empfindung sein –, so daß Sie sich von der Fixierung auf einen speziellen Seelenzustand frei machen.

**Durch das Aussprechen des Wortes »Zorn« haben Sie jedoch grundsätzlich eines gelernt: Dieses Gefühl in Ihnen ist ein Teil von Ihnen, ganz gleich, ob Sie sich dessen bewußt sind oder nicht. Und das Gefühl als solches ist weder gut noch schlecht. Es stellt nur einen Aspekt Ihres gesamten emotionalen Repertoires dar, der zu gewissen Zeiten, wenn Sie Kraft brauchen, um sich und Ihre Interessen zu schützen, von unschätzbarem Wert ist.
Und mit dem Kennenlernen dieser einen Dimension Ihres emotionalen Potentials behandeln wir ein neues Gefühl, das mit dem vorhergehenden in engem Zusammenhang steht.**

Mitleid
**Atmen Sie, und sprechen Sie das Wort aus. Merken Sie, wie Ihre Atemmuskulatur ihre Funktionsweise ändert, während Sie sich diesem wundervollen Gefühl, das erst Ihre Brust, dann Ihren ganzen Körper beherrscht, hingeben? Mitleid bedeutet Liebe, natürlich diese offenherzige, selbstlose Liebe, die Ihnen einen direkten Kontakt zu einem anderen Menschen ermöglicht. Mitleid heißt, jemand anderen zu akzeptieren, sich mit seiner Person zu identifizieren und das Gefühl zu haben, daß alle Schranken zwischen sich und dem anderen momentan gefallen sind.
Stellen Sie zuerst einmal fest, welche Gefühle Sie in dem Moment beherrschen, wenn Sie das Wort aussprechen. Spüren Sie die komplexe Reaktion, die dieses Gefühl des Mitleids in Ihrem Körper hervorruft?
Und wenn Sie erst einmal den direkten Effekt dieses Wortes auf Ihre Empfindungen kennengelernt haben, strömen Ihnen auch unvermittelt alle Erinnerungen zu,**

die mit diesem Wort verknüpft sind, und Sie tauchen tiefer in Gefühle ein, die Sie bestürmten, als Sie mit einem geliebten Menschen Mitleid hatten.
Diese Integration der Erinnerung in das augenblickliche Erleben ist ein grundlegendes Prinzip zur Wiedergewinnung der Ausgeglichenheit, auf das ich noch näher eingehen werde. Später werde ich Sie mit einer speziellen »Vergangenheits-Gegenwarts-Ausgeglichenheits-Technik« bekannt machen, die Sie vielleicht äußerst lohnend finden. Inzwischen jedoch beginnen wir diese Lektion mit der Integration Ihrer Vergangenheit in die Gegenwart. Mit jedem Wort öffnen Sie sich bitte der direkten Emotion, die das betreffende Wort in Ihnen auslöst, und dann überlassen Sie sich allen möglichen Erinnerungen, die auf Sie einströmen und durch die Empfindung ausgelöst werden.
Während man Zorn vor allem in den Muskeln verspürt, ist Mitleid für gewöhnlich ein tieferes, inneres Gefühl, das sowohl die Atmung beeinflußt als auch Empfindungen in der Herzregion auslöst. Zorn verspannt die Kaumuskulatur – Mitleid bedeutet eine Entspannung dieser Muskeln. Auf ähnliche Weise spannt Zorn die Stimmbänder an, während Mitleid sie entspannt.
Wenn Sie also von der Empfindung Zorn zu Mitleid wechseln, machen Sie eine sehr schöne »Spannungs-Entspannungs-Übung«, die Teil dieses emotionalen Ausgewogenheits-Programms ist, das wir absolvieren.
Vor allem machen Sie die Erfahrung, daß Sie gleichzeitig Zorn und Mitleid rein physisch empfinden können. Beide Gefühle existieren in Ihrem Körper. Wir neigen dazu, Emotionen als getrennte, voneinander unabhängige Phänomene zu betrachten. Aber tatsächlich können wir sie integrieren, sie im freien Spiel der Kräfte

aufeinander wirken und sich gegenseitig beeinflussen lassen und jedem Gefühl in uns Raum geben und es wegen seiner unterschiedlichen Eigenschaften schätzen und respektieren.
Zorn und Mitleid können miteinander in harmonischer Ausgewogenheit existieren.
Jedoch verlangen Sie nicht schon während der ersten Male, wenn Sie diese Übung praktizieren, jenes Gefühl der Integration und Ausgeglichenheit zu erfahren. Wie bei allen diesen Übungen stellt sich ein tieferes Verständnis erst durch eine regelmäßige Praxis ein. Übungen zur Erlangung des seelischen Gleichgewichts macht man sein ganzes Leben lang, nicht nur ein- oder zweimal.

Schmerz
Huch! Wer möchte sich schon Schmerzen vorstellen? Das ist doch etwas, was man um jeden Preis vermeiden muß, nicht wahr? Richtig? Nein, falsch.
Schmerz ist ein unerläßlicher Bestandteil des Lebens, nicht etwas, das man leugnen kann. Wenn wir versuchen, Schmerzen zu vermeiden, und sie leugnen, geben wir ihnen gerade durch diese Ablehnung eine unangemessene Bedeutung. Am besten räumt man dem Schmerz in der Palette der Empfindungen einen gleichberechtigten Platz neben allen anderen Gefühlen ein, als ihn möglichst aus den Gedanken zu verbannen.
Ich weiß, viele unter Ihnen, die gerade dieses Buch lesen, leiden große Schmerzen, doch ich hoffe, daß Sie nur ein paar Atemzüge lang diesem Gefühl Ihre volle Aufmerksamkeit schenken. Dann können Sie sich wieder der nächsten Empfindung zuwenden, damit Sie lernen, sich in völliger Freiheit vom Schmerz zu lösen,

anstatt auf ihn fixiert zu bleiben. Grundsätzlich biete ich Ihnen damit einen Fluchtweg an, der jedoch zuerst eine direkte Erfahrung mit dem Schmerz verlangt. Und dann kann man sich allen möglichen anderen Empfindungen hingeben.
Selbst wenn Sie momentan nicht unter Schmerzen leiden, versuchen Sie, sich zu erinnern, was man fühlt, wenn man verletzt wird. Wieder erfolgen eine Anspannung der Muskeln wie beim Zorn und eine generelle Kontraktion, vom Schmerzzentrum weg. Ihre Atmung ist schmerzhaft. Sie neigen dazu, beim Einatmen die Luft anzuhalten. Welche anderen Reaktionen Ihrer Muskeln können Sie beobachten, wenn Sie körperliche Schmerzen erleiden? Und welche Erinnerungen haben Sie an schmerzhafte Erlebnisse in der Vergangenheit? Sie können sich von den unbewußten, vielleicht schon chronischen Verspannungen Ihres Körpers durch ein bewußtes Wiedererleben schmerzhafter Erlebnisse befreien. Manchmal tragen Menschen ihr Leben lang diesen Druck mit sich herum, einen Druck, den sie während einer Zeit extremen Schmerzes und Leides entwickelt haben. Mittels dieser Technik können Sie anfangen, sich von diesen chronischen Spannungszuständen zu befreien. Sie tun nichts anderes, als Ihre Gesundheit zu untergraben.
Die grundsätzliche Erfahrung bei Nennung dieses Wortes sollte folgende sein: »Ja, ich kenne den Schmerz. Ich bin früher schwer verletzt worden, vielleicht sogar jetzt. Und ich kann diesem Schmerz nachgeben!«
Wenden Sie sich jetzt anderen Gefühlen zu, indem Sie das Wort aussprechen, das das Gegenteil bedeutet:

Spaß
Unter Spaß verstehe ich die Freiheit in der Kindheit, wo man sich vollständig im Spiel verlieren konnte oder in eine schöne, selbst geschaffene Welt eintauchte, wo nichts anderes existierte.
Spaß ist ein Gefühl im Körper, in den Muskeln, wo Ihre Kraft sitzt; ein Zustand völliger Entspannung; ein Leben in der Gegenwart, ohne Gedanken an Vergangenheit oder Zukunft. Denn das Spiel ist im wesentlichen ein Vorgang, in dem es weder Konflikte noch Schmerzen gibt.
Geben Sie sich diesem Gefühl hin – fallen Sie ihm buchstäblich mit ganzem Herzen in die Arme und beobachten Sie dann, welche Erinnerungen Ihnen einfallen zu Situationen, in denen Sie in diesem Zustand waren. Lassen Sie sich durch Ihre Atmung leiten.
Sie sind also ein Mensch, der in dieses reine Spielstadium zurückfallen kann; und gleichzeitig können Sie Zorn empfinden, wenn Sie gereizt werden; Mitleid, wenn man Sie liebt; und Schmerz, wenn Sie sich verletzen. Nun, nach diesem Gefühl von Spaß und Spiel, machen Sie sich sofort bereit, auf eine Gefahr zu reagieren, nämlich mit dieser überwältigenden Reaktion des Körpers: Angst!

Angst
Angst ist eine jener Emotionen, von der die meisten unter uns wünschen, sie wären nicht damit geboren. Angst macht überhaupt keinen Spaß. Sie bedeutet einen Schock für den gesamten Organismus, und wenn sie sich zu einem chronischen Zustand entwickelt, kann sie sich als äußerst schmerzvoll erweisen – sowohl in physischer als auch in seelisch-geistiger Hinsicht.

Aber ist Angst wirklich nur dieses schreckliche Gefühl, das uns allein Schaden zufügt?
Was ist die Angst? Eine Kontraktion des Körpers; ein abruptes Einatmen, um die Lungen mit Sauerstoff zu füllen; und eine momentane Ausschüttung von Hormonen, die Adrenalin in die Blutbahn pumpen, um in diesem Sekundenbruchteil, wo Angst erlebt wird, den Körper zum Handeln bereit zu machen.
Alle unsere Gefühle haben sich über Jahrmillionen hinweg entwickelt, allein um unsere Überlebenschancen zu verbessern. Angst steht ganz oben auf der Liste dieser Empfindungen, zumindest in früheren Zeiten, wo die meisten unserer Ängste durch physische Bedrohungen entstanden.
Angst bringt uns aus entspanntem Zustand in einen Zustand der Erregung, bereit, die Gefahr zu bekämpfen oder vor ihr davonzulaufen. Ohne diesen Reflex, den die Angst auslöst, wären wir z. B. nicht in der Lage, vor einem unerwartet auftauchenden Fahrzeug zur Seite zu springen.
Das Problem im Umgang mit der Angst ist, daß Menschen diesen physiologischen Zustand in ihrem Körper durch reine Vorstellungskraft erzeugen können. Entweder fürchten sie eine zukünftige Gefahr, oder sie erinnern sich an eine vergangene. Solange dieses Gefühl jedoch in der Gegenwart erlebt wird, ist es uns von Nutzen.
Vielleicht kann man allgemein behaupten, daß der moderne Mensch dazu neigt, Ängsten zu erliegen, die vergangenheits- und zukunftsorientiert sind. Wir haben die sonderbare Angewohnheit, uns allzusehr mit den Greueltaten in der Welt zu beschäftigen, die jeden Tag passieren und von denen wir durch die Medien wissen.

Und wir leiden unter chronischen Angstzuständen, weil wir uns ständig um die Zukunft sorgen.
Mit dieser Übung sollten Sie Angst ein paar Atemzüge lang intensiv empfinden, sich wirklich der Angst in sich bewußt werden – und dann (nachdem Sie Ihren Erinnerungen an Angstzustände freien Lauf gelassen haben) zum nächsten Wort übergehen.

Leidenschaft
Ebenso wie das Gefühl der Angst uns allen angeboren ist, wenn wir gewissen Situationen gegenüberstehen, so ist uns das gegenteilige Gefühl ebenfalls angeboren, ein Gefühl, bei dem der Körper extrem positiv aufgeladen wird, vor allem in sexuell gefärbten Situationen, wenn wir auf erotische Stimmungen reagieren.
Selbst wenn Sie krank sind, können Sie dieses Gefühl der Leidenschaft ein paar Atemzüge lang Ihren Körper durchströmen lassen. Spüren Sie, wie sich Ihre Atmung ändert, wenn Sie das Wort zu sich sagen? Leidenschaft ist eine Mischung aus Mitleid und Kraft. Während Mitleid eine ruhige, meistens passive Empfindung ist, drängt Leidenschaft zur Aktivität – sie ist ein Hunger, der gestillt werden und Erfüllung finden will.
Erinnern Sie sich an die Zeit, wo Sie voller Leidenschaft waren, erinnern Sie sich an die Gefühle. Leidenschaft bedeutet nicht allein sexuelle Gier, sie kann ebenso ein Hunger nach irgend etwas anderem sein. Man kann auf diese Weise die Musik, Spaziergänge im Schneetreiben oder eine exzellente Küche und gute Weine etc. lieben.
Und nun haben Sie die Gefühle Leidenschaft und Angst harmonisch miteinander integriert und sind be-

reit, ihnen zu gegebener Zeit freien Lauf zu lassen, ebenso Spaß, Schmerz, Mitleid und Zorn. Alle diese Empfindungen sind in Ihnen, so daß Sie jetzt über ein großes ausgewogenes emotionales Potential verfügen.
Aber in Ihnen schlummern noch mehr Empfindungen, und wir wollen uns auch diese bewußtmachen, damit Sie über die gesamte Palette Ihrer Gefühle frei verfügen können.

Trauer
Menschen sterben und lassen uns allein, oder Menschen, die wir lieben, verlassen uns und brechen uns das Herz. Dann hegen wir ganz ähnliche Gefühle, als wären sie gestorben. Schmerz und Trauer sind allen Menschen eigen. Sind Sie bereit, sich diesen Gefühlen ein paar Atemzüge lang zu öffnen und sich von ihnen erfüllen zu lassen?
Falls Sie sich dem einen oder anderen Gefühl jetzt noch nicht ganz hingeben können, so ist das völlig in Ordnung. Jeder versucht, gewisse Gefühle abzublocken, da er auf andere fixiert ist und sie überbewertet. Während dieser Übung können Sie direkt herausfinden, welche Gefühle Sie üblicherweise vermeiden und welchen Sie sich frei öffnen können. Jedesmal, wenn Sie diese Übung machen, werden Sie ganz neue Erfahrungen machen und Schritt für Schritt neue Wege und Zugänge zu Ihrem Inneren finden.
Trauer ist eine Mischung aus unterschiedlichen Gefühlen, eine Empfindung leerer Hoffnungslosigkeit und Verlassenheit, als hätten wir irgendwie unser eigenes Ich verloren. Und mitten in diesem Gefühl erwacht der plötzliche Zorn eines Dreijährigen, der wütend ist, weil man ihn allein gelassen hat. Und aus diesen Gefühlen

der Verlassenheit und des Zorns erwächst ein Gefühl der Bejahung und somit die Bereitschaft, dagegen anzukämpfen und weiterzuleben.
Öffnen Sie sich diesem Gefühl der Trauer ein paar Atemzüge lang, verweilen Sie darin, und lassen Sie Ihre Erinnerungen hochkommen. Trauer, die nicht ausgelebt, nicht verarbeitet wurde, kann eine Hauptursache für Krankheiten sein. Es ist erwiesen, daß die Funktionsfähigkeit des Immunsystems von Menschen, die einen Lebensgefährten verloren haben, während der Trauerzeit erheblich reduziert ist. Diese direkte Beziehung zwischen Trauer und reduzierter Funktionsfähigkeit des Immunsystems gilt vor allem auch für Menschen, die unter Liebeskummer leiden oder einen geliebten Menschen verloren haben.
Diese Übung zur Wiedererlangung des emotionalen Gleichgewichts kann wesentlich dazu beitragen, sich aus einer chronischen Fixierung dieses Kummer- und Trauerzustandes zu befreien, indem man bewußt ein anderes Gefühl erlebt. Zum Beispiel:

Aufregung
Dieses Gefühl unterscheidet sich insofern von Leidenschaft und Spaß, daß es nicht spontan hervorbricht, sondern erwartet wird. Es ist also ein Stadium der Erwartung, eine Art Vorgefühl oder Ahnung. Wir sind aufgeregt, weil wir uns irgend etwas Anregendes vorstellen, das im nächsten Moment oder auch später passieren kann.
Versetzen Sie sich in diesen Zustand aufgeregter oder erregender Vorfreude. Weihnachten, ein spannendes Fußballspiel oder das Treffen mit einem lieben Menschen, den Sie lange nicht gesehen haben, etc. Was

fühlen Sie? Wie reagiert Ihr Körper auf diese Empfindung?
Auch Aufregung ist eine Mischung der verschiedensten Gefühle; gewöhnlich verbinden sich Vorahnung und Angst mit Leidenschaft und Spaß. Immer besteht die Möglichkeit, daß das, was wir erwarten, nicht geschieht. Gerade diese Tatsache macht ja das Wesen der Zukunft aus, und diese Ungewißheit ist der Kern jeder Aufregung.
Erinnern Sie sich an aufregende Zeiten in Ihrer Vergangenheit! Geben Sie sich diesen Erinnerungen ein paar Atemzüge lang hin und lassen Sie dieses Gefühl wie alle vorhergehenden auf sich wirken.

Hoffnungslosigkeit
Dieses Gefühl hat uns alle wohl schon einmal überfallen. Was empfinden Sie, wenn das Leben Ihnen derart hoffnungslos erscheint, daß Sie so verzweifelt sind, daß Sie sterben möchten?
Viele kranke Menschen behaupten, nie von einem solchen Gefühl heimgesucht zu werden. Aber tatsächlich leiden sie von Zeit zu Zeit darunter, vor allem, wenn sie schwer krank sind. Sollten Sie dieses Gefühl ignorieren, wird es im Unterbewußtsein trotzdem vorhanden sein und Ihre Gesundheit untergraben. Am besten, Sie lassen dieser Empfindung ebenfalls ein paar Atemzüge lang freien Lauf und versuchen, sich zu erinnern, wann Sie in der Vergangenheit von völliger Verzweiflung gepackt waren. Atmen Sie tief und gewähren Sie auch diesem Gefühl einen Platz neben den anderen, so daß es von den anderen Empfindungen ausgeglichen werden kann.

Überlegenheit
Zu leicht übersehen wir dieses Gefühl, doch für einen ausgeglichenen Gemütszustand ist Überlegenheit wesentlich. Selbst wenn sie noch so gering ist, ist sie wichtig. Die Menschen brauchen dieses Gefühl, damit sie im Leben erfolgreich sein können. Doch verzichten wir alle zu oft darauf, Stolz zu zeigen, wenn wir dank unserer Fähigkeiten eine Arbeit besonders gut gemacht haben.
Versenken Sie sich in das Gefühl. Sie sind überlegen und hatten Erfolg. Es ist eine wunderbare Empfindung, die sich vor allem in der Brust bemerkbar macht. Und wieder sollten Sie die Erinnerung an etwas, das Ihnen in der Vergangenheit besonders gut gelungen ist, in sich wachrufen.
Oft unterliegen Kranke einem Gefühl der Hilflosigkeit und Nutzlosigkeit. Falls das bei Ihnen der Fall ist, sollten Sie sofort etwas unternehmen, um ein Gefühl der Stärke wiederzuerlangen. Es spielt überhaupt keine Rolle, was Sie tun; Hauptsache ist, Sie tun etwas, das Ihnen dieses Gefühl wiedergibt. Selbst wenn Sie ans Bett gefesselt sind, können Sie in Gedanken etwas tun. Stellen Sie sich z. B. das Gesicht eines guten Freundes vor, bis Sie es klar vor sich sehen. Oder erinnern Sie sich an die Worte eines Gedichtes oder das Thema einer Symphonie, um Ihr Gedächtnis zu trainieren.
Wie immer sollte auch diese Emotion in Harmonie zu den andern stehen, und wir kommen jetzt zu den letzten zwei Empfindungen.

Abscheu
Den Gefühlen Mitleid und Aufregung ist das Gefühl des Abscheus entgegengesetzt. Es kann jederzeit hervorge-

rufen werden, wenn jemand unsere Selbstachtung verletzt oder auf direkte Weise in irgendeiner Form unsere Integrität angreift. Wir können beim Anblick von Blut Abscheu empfinden oder beim Geruch von Leichen; beim Gedanken an gebratene Leber; bei der Erinnerung an ein bestimmtes Gesicht oder die besondere Atmosphäre, die in einem bestimmten Raum geherrscht hat. Holen Sie abermals Ihre Erinnerungen hervor, und betrachten Sie, was Sie empfanden, wenn Sie von Ekel und Abscheu erfüllt waren.

Zufriedenheit
Um nun das ganze Spektrum menschlicher Empfindungen abzuschließen, kommen wir zu dem letzten, diesem besonderen Gefühl, das uns überfällt, wenn in unserem Leben alles perfekt ist – wenigstens im Augenblick –, wenn wir zufrieden sind, wenn wir keine Probleme aus dem Weg räumen müssen, wenn alle unsere Bedürfnisse gestillt sind und wir uns einem ungestörten Glück hingeben können.
Wenn man Kleinkinder richtig behandelt, geraten sie sofort in dieses Stadium. Auch Kinder sind oft zufrieden. Doch wenn wir dann älter werden, neigen wir dazu, den Ängsten und Zwängen in uns die Oberhand zu gewähren, so daß die Zufriedenheit in unserem Leben nicht mehr den Platz einnimmt, der ihr gebührt.
Sagen Sie das Wort zu sich, lassen Sie es in sich strömen, und beobachten Sie, was geschieht. Welche körperlichen Empfindungen Sie haben und auch welche Erinnerungen in Ihnen auftauchen. Vielleicht lagen Sie in der Sonne oder schwammen im Meer oder lagen in den Armen eines geliebten Menschen. Geben Sie sich ganz diesem Gefühl hin, selbst wenn Sie jetzt krank sind.

Sie haben jetzt alle Emotionen kennengelernt, die in Ihnen schlummern. Vielleicht würden Sie diese Liste etwas anders gestalten, das ist nicht wesentlich. Fühlen Sie sich frei, die Liste ganz nach Belieben zu verändern. Wichtig ist nur eins: Nachdem Sie diese Liste durchgearbeitet haben, machen Sie eine Pause und empfinden alle diese Gefühle gleichzeitig. Sie sind reich an Gefühlen! Und dieses Empfinden, reich an Gefühlen zu sein, stellt sich nur ein, wenn Sie sie alle auf einmal fühlen und spüren, wie sie in harmonischer Ausgeglichenheit nebeneinander existieren. Falls diese Harmonie zwischen allen Emotionen nicht besteht – wenn nur eine fehlt –, werden Sie vielleicht das Gegenteil empfinden: Sie sind mit Gefühlen überladen und werden von ihnen aus dem Gleichgewicht gebracht.

Fünfte Lektion:
Emotionale Ausgeglichenheit

Da Sie nun alle Gefühle kennen, die in Harmonie zueinander stehen sollen, kann ich Ihnen schnell zeigen, wie man bei der Übung vorgeht. Falls Sie mit der Tonbandkassette arbeiten, brauchen Sie ungefähr zwanzig Minuten für die gesamte Übung. Aber wenn Sie nur mit diesem Buch arbeiten, können Sie die Übung so schnell oder langsam absolvieren, wie Sie wollen.

Zum Beispiel können Sie jedem Wort nur ein oder zwei Atemzüge widmen und somit Ihre Fähigkeit, schnell von einem Gefühl ins andere hinüberzuwechseln, stärken. Emotionale Ausgeglichenheit kann man wie jede andere Fähigkeit erlernen. Je öfter Sie die Übung machen, um so ausgeglichener werden Sie sein. Vor allem ist es wichtig, *alle* Gefühle gleichzeitig zu erfahren.

Aber Sie können sich die Liste auch langsam Wort für Wort vornehmen und jeden Tag einer anderen Empfindung widmen, indem Sie Ihre Beziehung zu jedem speziellen Gefühl tief ausloten. Eine solche Langzeit-Meditation kann sich als sehr fruchtbar für Ihren Werdegang und die Erfahrungen, die Sie durch Ihre Krankheit machen, erweisen.

Es ist wesentlich, daß Sie sich zuerst immer auf die Reaktion Ihres Körpers konzentrieren, die jede Emotion auslöst, und dann, *zur selben Zeit*, öffnen Sie sich Ihren Erinnerungen. Diese Integration von Vergangenheit und Gegenwart kann gar nicht genug betont werden.

Schließlich, wenn Sie am Ende der Liste angelangt sind, möchten Sie sicherlich – wenn auch nur für eine kurze Weile – alle Emotionen auf einmal erleben. Dies drückt sich durch ein Gefühl im Brustkorb bzw. der Atmung aus und verbreitet sich dann in Ihrem ganzen Körper.
Haben Sie diese Übung dann mehrere Male praktiziert und die einzelnen Emotionen tief erfahren, fällt Ihnen sicher auf, in welcher Beziehung die einzelnen Gefühle zueinander und zu Ihrem Gesundheitszustand stehen. Dann können Sie darangehen, längst vergangene Erlebnisse anzuzapfen, die erforscht werden müssen, weil sie in direktem Zusammenhang mit Ihrer jetzigen Lage stehen. Die Übung zur emotionalen Ausgeglichenheit wird solche Erinnerungen wieder wach werden lassen. Sie können dann in Ruhe darüber nachdenken.
Haben Sie die Übung zur emotionalen Ausgeglichenheit absolviert, ist es am besten, wenn Sie daran die »Vier-Worte-Meditation« anschließen und daran die dritte Übung, wo Sie das Wort »heilen« aussprechen. Spüren Sie, wie dieses Wort durch Ihren ganzen Körper klingt, nachdem Sie jetzt emotional ausgeglichen sind? Öffnen Sie sich neuen Erfahrungen.

VI. Neurologische Zusammenhänge

Das folgende Programm löst eine der schönsten Erfahrungen aller Lektionen in diesem Buch aus und sollte sich für Sie in doppelter Hinsicht als wertvoll erweisen, sowohl Ihrer unmittelbaren Gesundung dienen als auch Ihrer zukünftigen Vitalität. Meine Kollegen und ich haben mehrere Jahre daran gearbeitet, um diese Lektion zu vervollkommnen, die aus vier Hauptschritten besteht.

Seit Tausenden von Jahren weiß man aus der experimentellen Forschung, daß es verschiedene Energiezentren im Körper gibt, die vor allem an der Wirbelsäule angesiedelt sind. Alte Yoga-Lehrer waren in der Lage, diese Zentren präzise zu lokalisieren, und entwickelten komplexe und sehr wirkungsvolle Methoden, jene Zentren durch Yoga-Stellungen und Atem-Meditationen zu aktivieren.

Aus einem völlig anderen Blickpunkt heraus erforschte Wilhelm Reich die verschiedenen emotionalen Energiezentren des menschlichen Körpers, und erstaunlicherweise – außer einer oder zwei Unstimmigkeiten – lokalisierte er die Emotionszentren an denselben Körperstellen wie die Yoga-Lehrer ihre spirituellen Zentren.

Als ich mich vor einigen Jahren in Guatemala aufhielt und dort praktischer wissenschaftlicher Arbeit nachging, stellte ich fest, daß eine alte Maya-Lehre von acht wesentlichen Energiezentren im menschlichen Körper spricht, mittels deren hochgestellte Persönlichkeiten der damaligen Zeit mit ihren Göttern in Verbindung treten konnten.

Und ziemlich früh in der medizinisch-neurologischen Erforschung des Nervensystems des Menschen fand man heraus, daß gerade an jenen Stellen, wo die anderen drei Kulturen sie bereits lokalisiert hatten, in konzentrierter Formation gebündelte Nervenfasern auftreten.

Seit dreitausend Jahren praktizieren die Tibeter und Bewohner Nordindiens die Form des Tantra-Yogas und haben außerordentliche und ziemlich komplizierte Techniken entwickelt, um zwischen den verschiedenen Körperzentren wieder ein Gleichgewicht herzustellen. Diese Technik – bestehend aus komplizierten Bewegungs- und Meditationsübungen – resultiert in einer bewußten Öffnung jener Zentren, in denen der Energiefluß sich staut, und sie reduziert den Energiezustrom dort, wo er zu groß geworden ist.

Wenn ich jetzt von Energie spreche, meine ich nicht irgendeinen mysteriösen, imaginären, esoterischen Kraftstrom, der den Körper durchfließt, sondern ich beziehe mich auf leicht zu messende elektrische Ströme, die im ganzen Körper entlang der Wirbelsäule existieren und die seit unzähligen Jahren Akupunkteuren bekannt sind. Der menschliche Körper stellt für die Wissenschaft noch immer eine Herausforderung dar, und die Erkenntnisse über die Energieströme im Körper sind in wissenschaftlicher Hinsicht noch sehr unzureichend.

Wilhelm Reich z. B. war einer der ersten Ärzte, die wachsende Energieströme an der Hautoberfläche während unterschiedlicher Erregungszustände des Menschen messen konnten. Unsere Gefühle ändern den Energiezustand des Körpers entscheidend, sowohl in allgemeiner Hinsicht als auch in speziellen Regionen.

Menschen blockieren häufig den Energiezustrom zu einem oder mehreren Körperzentren, wie Herz-, Bekken-, Augen- oder Halszentrum. Und diese Blockade scheint einer der Hauptgründe für an diesen Stellen auftretende Krankheiten zu sein.

Was jedoch unter einem kritischen Aspekt gesehen werden muß, ist nicht der gesamte Energiestrom, sondern das gleichmäßige Strömen durch die verschiedenen Körperzentren. Die Hauptaufgabe im Hinblick auf die Funktionsfähigkeit des Immunsystems besteht darin, dem Menschen eine praktisch anwendbare Technik beizubringen, wie er dieses Gleichgewicht in seinem Körper herstellen kann.

Während meiner frühen Forschungsarbeiten, als ich das Glück hatte, unter Dr. Humphrey Osmond in der Forschungsabteilung für Neurologie und Psychiatrie in New Jersey zu arbeiten, versuchten wir, dieser Frage auf den Grund zu gehen und arbeiteten mit einem erfahrenen Yoga-Lehrer zusammen, wobei wir den Einfluß seines Geistes auf seine Körperfunktionen beobachteten. Die Fähigkeit dieses Mannes, durch rein geistige Konzentration die einzelnen Körperfunktionen zu ändern, versetzte uns alle in Erstaunen, weil sie den damaligen Denkmodellen über die Geist-Körper-Wechselwirkung völlig zu widersprechen schien.

Dieser Mann war nach über dreißigjährigem Yoga-Training dazu in der Lage, Energieströme an beliebige Punkte in seinem Körper zu lenken. Wir mußten jedoch leider feststellen, daß der Durchschnittspatient nicht fähig ist, diese komplizierte Technik zu erlernen und zu seinem Nutzen anzuwenden. Nach mehrjährigem Yoga-Training nahm auch ich von dieser Technik Abstand, weil sie meinen Vorstellungen nicht genügte.

Jedoch gewannen wir während jener frühen Forschungsarbeit wichtige Erkenntnisse; wir arbeiteten ebenfalls mit Hypnose, um herauszufinden, ob und wie man auf diese Weise Energiezentren im Körper verlagern kann. Und das erst kürzlich entwickelte Programm der »Energiezentrum-Integration« basiert auf jenen frühen Studien.

Diese einfache, aber sehr effektvolle Technik ist eine Kombination dreier Elemente: der neurologischen Vorgänge bei der Kopf-Hand-Bewußtwerdung, jüngster wissenschaftlicher Untersuchungen über sogenannte Heiler und schließlich der Maya-Theorie über Energiezentrum-Integration.
Vor ein paar Jahren testete ein Team von Wissenschaftlern der Duke-Universität einen Heiler, dem die Fähigkeit zugeschrieben wurde, Menschen durch Handauflegen auf die erkrankten Körperregionen heilen zu können. Dieses Handauflegen hat eine lange Tradition seit Beginn des Christentums, wurde jedoch aus medizinischer Sicht immer negiert.
Nun ersann man ein geniales Experiment, um ein für allemal zu beweisen, daß menschlichen Händen keine Heilkraft innewohnt, und alle erwarteten einen negativen Ausgang des Experiments. Man wußte, daß eine gewisse Kultur von Bakterien nach einer ganz bestimmten Zeit abstirbt, und der Heiler sollte nun mittels seiner Hände die Kultur am Leben erhalten.
Es gelang ihm.
In den Händen konzentriert sich ein beträchtlicher Teil unseres Hirnvolumens, weil wir unsere Hände zum Überleben brauchen, zum Begreifen der Umwelt. Wenn wir uns gedanklich mit einer bestimmten Körper-

stelle beschäftigen wollen, tun wir das am besten, wenn wir eine Hand auf diese Körperstelle legen. So helfen die Hände, die Aufmerksamkeit auf die Stelle zu lenken, wo sie gebraucht wird, wie Sie schon bei der »direkten Konzentrationsübung« gelernt haben.
Nun müssen Sie aber nicht erwarten, daß auch Ihre Hände Heilkräfte besitzen. Ich möchte Ihnen nur empfehlen, auch dieser neuen Technik aufgeschlossen gegenüberzutreten und genau zu beobachten, welche Erfahrungen Sie machen, wenn Sie mit Hilfe Ihrer Hände Ihre Energiezentren integrieren und die Heilkraft dorthin strömen lassen, wo sie gebraucht wird.

Bei den Maya, zumindest bei jenem Stamm im Hochland von Guatemala, den ich studierte, legt man die Hände gleichzeitig auf zwei Energiezentren, um einen Zustand der Harmonie zwischen jenen beiden Göttern herzustellen, denen die Zentren zugeordnet sind. Wenn ein Mensch krank wird, so lautet die Maya-Lehre, herrscht Krieg zwischen zwei oder mehr Zentren (Göttern), und indem man seine Hände auf die Zentren legt und auf ganz bestimmte Weise atmet, schließen die Götter wieder Frieden, und der Mensch wird gesund.
Wir brauchen uns um den religiösen Aspekt dieser Technik nicht zu kümmern, denn der Gebrauch der Hände auf diese Weise funktioniert auch ohne Glauben. Gewiß gibt es im Leben verborgene geistige Dimensionen, wenn wir als geistig alles betrachten, was wissenschaftlich nicht erklärbar ist. Meiner Erfahrung nach sind für den Heilungsprozeß als solchen komplexe Glaubenssysteme unwesentlich. Ich rate meinen Patienten immer, sich jeder geistigen Heilungsenergie zu

öffnen und gleichzeitig darauf zu achten, daß ihr Nervensystem, ihre Emotionen, ihre Gedanken und Muskeln entspannt sind und in Harmonie zueinander stehen.
Und jetzt können wir unsere Aufmerksamkeit Ihren Händen zuwenden – so wie sie sind, ohne jeden metaphysischen Hintergedanken – und herausfinden, welche Erfahrung Sie machen, wenn Sie Ihre Hände auf eine ganz bestimmte Weise auf die Energiezentren legen, damit diese Zentren integriert werden.
Zu Beginn wollen wir kurz die verschiedenen Zentren besprechen. Ich möchte noch anmerken, daß ich die »Chakras« in der Yoga-Lehre mit den bioenergetischen Zentren kombiniert habe und mir die Freiheit nahm, ein Zentrum hinzuzufügen, das normalerweise keine Beachtung findet.

Sexual-Zentrum
Es steht außer Frage, daß Menschen die Möglichkeit haben, das Potential dieses ersten Körperzentrums zu vergrößern oder zu reduzieren. Ich ziehe es vor, von diesem Zentrum als Schöpfungs-Zentrum zu sprechen, denn an dieser Stelle im Körper findet die Erschaffung neuer Lebewesen statt.
Leider bekommen viele Kinder schon früh mit diesem Zentrum Probleme, die in einem Unvermögen gipfeln, es in Einklang mit den anderen Zentren zu bringen, und die daraus resultierende energetische Unausgewogenheit stört sowohl das emotionale Verhalten als auch die physiologischen Funktionen des betreffenden Menschen. Deshalb ist es sehr wichtig, das Sexual-Zentrum mit den anderen Zentren in Einklang zu bringen.

Jedes dieser Zentren hat seinen angestammten Platz im Körper, und ich nehme an, daß Sie bereits erraten haben, wo der Sitz dieses Zentrums ist.

Kraft-Zentrum
Der menschliche Körper besitzt ein Gleichgewichts-Zentrum und ebenfalls ein Kraft-Zentrum. Es liegt direkt über den Genitalien, unter dem Bauchnabel. Orientalen sprechen von »Ki-Energie«, wenn sie diese Stelle bezeichnen; auch Wilhelm Reich vertritt die Ansicht, daß die Kraft eines Menschen vom Unterbauch ausgeht. Wenn Sie dieses Gefühl einmal erleben wollen, stemmen Sie sich gegen eine Mauer und beobachten Sie, wohin sich Ihre Aufmerksamkeit richtet, während Sie stemmen.
Und wieder einmal entwickeln wir oft während unserer Kindheit ein gestörtes Verhältnis zu unserem Kraft-Zentrum. Entweder wir strapazieren es über die Maßen, oder wir blockieren es und reduzieren unsere Kräfte, damit wir durch sie nicht in Schwierigkeiten geraten. Die Integration der Kraft mit den anderen Zentren ist wesentlich für die Ausgeglichenheit. Das Verhältnis eines Menschen zur Sexualität entspricht oft seinem Verhältnis zur eigenen (Lebens-)Kraft. Zu Beginn dieser »Hand-Integrations-Übung« legen Sie eine Hand auf das Sexual-Zentrum und die andere auf das Kraft-Zentrum. Wenn wir die anderen Zentren beschrieben haben, werde ich Sie mit der Technik vertraut machen.

Atem-Zentrum
Dieses Zentrum liegt, neurologisch gesehen, im Solarplexus, dieser Region, die direkt unter Ihrem Brustkorb

liegt. Sollte Sie jemand dorthin schlagen, bleibt Ihnen die Luft weg. Wir haben bereits viel über die Atmung gesprochen. Ich möchte an dieser Stelle nur anmerken, daß die Atmung sozusagen die Pumpe ist, die alles in Gang hält, und deshalb ist die Integration dieses Zentrums mit allen anderen der direkte Weg zur Ausgeglichenheit des gesamten Organismus.

Herz-Zentrum
Neben dem Atemreflex ist der ständige Herzschlag – wie wir schon gesehen haben – der Hauptmechanismus, der uns am Leben erhält. Legen Sie die Hände auf diese beiden Zentren; es ist ein schönes Gefühl. Oft sind Emotionen, die mit der Herzregion verknüpft sind, sehr stark. Und sehr oft wird diese Region von zuviel oder zuwenig Energie durchströmt. Wir sprechen von einem kalten Herzen, einem gebrochenen Herzen, einem blutenden Herzen usw. Falls der Energiezustrom an dieser Stelle für einige Zeit aus dem Gleichgewicht gerät, sind gesundheitliche Störungen voraussehbar.
Ich möchte Ihnen noch raten, die Hand nicht direkt auf das Herz, sondern auf die Brustmitte zu legen, denn das eigentliche Energiezentrum ist mit den Nerven des Brustbeins verbunden und liegt über ihm, nicht über dem Herzen.

Kehlen-Zentrum
Wir haben schon alle das Gefühl kennengelernt, wenn es uns vor Bewegtheit die Kehle zuschnürte. Unsere Schilddrüse hat dort ihren Sitz, ebenso unsere Stimmbänder. Und vor allem wenn wir großen Emotionen ausgesetzt sind, konzentriert sich der Energiestrom zwischen Kopf und Körper auf diese Region. Eine Unaus-

geglichenheit dort ist, emotional gesehen, schmerzlich und in gesundheitlicher Hinsicht gefährlich. Die stärksten Empfindungen werden Sie haben, wenn Sie eine Hand auf die Brust legen und die andere auf die Kehle. Natürlich wird auch Ihre Atmung von diesem schmalen Durchgang von der Lunge zum Mund kontrolliert.

Mund-Zentrum
Dieses Zentrum wird in der Yoga-Lehre nicht erwähnt, aber es spielt eine derart wichtige Rolle beim Ausdrükken unserer Gefühle, und der Energiezustrom wird hier oft blockiert, so daß ich es in die Liste der Zentren einschließen möchte. Mit dem Mund sind auch die Kau- und Zungenmuskeln gemeint, die sich bei Unausgeglichenheit verkrampfen. Chronische Kieferverspannung deutet auf Störungen im Energiefluß und darauf folgende gesundheitliche Schäden hin.

Augen
Wie ich schon ausführlich in anderen Veröffentlichungen geschrieben habe, sind unsere Augen eines der Hauptzentren unseres Körpers. Durch sie erhalten wir einen der wesentlichsten Kontakte zu unserer Umwelt, und in ihnen drücken wir unsere Gefühle aus, wenn wir ihnen freien Lauf lassen.
Aber wir neigen dazu, diesen Empfindungen Einhalt zu gebieten, wenn wir in irgendeiner Form verletzt werden, und wenn wir den Energiestrom in dieser Region blockieren, geraten wir vollständig aus dem Gleichgewicht. Legen Sie eine Hand über Ihre Augen und die andere über Ihren Mund, und Sie werden fast immer eine neue, tiefgehende Erfahrung machen.

Gehirn-Zentrum
Wir kommen nun zu der Körperregion, zu dem Energiezentrum, das derart verschwenderisch neurochemischen Strömungen unterliegt und das wir positiv beeinflussen möchten, damit wir die Funktionsfähigkeit unseres Immunsystems erhöhen. Unser Hirn steuert alle unsere Körperfunktionen.
Wenn Sie also eine Hand auf Ihre Stirn legen, konzentrieren Sie sich auf Ihren Geist als solchen. Zuerst werden Sie dieses Zentrum vielleicht mit unausgesprochenen Gedanken in Verbindung bringen. Und gewöhnlich stellen Sie fest, daß Ihre Gedanken sich beruhigen, wenn Sie die Hand auf Ihre Stirn legen.
Mit einer Hand über den Augen und der anderen auf der Stirn bringen Sie Ihr Sehen – sowohl das innere als auch das äußere Sehen – in Gleichklang mit Ihren Gedanken. Ich möchte mich nicht in intellektuelle Argumente über diese Übung verlieren. Sie sollen ohne mein Zutun Ihre eigenen Erfahrungen machen. Ich möchte nur darauf hinweisen, daß selbst dann, wenn Ihre Gedanken ruhig sind, eine gewisse Hirntätigkeit stattfindet, mit der wir uns näher beschäftigen müssen.

Kronen-Chakra
Die Bezeichnung für das letzte Energiezentrum habe ich der Yoga-Lehre entnommen. Ich möchte nur noch bemerken, daß die Yoga-Lehrer dieses Kronen-Chakra als das höchststehende Zentrum betrachten, während das »sexuelle Chakra« als das niedrigste Zentrum betrachtet wird. Für Wilhelm Reich und die Anhänger seiner Lehre ist das Sexualzentrum das bedeutendste und das Kronen-Chakra nur der Platz, auf den man seinen Hut stülpt. Ich hingegen messe beiden Zentren die gleiche Bedeutung bei.

Aber das Kronen-Chakra ist Ihre Schädeldecke, und wenn Sie eine Hand auf dieses Zentrum legen, haben Sie alle neun Energiezentren erforscht, mit denen wir jetzt arbeiten werden.

Nun besitzen Sie einen Überblick über die verschiedenen Zentren Ihres Körpers. Wir werden uns jetzt diesen Zentren in ähnlicher Weise nähern, wie wir es schon bei den Übungen zur emotionalen Ausgeglichenheit im letzten Kapitel getan haben.
Und Sie werden feststellen, daß jedes physische Zentrum durch verschiedene Gefühle, die gerade an jener Stelle des Körpers Ausdruck finden, aktiviert wird. Auf diese Weise nähern wir uns auf einem anderen Weg der inneren Ausgeglichenheit und können somit präziser die Energieströme in unserem Körper ausgleichen.

Sechste Lektion:
Energiezentrum-Integration

Diese Übung kann sowohl im Stehen, Sitzen als auch auf dem Rücken liegend ausgeführt werden. Ich rate Ihnen, falls es Ihnen möglich ist, alle drei Positionen auszuprobieren, da jede Position eine andere Erfahrung vermittelt.
Doch meistens bevorzugen Patienten bei dieser »Hand-Integrations-Übung« die liegende Position. Man kann sie schnell, in ein paar Minuten, absolvieren, aber auch eine halbe Stunde dafür verwenden. Haben Sie die Übung gemacht, sollten Sie die bereits erlernte »direkte Konzentrationsübung« anschließen und, wenn Sie interessiert sind, eine weitere von Indianern entwickelte Technik anwenden, die »Erd-Fokus« genannt wird.
Nun möchte ich Sie mit der Energiezentrum-Integrations-Übung vertraut machen (die ich oft auch »Hand-Integration« nenne). Vielleicht machen Sie sich erst einmal mit den verschiedenen Stellungen der Hand vertraut, ehe wir tiefer in dieses neue Erleben eindringen.
Als erstes müssen Sie sich entspannen. Setzen oder legen Sie sich in einen Raum, wo Sie ungestört sind. (Obwohl eine Störung bei dieser Übung nicht schwerwiegend ist – Sie können sie sofort wieder beginnen, falls Sie gestört werden sollten.)

Phase A: Schließen Sie die Augen und entspannen Sie sich. Beobachten Sie Ihre Atmung, ohne sie zu kontrollieren, so daß Sie unmittelbar den Atemreflex spüren, der Ihre Atmung in Gang hält. Falls Sie sich gänzlich entspannen wollen, können Sie die Übung zwei (Muskelüberprüfung-Ganzkörperentspannungsübung) machen.

Phase B: Wenn das Wort Ihnen zwanglos einfällt, sagen Sie beim Ausatmen »Atmung«. Dann atmen Sie ruhig ein und sagen beim zweiten Ausatmen »Herzschlag« und beobachten, ob Sie irgendwo in Ihrem Körper den Puls fühlen können. Atmen Sie ruhig ein, dann sagen Sie beim dritten Ausatmen »Gleichgewicht«. Dabei bewegen Sie den Körper, so daß Sie Ihre Muskeln und Knochen und Ihr Verhältnis zur Schwerkraft spüren. Atmen Sie ein, und beim vierten Ausatmen sagen Sie »Ganzkörper«. Somit befinden Sie sich im Stadium des erweiterten Bewußtseins, das Sie in der zweiten Lektion gelernt haben.

Phase C: Nun kommen wir zur eigentlichen Hand-Integrations-Übung. Als erstes konzentrieren Sie Ihre Aufmerksamkeit auf beide Hände, während Sie gleichzeitig drei oder vier Atemzüge lang Ihre Atmung beobachten, damit Sie einen geistigen Kontakt zu Ihren Händen herstellen.
Nun gleiten Sie mit einer Hand über das Sexual- oder Schöpfungszentrum und sprechen dieses Wort zu sich selbst, ohne daß irgend etwas in Ihr Bewußtsein dringt. Konzentrieren Sie sich nur ein paar Atemzüge lang auf diese Hand über dem Zentrum.
Dann legen Sie die andere Hand auf Ihr Kraft-Zentrum und sagen das Wort »Kraft« zu sich, während Sie ausatmen. Sagen Sie das Wort langsam, so daß Sie es in Ihrer Kehle spüren. Auf eben jene Weise, wie wir Stichworte

gebrauchen, um Gefühle hervorzurufen, gebrauchen wir nun Stichworte, um alles das zum Leben zu erwekken, was mit diesem Kraft-Zentrum Ihres Körpers in Verbindung steht. Aber bitte mißverstehen Sie mich nicht. Sie sollen in diesem Stadium nicht über Kraft nachdenken. Ganz im Gegenteil. Ich erwarte von Ihnen, daß Ihr Geist sich beruhigt, während Sie beim Ausatmen ganz langsam das Wort sagen. Sie sollen Ihre ganze Aufmerksamkeit auf das reine Erleben konzentrieren.
Eine Hand liegt jetzt auf dem Sexual-Zentrum, die andere auf dem Kraft-Zentrum. Vielleicht möchten Sie in diesem Moment »Kreativität und Kraft« sagen, um eine neue und reichere Erfahrung zu machen.
Und während dieser gesamten Übung bleiben Sie sich stets Ihrer Atmung bewußt sowie Ihres ganzen Körpers. Zuerst wird es Ihnen unmöglich erscheinen, alle diese Dinge gleichzeitig zu tun – aber das genaue Gegenteil ist der Fall. Das alles geschieht quasi instinktiv gleichzeitig; darin liegt die natürliche Funktionsfähigkeit der Bewußtwerdung des Menschen begründet, selbst wenn diese Fähigkeit bei den meisten von uns durch Nichtgebrauch verkümmert.
Wenn Sie dazu bereit sind, können Sie die unten liegende Hand auf das Atem-Zentrum legen, so daß eine Hand auf dem Kraft-Zentrum, die andere auf dem Atem-Zentrum ruht. Sagen Sie »Atmung« zu sich, und beobachten Sie Ihre Reaktion. Jedesmal werden Sie andere Erfahrungen dabei machen. Ich habe diese Übung schon Hunderte von Malen gemacht, und sie ist mir nie langweilig geworden – im Gegenteil, das eigene Bewußtwerden vergrößert sich durch eine solche Meditation, deshalb entdecken Sie immer neue Stadien der

Ausgeglichenheit und Wechselwirkungen zwischen den einzelnen Zentren.
Wenn Sie bereit sind, können Sie »Kraft« und »Atmung« zusammen sagen.
Und dann plazieren Sie die untere Hand auf die Herzregion und integrieren Herz und Atmung so, wie Sie es mit den ersten Zentren getan haben.

Sie haben jetzt alle vier Zentren der unteren Körperhälfte in ein neues Stadium der Harmonie versetzt. Falls Sie wünschen, können Sie den Prozeß umkehren – wieder nach unten, um die Wirkung zu vertiefen. Ganz ähnlich wie bei der ersten »Gegenwarts-Übung« haben Sie Ihr Augenmerk auf Ihre Atmung, Ihren Herzschlag, Ihr Kraft-Zentrum (das gleichzeitig Ihr Gleichgewichts-Zentrum ist) gerichtet – obwohl die Technik unterschiedlich ist, ist der Prozeß gleichartig, denn der Körper ist derselbe.
Nun legen wir die untere Hand auf die Kehlen-Region, dieses Verbindungsstück zwischen Körper und Kopf. Wie immer bei dieser Übung sagen Sie »Kehle«, um sich besser auf diese Körperstelle konzentrieren zu können. Atmen Sie ein paarmal und warten Sie ab, was geschieht. Normalerweise entspannt sich jetzt die Kehle, und die Atmung vertieft sich. Sagen Sie »Herz und Kehle«. Das wird ebenfalls die Wirkung vertiefen.
Wenn Sie bereit sind, legen Sie die untere Hand auf Ihren Mund und wiederholen den Prozeß wie vorher. Entspannen Sie Ihre Kaumuskeln und ebenfalls die Zunge. Spüren Sie die Zusammenhänge aller Zentren? Vom Sexual-Zentrum über das Kraft-Zentrum zum Atem- und Herz-Zentrum, dann die Kehle hinauf zum Mund. Jetzt haben Sie eine direkte Verbindung von

unten nach oben hergestellt – eine bewußtseinserweiternde Erfahrung gemacht, die Ihren ganzen Körper betrifft.

Und wenn Sie wollen, können Sie die untere Hand über Ihre Augen legen und wiederum den gesamten Prozeß wiederholen. Ihre Augen werden sich entspannen, so wie sich jede Körperregion entspannt, wenn man seine Hand darauf legt, wie bereits wissenschaftlich erwiesen ist. Das ist eine wichtige Tatsache, deren man sich stets bewußt sein sollte.

Jetzt legen Sie die untere Hand auf Ihre Stirn und sagen »Verstand«. Diese Stellung wird Ihnen sicherlich guttun; Sie sind sich weiterhin Ihrer Atmung bewußt und lassen Ihrem Gesamtbewußtsein freien Lauf.

Ich möchte noch erwähnen, daß die Arme bei dieser Übung manchmal schnell ermüden. Entspannen Sie Ihre Schultern soviel wie möglich und lassen Sie Arme und Hände eine Weile ruhen, wenn Ihnen danach ist. Man kann diese Übung jederzeit unterbrechen. Sie müssen nur die Grundregeln beachten und können sonst völlig frei verfahren.

Und nun legen Sie die untere Hand auf Ihre Schädeldecke. Auch diese Position erweckt bei den meisten Menschen wundervolle Gefühle.

Nach einer gewissen Zeit können Sie die untere Hand auf das Sexual-Zentrum legen, so daß Sie Ihre Aufmerksamkeit auf Ihr gesamtes Nervenzentrum lenken, das sich zwischen Ihren beiden Händen befindet. Lassen Sie mit jedem Atemzug alle möglichen Empfindungen auf sich einströmen.

Und dann legen Sie die Hände neben sich und entspannen vollständig. Halten Sie den Atem an und beobachten Sie die Gefühle, die Sie jetzt empfinden.

Sie haben jetzt die grundlegende Harmonieübung für Ihre verschiedenen Energiezentren absolviert. Ich möchte Sie nicht mit den Erfahrungen anderer Menschen während dieser Übung konfrontieren. Statt dessen sollen Sie vollständig frei sein, damit Sie sich jedesmal, wenn Sie die Übung machen, Ihren eigenen Empfindungen öffnen können. Man muß vorsichtig sein bei dieser Art Unterweisung, daß man nicht Suggestionen unterliegt. Würde ich Ihnen erzählen, was während dieser Übung passieren kann, könnte Ihr Geist ungewollt die Erfahrung eines anderen Menschen wiederholen wollen, während Sie fest davon überzeugt wären, eine eigene Erfahrung gemacht zu haben.
Auch sollten Sie sich vor Gedankenspielen hüten, die die neuen Erfahrungen solcher Lektionen erheblich einschränken können: Haben Sie einmal während der Übung starke Empfindungen gehabt, werden Sie dazu neigen, ebenso starke Empfindungen haben zu wollen. Und wenn Sie nicht aufpassen, spielt Ihnen Ihre Fantasie einen Streich, indem sie die früher gemachte Erfahrung in Ihre Erinnerung einfließen läßt, so daß die Empfindung eigentlich nicht mehr neu ist. Sie müssen immer daran denken, daß Sie niemals erwarten dürfen, dieselbe Erfahrung zweimal zu machen, ganz gleich, welcher Meditationsübung Sie sich unterziehen.
Falls Sie sich bei einer dieser Übungen langweilen sollten, da Sie immer wieder dieselben Empfindungen haben, ist das ein Zeichen, daß Sie den Bezug zur Gegenwart verloren haben und sich in Fantasien bewegen.
Um sich aus diesem Zustand zu befreien, sollten Sie sich nie zu einer dieser Übungen zwingen, sondern sie nur absolvieren, wenn Sie wirklich Ihr Heilungspotential vergrößern und somit den Heilungsprozeß beschleuni-

gen wollen. Als zweiten Rat empfehle ich Ihnen, ständig Ihre Atmung zu überwachen, damit Ihr Ganzkörper-Empfinden intensiviert wird.

Jetzt, nachdem Sie sich entspannt haben, können Sie die dritte Übung machen, danach jedoch noch einen Schritt weitergehen:

Heilende Hände

Sie entspannen sich und konzentrieren sich wieder auf Ihre Hände, während Sie das Wort »heilen« mehrmals zu sich sagen. Empfinden Sie nur, wie das Wort in Ihrem Organismus nachhallt. Achten Sie besonders darauf, ob Sie in diesem Augenblick Heilkraft in Ihren Händen verspüren. Wenn nicht, ist es gut. Falls Sie jedoch Energie spüren, sollten Sie mühelos weiteratmen und Ihre Hände sich frei über Ihren Körper bewegen lassen, dorthin, wo heilende Energie im Augenblick gebraucht wird.

Das ist eine sehr einfache, aber tiefgehende Erfahrung. Und ich rate Ihnen, diese Übung ohne jede Schwere durchzuführen, die Menschen oft mit »Handauflegen« in Verbindung bringen. Erwarten Sie nicht, daß irgend etwas geschieht. Gehorchen Sie der Bewegung Ihrer Hände und lassen Sie sie dort ruhen, wo sie liegenbleiben wollen. Beobachten Sie Ihre Atmung und sagen Sie – wenn Sie wollen – das Wort »heilen«, damit sich Ihr gesamter Organismus auf diesen Prozeß, den Sie in Ihrem Körper aktivieren wollen, konzentrieren kann.

Lassen Sie Ihre Hände sich weiterbewegen und auch Stellen des Körpers massieren, falls sie das Bedürfnis dazu haben. Ich habe diese Heiltechnik nicht »entdeckt«, diese sogenannte »Hand-Integration«. Ich versuche nur, Ihnen zu zeigen, wie Sie mittels dieser einfachen Technik an sich selbst entdecken können, über welch mächtiges Heilungspotential Ihr Körper verfügt. Streifen Sie mit den Händen über die physisch schmerzenden Stellen und auch dorthin, wo Sie seelische Schmerzen verspüren. Und wenn Sie wollen, können Sie die Übung damit beenden, daß Sie sich auf den Bauch rollen und einfach für eine Weile ausruhen und nachdenken.

Wollen Sie diese Übung auf subtilere Weise durchführen, können Sie Ihre Hände auf entgegengesetzte Energiezentren legen und somit ganz bewußt diese normalerweise getrennten Energien vereinen. Zum Beispiel: Sie legen eine Hand auf Ihr Herz und die andere auf Ihr Kraft-Zentrum.
Probieren Sie alle möglichen Kombinationen während der nächsten Wochen aus. Eine Hand auf der Stirn und die andere auf dem Herzen ist ein weiteres Beispiel für eine wirkungsvolle Kombination.
Ich möchte noch erwähnen, daß Sie bei jeder Übung nicht alle neun Energiezentren berühren müssen. Oft machen Patienten nur die Hälfte der Übung und stellen dann fest, daß ihre Hände nicht weiterwandern wollen, daß sie ein besonderes Gefühl bei der Berührung des Herzens oder der Kehle haben und wollen, daß dieses Gefühl andauert.
Das ist vollkommen in Ordnung – Sie sollen sich nicht zwingen, die Übung jedesmal komplett zu absolvieren. Öffnen Sie sich lieber einzigartigen Erfahrungen, als starr die Technik zu praktizieren, wie ich sie hier beschrieben habe. Lassen Sie Ihren Neigungen und momentanen Impulsen freien Lauf.

Siebte Lektion:
Emotionaler Entspannungsprozeß

Während Patienten die Energiezentrum-Integrationsübung praktizieren, die im vorhergehenden Kapitel beschrieben wurde, stellen sich im Körper ganz unerwartet Spannungen ein, die durch die Übung hervorgerufen wurden. Wenn Sie einen solchen emotionalen Druck in sich fühlen, müssen Sie dieses Gefühl unbedingt aus sich herauslassen. Nur dann findet eine positive Entwicklung im Hinblick auf den Heilungsprozeß statt.
Bei jeder in diesem Buch beschriebenen Übung sollten Sie Ihrer seelischen Entspannung absoluten Vorrang einräumen, denn eine Blockade oder Unterdrückung der Gefühle widerspricht unserem Gesundheitsverständnis im allgemeinen.
Natürlich müssen Sie Ihre Gefühlsäußerungen Ihrem Gesundheitszustand anpassen und eventuell Rücksicht auf anwesende Personen nehmen. Aber ich möchte Ihnen einen Tip geben, mag er noch so provozierend klingen: Betrachten Sie sich und Ihre Gefühle als das Wichtigste auf der Welt, viel wichtiger als die Tatsache, daß Sie vielleicht durch Ausdrücken ihrer Gefühle irgend jemanden verärgern könnten, der selbst nicht dazu in der Lage ist und vor Ihren Gefühlsausbrüchen Angst hat. Ihr Hauptinteresse liegt darin, daß Sie so schnell wie möglich wieder gesund werden. Es ist sicherlich dumm, sich mehr Gedanken darüber zu machen, was die Leute über einen selbst denken könnten, als sich von Emotionen zu befreien, die der eigentliche Grund für eine Krankheit sein könnten. Ich möchte das hier aus-

drücklich betonen, denn ich habe zu viele Menschen kennengelernt, die dahinsiechten und starben, anstatt sich von den Zwängen ihrer Freunde zu befreien, die einen Horror vor Emotionen hatten. Eine chronische Blockade des Gefühlsstroms im Körper – vor allem, wenn es sich um Zorn und Sorge handelt – kann als ein primärer Faktor in der Entstehungsgeschichte einer Krankheit gelten. Und schließlich ist die freie Äußerung aller Gefühle ausschlaggebend für ein neues positives Denken, das für Ihren Heilungsprozeß Voraussetzung ist.

Kranke sind normalerweise starken Gefühlen ausgesetzt, da sie sich im alltäglichen Leben verbieten, sie auszuleben. In dieser Hinsicht ist Krankheit schön: Sie werden aus Ihren Gewohnheiten gerissen und haben nun Zeit, all jenen Gefühlen freien Lauf zu lassen, die Sie nicht ausgelebt haben.

Aber Menschen, die mit Krankenpflege betraut sind, erschrecken gewöhnlich, wenn ein Patient z. B. zu weinen anfängt. Sie versuchen alles, um diesen Gefühlsausbruch zu stoppen, anstatt dem Kranken Zeit zu lassen, seine Gefühle auszuleben, die ihn vielleicht innerlich vergiften. Ich rate Ihnen, über dieses Thema mit Ihnen nahestehenden Menschen zu diskutieren, falls es ein Problem sein sollte. Sagen Sie den anderen, daß es Ihnen guttut, Ihre Gefühle auszudrücken, und daß Sie sich die Freiheit nehmen, es zu tun. Seien Sie in diesem Punkt unnachgiebig.

Wir kommen jetzt zu der Frage, ob Sie ein Mensch sind, der seinen Gefühlen freien Lauf läßt, diesen innerlichen Druck nach außen los wird. Viele Menschen würden lieber sterben, als vor anderen weinen. Vor allem Männer halten an dieser Gewohnheit fest, sie erlauben sich keine »Schwäche«. Frauen hingegen unterdrücken oft Gefühle des Zorns; sie haben Angst, die anderen könnten sehen, welch mächtige Kraft in ihnen tobt, von der wir aber alle manchmal besessen sind. Die Dysfunktion des Immunsystems kann in schweren Fällen durchaus das Resultat einer solchen Blockade sein.

Die Übung zur Wiedererlangung der emotionalen Ausgeglichenheit ist natürlich eine der Voraussetzungen, um seelische Stabilität wiederzuerlangen. Aber vielleicht finden Sie nach der Meditationsübung heraus, daß eines jener zwölf Gefühle in Ihnen noch immer unter Druck steht. Was ist also zu tun?

Grundsätzlich gehen Sie folgendermaßen vor: Wann immer Sie unter seelischem Druck stehen, wenn Sie Ihre Tränen hinunterschlucken oder die Zähne gegen aufsteigenden Zorn zusammenbeißen, hören Sie sofort mit dem auf, was Sie gerade tun. Falls möglich, legen Sie sich auf den Rücken und atmen durch den Mund. Dieser einfache Akt des Tief-durch-den-Mund-Atmens erlaubt es den Gefühlen auszuströmen. Am besten beugen Sie die Knie und stellen die Füße flach auf den Boden oder das Bett, aber diese Position ist zur Entspannung nicht unbedingt notwendig. Wichtig ist allein, daß Sie alle Gefühle aus sich herausströmen lassen.

Wenn Sie wollen, können Sie in dieser Position wie ein Kind weinen. Und sehr oft erlebt man mitten im Weinen ein Gefühl des Zorns. Sie können mit Händen und Füßen um sich schlagen, selbst mit den Füßen auf den Boden stampfen, und werden keinen Schaden erleiden. Das genaue Gegenteil ist der Fall – Sie werden ein wunderbares Gefühl der Erleichterung verspüren, alle diese Empfindungen, die Sie schon seit Jahren in sich begraben haben, endlich loszuwerden. Denn es sind

Gefühle, die Ihren Körper verspannten und Sie krank werden ließen.
Stellen Sie sich auf jeden Fall folgende Frage: Was ist wichtiger? Die Menschen in meiner Umgebung nicht mit meinen Gefühlsausbrüchen zu belästigen oder gesund zu werden?
Natürlich werden Sie diese Übung im Augenblick wegen Ihres Gesundheitszustandes entsprechend abändern müssen. Ich zeigen Ihnen nur das Grundkonzept, wie Sie Ihren Gefühlen freien Lauf lassen können. Sie sollen dieses Konzept nach Belieben verändern. Vielleicht sind Sie ein Mensch, der nur nachts allein weinen kann. Dann tun Sie es. Wie Sie es tun, ist sekundär. Aber lebensnotwendig ist, daß es geschieht. Schließlich haben Sie ein Recht auf Ihre Gefühle. Ihr früheres Verhalten, das Ihnen verbot, Ihren Gefühlen Ausdruck zu verleihen, muß ein für allemal der Vergangenheit angehören, denn es war ja eigentlich die Ursache für Ihre gesundheitlichen Probleme. Sie müssen Ihre seelische Ausgeglichenheit wiedergewinnen, damit Ihre Genesungschancen optimal sind.
Gefühlsausbrüche schaffen immer Erleichterung. Wirklich in Zorn zu geraten und es auch bewegungsmäßig und lautstark auszudrücken ist etwas Wundervolles!
Die negative Seite solcher Ausbrüche liegt nur darin, daß Sie Angst davor haben. Viele unter uns wurden als Kinder bestraft, wenn wir unseren Gefühlen Ausdruck verliehen, so daß wir noch als Erwachsene eine heilige Furcht empfinden, das zu tun, was uns als Kind verboten war. Ich weiß, daß deshalb viele Menschen vor diesem Gedanken zuerst zurückschrecken und es für unmöglich halten, ihre Gefühle zu manifestieren.
Machen Sie es sich leicht. Beobachten Sie Ihre Gefühle

und wann Sie sie unterdrücken. Und Schritt für Schritt gewöhnen Sie sich dann an, diese verbotenen Gefühle zu akzeptieren. Schließen Sie heimlich mit ihnen Freundschaft. Stellen Sie sich als zweijähriges Kind vor, das seinen Gefühlen freien Lauf lassen konnte. Versetzen Sie sich in diese frühkindliche Situation und geistige Haltung. Und diese Haltung, wie wir später in der »Kindheits-Integrationsübung« sehen werden, kann einen ungeheuer positiven Effekt auf Ihre Genesung haben.

Auch möchte ich Ihnen raten, mit einem Menschen über Ihre Gefühle zu sprechen, über das zu sprechen, was Sie Tag für Tag empfinden. Nebenbei gesagt ist das Miteinanderreden wohl das beste Mittel, um seinen Gefühlen Ausdruck zu verleihen. Und sollten Sie im Moment niemanden zum Reden haben, dann reden Sie mit sich selbst. Gestehen Sie sich Ihre Gefühle ein. Werden Sie ehrlich sich selbst gegenüber. Und betrachten Sie Ihre Empfindungen nicht nur als eine ernst zu nehmende Angelegenheit, entdecken Sie auch die humorvolle Seite!

VII. Richtige Ernährung im Krankheitsfall

Jene Substanzen, die wir regelmäßig unserem Körper zuführen, bestimmen ganz offensichtlich den Zustand unseres Körpers. Wie das alte Sprichwort schon sagt: Der Mensch ist, was er ißt. Ständige Völlerei und ungesunde Ernährung sind zwei wesentliche Faktoren, die Krankheit begünstigen.

Und wenn Sie krank sind, ist die Frage der Ernährung von besonderer Bedeutung. Es gibt eine allgemeine Diät für Kranke und spezielle Diäten und Fastenkuren, die bei bestimmten Krankheiten Anwendung finden. Ich werde Ihnen generelle Vorschläge zu einer gesunden Ernährung machen, während Dr. Manfred von Lühmann, mein Kollege und ein Spezialist auf dem Gebiet der Ernährungswissenschaft, am Ende dieses Buches spezielle Diäten beschreibt.

Zuerst einmal sollten wir überlegen, was Tiere rein instinktmäßig tun, wenn sie krank werden. Essen sie regelmäßig, mehr oder weniger? In fast allen Fällen verweigern sie meistens vollständig die Nahrungsaufnahme. Dieses natürliche Fasten dient dazu, das Verdauungssystem während der Krankheit nicht zusätzlich zu belasten, so daß der Prozeß zur Aktivierung des inneren Gleichgewichts optimal vonstatten gehen kann. Viele Ernährungsspezialisten vertreten die Meinung, daß wir einen Tag in der Woche während unseres ganzen Lebens fasten sollten, damit sich unser Organismus von innen heraus reinigen kann und um überschüssige Fette zu verbrennen. Jene Völkerstämme mit guter

Gesundheit und einer langen Lebenserwartung sehen diese regelmäßigen Fastenzeiten als kulturelles Gebot an.

Den meisten von uns scheint jedoch der Gedanke, vierundzwanzig Stunden ohne Nahrung zu sein, unerträglich. Unsere Hungergefühle werden, selbst wenn wir nur eine Mahlzeit auslassen, derart heftig, daß wir uns gar nicht vorstellen können, einen Tag, eine Woche oder gar einen Monat ohne Nahrung zu verbringen.

In Wahrheit können wir jedoch sogar wenigstens einen Monat ohne Nahrung auskommen. Wie Forschungsergebnisse bewiesen haben, schadet das Fasten unserem Körper nicht, sondern der gegenteilige Effekt tritt ein: Fasten reinigt den Körper von Giften, die sich im Fettgewebe, der Leber und anderen Organen angesammelt haben. Es reinigt auch das Blut, stimuliert die Organe und das Verdauungssystem zu einer optimalen Funktionsfähigkeit.

Außer diesem rein physiologischen Nutzen hilft das Fasten auch, das seelische Gleichgewicht wiederherzustellen, indem es uns mit gewohnten Verhaltensweisen brechen läßt, und somit ist ein freier Fluß der Energieströme im Körper möglich. Fast alle Religionen kennen Fastengesetze, die ein Bestandteil jenes Werdegangs sind, der den Menschen zu höheren Einsichten führen soll.

Ich räume dem Fasten einen so hohen Stellenwert ein, weil es für viele Patienten den Wendepunkt ihrer Krankheit bedeuten kann. Die vollständige Stillegung des Verdauungstraktes und aller damit verbundenen physiologischen Aktivitäten rettete vielen Patienten das Leben. Am Ende des Buches werden Fastenkuren, die zur Heilung bestimmter Krankheiten dienen, besprochen.

Doch für die meisten Menschen genügen einfache Veränderungen bezüglich der Ernährungsgewohnheiten, um die Funktionsfähigkeit des Immunsystems positiv zu beeinflussen. Ich möchte Ihnen einige Richtlinien geben, die Sie beachten sollten.

Eine generelle Regel während der Krankheit lautet, fettes Fleisch zu meiden. Falls Sie regelmäßig Fleisch essen, selbst wenn Sie krank sind, sollten Sie möglichst darauf verzichten. Dasselbe gilt für Eier. Reduzieren Sie auch den Genuß von Milch und Käse auf ein Minimum. Vor allem, wenn Sie bettlägerig sind und wenig Bewegung haben, tragen diese tierischen Nahrungsmittel nur dazu bei, Ihren Organismus stärker zu belasten und somit die Energieströme zu blockieren.

Jedoch möchte ich Sie nicht zu gänzlicher Abstinenz zwingen. Dann und wann können Sie auch ruhig jene Speisen essen, die Ihnen schmecken, damit Sie nicht ganz die Lust am Essen verlieren.

Aber Sie werden schnell herausfinden – und vor allem, wenn Sie krank sind –, daß leichte Gerichte Ihnen anfangen zu schmecken und kleinere Portionen Ihnen besser bekommen als große. Nehmen wir als Beispiel das Frühstück. Auf Eier mit Schinken oder Brot und Käse sollten Sie verzichten und statt dessen das essen, was Ernährungswissenschaftler als optimal empfehlen. Das Grundprinzip für dieses Frühstück – wie übrigens alle Diätvorschläge in diesem Kapitel – besteht darin, Nahrung zu sich zu nehmen, die lebt, anstatt tote Nahrung. Mit toter Nahrung meinen wir z.B. das Fleisch toter Tiere, vor allem behandeltes Fleisch. Gemüse aus Konserven ist ebenfalls »tot«, da es zu lange gekocht und konserviert wurde. Selbst das Mehl ist weit von jenem lebensspendenden Keimling entfernt, aus dem es gewonnen wurde.

Samen aller Art sind lebensspendende lebende Nahrung. Sie enthalten noch die Fähigkeit zum Keimen und geben dem Körper ein Optimum an Energie und fördern die Verdauung. Früchte »leben« ebenfalls, wenn sie frisch sind oder erst vor kurzem eingefroren wurden. Alle Arten Nüsse sind ebenso gesund, wenn sie nicht geröstet sind. Und natürlich alle frischen Gemüse, vor allem grünblättrige. Weiterhin Yoghurt mit seinen lebenden Bakterienkulturen, den Sie täglich trinken sollten.

Wenn wir alle diese Zutaten nehmen, können wir eines der köstlichsten Frühstücke zubereiten, und sicherlich das gesündeste. Zuerst kaufen Sie frische Getreidekörner aus dem Reformhaus. Eine Mischung der verschiedenen Sorten ist am besten.

Anstatt sie zu mahlen oder zu kochen, weichen Sie sie 30 bis 40 Stunden in kaltem Wasser ein, wobei Sie das Wasser morgens und abends wechseln. Solche eingeweichten Körner schmecken außerordentlich gut! (Sollten Sie eine größere Menge zubereiten, können Sie sie leicht ein paar Tage im Kühlschrank aufbewahren.)

Jeden Morgen tun Sie ein paar Eßlöffel voll davon in eine Schüssel. Dann fügen Sie kleingeschnittene Bananen, Orangen, Äpfel, Birnen, was immer Sie im Haus haben, hinzu. Dann Nüsse und, wenn Sie wollen, Rosinen. Der Saft einer frischen Orange verleiht dem Ganzen mehr Geschmack. Und schließlich verrühren Sie alles mit Yoghurt, und Sie haben ein exzellentes Schweizer Müsli!

Dieses Frühstück empfehle ich als ideale Nahrung für

alle Erkrankungen, außer jenen, die eine spezielle Diät verlangen und die am Ende des Buches besprochen werden. Dazu kann Kräutertee getrunken werden. Und gewiß auch Butter und Brot gegessen werden, wenn Sie danach verlangen.

Wenn Sie aber im Krankenhaus liegen, wird das Essen zum Problem. Am besten lassen Sie sich eingeweichte Körner bringen, und bestehen Sie auf Ihrem täglichen Yoghurt. Im Krankenhaus ist es im allgemeinen angezeigt, so wenig wie möglich zu essen. Falls Sie sich eingehender informieren wollen, gibt Ihnen die Bibliographie am Ende dieses Buches Hinweise.

Die beste Nahrung zum Mittagessen besteht aus frischem Gemüse, das leicht in Wasser oder einem Dampfkochtopf gekocht wurde, und einer Scheibe Brot. Wenn Sie ein kleines Stück Fleisch verzehren möchten, so ist jetzt die beste Tageszeit dazu. Doch wenn Sie Hunger haben, werden Sie schnell feststellen, wie gut Gemüse allein schmeckt.

Es gibt einen Trick, mit dem man die Wirkung einer Diät verbessern kann: nur dann zu essen, wenn man sehr hungrig ist. In diesem Stadium ist einfache gesunde Nahrung völlig ausreichend und zufriedenstellend. Nur wenn Sie zu häufig essen, brauchen Sie reichlichere und schwere Mahlzeiten, um Ihren Hunger zu stillen.

Und lassen Sie sich von einem gutmeinenden Menschen nicht dazu verführen zu essen, wenn Sie keinen Hunger haben. Ihr Verdauungstrakt sollte so leer wie möglich sein. In diesem Zustand der Leere – physisch und psychisch – setzt die Genesung am ehesten ein. Krank zu sein und dazu noch einen vollen Magen zu haben, davon ist absolut abzuraten.

Zum Abendessen empfehle ich eine Schüssel voll mit

braunem Ganzkornreis. Wenn Sie hungrig sind, wird er Ihnen wie eine köstliche Süßspeise schmecken! Es ist schon so viel über den Wert von Reis geschrieben worden – auch als Ganzdiät –, daß ich mich über dieses Thema nicht mehr auslassen möchte. Ob man nun krank oder gesund ist, er zählt zu den besten Lebensmitteln (brauner Reis natürlich)!
Und wann immer Sie wollen, können Sie natürlich eine gute Suppe essen.
Als Getränke sind frischgepreßte Säfte das Optimum. Sollten Sie eine Zeitlang schwer krank sein, empfehle ich Ihnen, einen Entsafter zu kaufen und aus Rohgemüse Säfte zu pressen. Karottensaft, Rote-Bete-Saft, Selleriesaft – diese Säfte besitzen scheinbar übernatürliche Heilkräfte. Doch sollten Sie diese Diäten nicht überbewerten. Seine ganze Hoffnung auf die Wirkung von Karottensaft zu setzen und gigantische Mengen davon zu trinken ist nicht empfehlenswert. Statt dessen sollten Sie die Diät als einen Teil betrachten, der Ihren inneren Heilungsprozeß fördert und Hand in Hand mit den in diesem Buch beschriebenen Übungen – oder auch anderen Methoden, die Ihnen wertvoll erscheinen – zu Ihrer Gesundung beiträgt.

Drogen

Grundsätzlich nein.
Koffein zum Beispiel ist schädlich für Kranke. Künstliche Stimulantien in Ihrem Organismus haben zwar kurz einen aufputschenden Effekt, lassen Sie aber in einem schlechteren Stadium als vorher zurück. Kaffee, Tee und auch Coca-Cola sind für viele Menschen Suchtge-

tränke. Sie ruinieren sich damit, so daß Infektionen und Krankheiten sich leicht bei Ihnen einschleichen können. Vielleicht ist Ihre Krankheit nur das Resultat eines zu starken regelmäßigen Kaffeegenusses. Versuchen Sie, von jetzt an, ohne ihn auszukommen. Oder Sie sollten wenigstens die Auswirkungen, die er auf Ihren Organismus hat, sorgfältig beobachten.
Nikotin ist leider für den Heilungsprozeß ebenso schädlich. Auch hier kann regelmäßiges Rauchen der eigentliche Grund Ihrer Krankheit sein. Nutzen Sie die Chance und versuchen Sie, mit dem Rauchen aufzuhören.
Aber bitte glauben Sie nicht, daß ich Sie jetzt zum Verzicht auf Ihren geliebten Kaffee oder Ihre Zigaretten bewegen möchte! Ich rate Ihnen nur, genau zu beobachten, wie diese Stimulantien Ihre Gesundheit beeinflussen, und dann entsprechend zu handeln. Vielleicht wollen Sie sogar krank sein, und Kaffee und Zigaretten helfen Ihnen nur, Ihre Gesundheit zu ruinieren. Ich habe dieses Buch der Wiederherstellung Ihrer Gesundheit gewidmet und möchte mir kein Urteil über Ihre Lebensweise erlauben.
Süßigkeiten, raffinierter Zucker und ebenso Weißmehlprodukte behindern den Heilungsprozeß, wie Sie vielleicht wissen. Um es noch einmal zu betonen, oft werden Menschen durch den übermäßigen Genuß von Süßigkeiten und Gebäck krank. Wenn ein Mensch erkrankt, toleriert der Magen normalerweise solche Speisen nicht. Die kritische Frage ist nur, ob sie nach der Genesung ihre alten schlechten Angewohnheiten beibehalten oder sich auf eine neue Ernährung umstellen.
Man kann Krankheit mit dem Schalthebel eines Autos, der sich im Leerlauf befindet, vergleichen. Während dieses »Nullzustandes« können Sie einen neuen Gang

einlegen, der Ihnen besser bekommt. Während des Krankseins hat man eine wundervolle Gelegenheit, sein Leben zu ändern. Was möchten Sie als nächstes tun? Alkohol, hmm. Natürlich ist übermäßiger Genuß niemandem zuträglich. Als generelle Regel gilt, während der Krankheit überhaupt keinen Alkohol zu trinken. Vielleicht bekommt Ihnen alle paar Abende ein Glas Wein. Doch ich muß noch einmal betonen, chronischer Alkoholgenuß führt oft zum endgültigen Zusammenbruch. Und während Sie krank sind, sollten Sie einmal über Ihre Trinkgewohnheiten nachdenken und die Auswirkungen auf Ihr Leben – und, wenn nötig, diese Gewohnheiten ändern.

Das gelegentliche Rauchen von Marihuana scheint dem Körper keinen großen Schaden zuzufügen und kann zur Bewußtseinserweiterung vielleicht von Vorteil sein. Raucht man es jedoch ständig, schwächt es die Widerstandskraft des Körpers, das wurde wissenschaftlich nachgewiesen. Und während man krank ist, sollte man weder Haschisch noch Marihuana rauchen, man wird davon noch kränker. Vor allem Haschisch entzieht dem Körper Vitamine, insbesondere Vitamin C, das für den Heilungsprozeß wichtig ist.

Kokain ist sicherlich für niemanden gesund und macht ganz gewiß schnell krank, wenn man es regelmäßig schnupft. Im Krankenstadium richtet es großen Schaden an. Dasselbe gilt für alle Amphetamine und Barbiturate. Im allgemeinen verbessern Drogen den Gesundheitszustand nicht, sondern untergraben ihn.

Obwohl ich vielleicht Ihren behandelnden Arzt mit dieser Meinung verärgere, möchte ich behaupten, daß dasselbe für verordnete Medikamente gilt. Wir meinen, daß unser Arzt uns medikamentös behandeln soll, wann

immer wir uns krank fühlen, und daraus ist eine schreckliche Angewohnheit geworden. Denn Ärzte verschreiben mehr, als notwendig wäre, allein um dem Patienten das Gefühl zu geben, daß ihm »geholfen« wurde.
Doch die meisten Ärzte geben bereitwillig zu, daß die Medikamente nicht der bestimmende Faktor im Genesungsprozeß eines Patienten sind. Die Genesung findet mit Hilfe Ihres Immunsystems statt, wie bereits besprochen. Die meisten Medikamente haben Nebenwirkungen, die negativ auf andere Körperfunktionen einwirken und den Körper aus dem Gleichgewicht bringen.
Ich rate Ihnen, Ihrem Arzt mitzuteilen, daß Sie nur Medikamente nehmen möchten, wenn es absolut notwendig ist, und dann in kleinsten Dosierungen. Fragen Sie nach den Nebenwirkungen der einzunehmenden Medikamente. Und am wichtigsten ist, daß Sie sich nicht allein auf die Heilwirkung der Medikamente verlassen, selbst wenn Sie sie in extremen Fällen benötigen. Bei Fieber zum Beispiel ist es viel besser, man läßt es seinen natürlichen Verlauf nehmen, als den Heilprozeß, der durch das Fieber in Gang gesetzt wurde, durch Medikamente zu stören. Fieber zeigt immer einen Reinigungsprozeß im Körper an, der so natürlich wie möglich verlaufen sollte. Daran haben normalerweise physische als auch psychische Kräfte teil, und sie sollten nur gestört werden, wenn Lebensgefahr besteht.
Vor kurzem noch waren Vitaminkuren beliebt, denen man geradezu fantastische Heilerfolge zuschrieb. Ich habe Menschen kennengelernt, die nach hohen Dosen spezieller Vitamine von schweren Krankheiten genasen. Aber ich weiß, daß der absolute Glaube dieser Leute in die Vitaminkur wohl der aktivere Faktor zur Stimulation ihres Immunsystems und der daraus resul-

tierenden Genesung war. Wir müssen vorsichtig mit diesen »Ursache-Wirkung-Entscheidungen« sein, wenn sie auf so offensichtlichen Äußerlichkeiten beruhen.
Also rate ich Ihnen zu gesunder Kost, die alle Vitamine enthält, die wir brauchen. Manchmal kann auch die zusätzliche Gabe von bestimmten Vitaminen und Mineralien nützlich sein. Am Ende dieses Buches wird Dr. von Lühmann näher auf dieses Thema eingehen.

Schließlich möchte ich noch einen allgemeinen Ratschlag geben, der gewöhnlich keine Erwähnung findet. Es geht um die Frage wann oder vielmehr: wann man nicht essen soll.
Die medizinische Forschung hat bewiesen, daß der Verdauungsvorgang bei der Nahrungsaufnahme nach sieben Uhr abends ein anderer ist, als wenn Sie während des Tages essen. Wenn Sie Ihr Essen während des Schlafes verdauen, wird viel davon nicht gänzlich im Dünndarm verdaut, sondern wandert halbverdaut in den Dickdarm. Und dort findet ein nicht wünschenswerter Gärungs- und Fäulnisprozeß statt, der giftige Stoffe (Toxine) in die Blutbahn schickt. Falls Sie die Angewohnheit haben, spät zu Abend zu essen, und öfter mit leichten Schwindelgefühlen und Kopfschmerzen erwachen, ist das wahrscheinlich der Grund für Ihr morgendliches Unwohlsein – mehr als eventueller übermäßiger Alkoholgenuß.
Und wenn Sie krank sind, schaffen diese Toxine bei Ihrem überbeanspruchten Organismus zusätzliche Probleme. Deshalb empfehle ich Ihnen dringend, nach sechs Uhr nichts mehr zu sich zu nehmen. Ich hoffe, Sie beherzigen diese Ratschläge, denn Sie können sie unmittelbar zu Ihrem Nutzen anwenden. Früh essen, früh

schlafen, früh aufwachen – das scheint am besten zu sein.

Anregungen durch Fernsehen: gesund oder ungesund?

Als die ersten Fernsehgeräte in Krankenhauszimmern aufgestellt wurden, betrachtete man das als Fortschritt. Die Kranken fanden im Bett liegend Zerstreuung und langweilten sich nicht mehr.
Gewiß ist das Fernsehen – mit Unterbrechungen genossen – in einem Krankenzimmer akzeptabel. Aber wir sollten uns einmal Gedanken darüber machen, wie fernzusehen uns beeinflußt, damit wir eine differenziertere Antwort auf die Frage geben können, ob Fernsehen gesund oder ungesund ist.
Fernsehen reduziert den vollen Atmungszyklus. Kurz gesagt: Menschen, die vor dem Fernseher sitzen, halten oft den Atem an. Und das geschieht wegen der Anteilnahme an dem Schauspiel, das vor unseren Augen abrollt, wo wir mit Gefühlen wie Angst, Aufregung, Zorn stimuliert werden – Gefühle, die sehr positiv sind, wenn sie auf natürliche Weise in uns hervorbrechen, die aber, wenn sie pausenlos auf uns einströmen, die Entspannung und Ruhe, die wir so notwendig zur Heilung brauchen, stören.
Forschungsergebnisse haben bewiesen, daß die Stimulierung des Sympathikus, der für Muskelkontraktionen zuständig ist, die Funktionsfähigkeit des Immunsystems schwächt. Wenn Sie unter Streß stehen, wird Ihr parasympathisches Nervensystem blockiert, was bedeutet, daß Ihr Immunsystem ebenso blockiert ist.
Wenn Sie also fernsehen und Ihr sympathisches Nerven-

system stimulieren, beeinflussen Sie sowohl Ihren Verdauungstrakt, der dem Parasympathikus unterliegt, als auch die Funktionsfähigkeit Ihres Immunsystems.

Von diesem Gesichtspunkt aus gesehen ist fernsehen während der Krankheit zu Hause oder im Hospital als negativ zu betrachten, da es die Heilung verzögert.

Das Fernsehen lenkt natürlich Ihre Aufmerksamkeit von Ihrer Krankheit ab, und das wünschen sich ja gerade die meisten von uns. In einer Hinsicht ist das wunderbar. Sie machen die Erfahrung, daß Sie weniger leiden. Ihre Aufmerksamkeit gilt nicht mehr Ihrem Körper.

Aber wie in diesem Buch bereits aufgezeigt, merken Sie bereits, daß Fernsehen für das Mobilisieren Ihrer Heilungskräfte schädlich ist. Wenn Sie sich erkältet haben und von der Arbeit nach Hause kommen und einfach herumsitzen und fernsehen, vor allem, weil Sie freihaben wollten, mag das noch angehen. Aber wenn Sie wirklich Ihrer Krankheit auf den Grund gehen wollen, ist das Fernsehen wohl das schädlichste Element in Ihrer Umgebung.

Damit will ich sagen, daß ich Patienten, die wirklich gesunden wollen, rate, überhaupt nicht fernzusehen, den Fernseher aus ihrem Zimmer zu verbannen. Selbst die blanke Mattscheibe ruft den Wunsch in Ihnen wach, das Gerät einzuschalten, wenn Sie früher viel ferngesehen haben. Das Fernsehen stellt somit ein Potential dar, das Sie jederzeit mit Strahlung, Licht und Zerstreuung bombardieren kann. Und wie es bei jeder lieben Gewohnheit ist, handele es sich um Süßigkeiten oder Zigaretten oder Fernsehen: Sind die Dinge zur Hand, bedient man sich ihrer auch – vor allem, wenn Sie in einer gefühlsmäßigen Krise stecken, d.h. wenn Sie innerlich wachsen. Wenn Sie den Fernseher in einem solchen Moment einschalten, verzichten Sie auf die Chance, sich selbst gegenüberzutreten und innere Konflikte zu lösen.

Die maximale Funktionsfähigkeit des Immunsystems wird während eines Stadiums der vollkommenen Entspannung erreicht, d. h. daß die Stimmungen von der Außenwelt auf ein Minimum beschränkt werden sollten. Selbst nur die Betrachtung der Nachrichten am Abend versetzt Sie in den entgegengesetzten Zustand. Ich persönlich habe seit zehn Jahren völlig darauf verzichtet, die Nachrichtensendungen anzuschauen, denn ich habe herausgefunden, daß sie es nicht wert sind, solche negativen Einflüsse auf meinen Körper zu bewirken. Und selbstverständlich nimmt die Welt auch ohne mein Zutun weiterhin ihren Lauf. Wenn Sie sich einmal in der Woche eine Zusammenfassung aller Nachrichten ansehen, um auf dem laufenden zu bleiben, genügt das vollständig.

Deshalb möchte ich Ihnen einen Ratschlag bezüglich des Fernsehens geben: Sollten Sie wirklich ein Mensch sein, für den das Fernsehen unentbehrlich ist, müssen Sie auf dieses Vergnügen verzichten, wenn Sie sich wirklich selbst erforschen wollen, damit Sie Ihren Heilungsprozeß beschleunigen können. Sollten Sie dazu nicht in der Lage sein, können Sie natürlich solche Programme anschauen, die Sie einfach entspannen und zum Lachen bringen, damit sich Ihre Stimmung hebt.

Doch während des Fernsehens sollten Sie immer Ihre Atmung beobachten. Und wenn Sie finden, daß Ihre Atmung sich infolge des Programms geändert hat, müssen Sie es abschalten, da Sie sonst Ihre Heilungschancen mindern.

Anregungen durch Musik

Ganz wie beim Fernsehen ist die Musik eine äußere Stimulation der Sinne wie auch der Gefühle. Da der Heilungsprozeß aber Entspannung als äußerstes Gebot voraussetzt, würde ich Ihnen empfehlen, nur von Zeit zu Zeit der Musik zu lauschen und jene Stücke zu vermeiden, die laut und heftig sind. Sehr ruhige Musik wird Ihnen guttun. Auch hierzu finden Sie am Ende des Buches Titel von Musikstücken, die empfehlenswert sind und extra komponiert wurden, um ein optimales Stadium der Entspannung zu erreichen, damit Sie Ihren Heilungsprozeß beschleunigen können.
Außerdem empfehle ich Ihnen, daß Sie nicht zu oft Ihre alten Lieblingsschallplatten oder Bänder abspielen, denn das kann wie ein Suchtmittel wirken und nicht als Stimulanz zur inneren Erneuerung dienen. Während der Krankheit gilt das alte Sprichwort: Schweigen ist Gold. Jede Stimulation, die den Sympathikus aktiviert (laute und schnelle Musik), ist abzulehnen, ruhige klassische Musik jedoch empfehlenswert.

Anregungen durch Lesen

Wieder einmal kann ich nur betonen, lesen Sie, was Sie entspannt und nicht, was Sie aufregt. Und lesen Sie nicht länger als fünfzehn oder zwanzig Minuten. Danach sollten Sie sich wieder Ihrem Körper zuwenden. Generell gesprochen, sind Kurzgeschichten empfehlenswerter als Romane, weil Sie sich öfter der Gegenwart zuwenden können.

VIII. Vergangenheits- und Gegenwartsintegration

Unser ständiger Umgang mit der Vergangenheit ist, wie wir alle wissen, ein wesentlicher Faktor dafür, wie wir gegenwärtig mit uns und unserer Umgebung umgehen. Unser Gesundheitszustand, unser Lebensstil und unsere grundsätzlichen Einstellungen sind alle ein Ausdruck dessen, wie Erfahrungen, die wir in der Vergangenheit gemacht haben, unsere Entwicklung beeinflussen. Unsere Fähigkeit zur Spontaneität als auch unsere Ängste sind ein Resultat unserer gelebten Vergangenheit. Deshalb ist unsere Beziehung mit diesem immensen Universum, das wir Erinnerung nennen, entscheidend für unsere Gesundheit und auch die Fähigkeit, eine verlorengegangene Vitalität zurückzugewinnen.

Probieren Sie doch einfach einmal aus, einen Blick in die Vergangenheit zu werfen, wenn Sie krank im Bett liegen. Das kann unter Umständen die beste Zerstreuung sein, die Sie sich wünschen. In dieser »Vergangenheits-Gegenwartsintegrations-Übung« tauchen wir nicht nur in die Tiefen Ihres Lebens ein, wo Monster lauern, sondern ebenso erforschen wir auch Zeiten, wo Sie glücklich und voller Energie waren und an die Sie sich vielleicht nicht mehr erinnern konnten.

Das bedeutet also, wir wollen Ihre Vergangenheit ins Gleichgewicht bringen – d. h. ein Gleichgewicht zwischen den schönsten Zeiten und den schrecklichsten Zeiten herstellen, die Sie erlebt haben. Dieses Gleichgewicht, wie es schon in unserer Lektion der »Emotionalen Ausgeglichenheit« der Fall war, ist einer der

Schlüssel, um zu gesunden und sich wieder vital zu fühlen.

Sehr oft haben wir ziemlich unrealistische Vorstellungen von unserer Vergangenheit. Manche Menschen erinnern sich nur an gute Zeiten und ignorieren die Tatsache, daß ihre Vergangenheit nicht immer besonders schön gewesen ist, und sie vergleichen diese Vergangenheit mit ihrem heutigen Leben, das dabei aber immer als schlechter empfunden wird. Andere Menschen empfinden das genaue Gegenteil. Sie erinnern sich nur an schlechte Zeiten und versuchen, möglichst der Vergangenheit zu entfliehen.

Diese Denkungsweisen schaffen eine Instabilität in unserem Selbstwertgefühl und erzeugen somit eine weitere Instabilität unseres emotionalen Potentials, was schließlich als Krankheit Ausdruck finden kann. Diese Verhaltensmuster sind z. B. an Krebspatienten erforscht worden, die oft keine Verbindung zwischen Vergangenheit und Gegenwart herstellen konnten und eine völlig verkehrte Vorstellung von dem hatten, was in der Vergangenheit geschehen war.

Deshalb müssen wir in dieser Übung spezielle Techniken anwenden, damit Sie die Vorstellungen, die Sie von Ihrer Vergangenheit haben und die weitgehend Ihre Entwicklung beeinflußten, realistisch sehen. Gleichzeitig heilen wir alte seelische Wunden, so daß Sie Ihnen nicht mehr unbewußt schaden können.

Um das zu erreichen, muß ich mich an Ihr Unterbewußtsein wenden. Meine Erfahrung als Therapeut hat mir gezeigt, daß menschliche Wesen eine natürliche »homoeostatische« Funktion bezüglich der Ausgewogenheit ihres Erinnerungsvermögens besitzen, ebenso wie sie über eine physiologische homoeostatische Funk-

tion zur Wiederherstellung eines ausgewogenen Gesundheitszustandes verfügen. Wir können diese »Kräfte des Unterbewußtseins« auf eine sehr einfache, aber effektive Art nutzen.
Als Kinder hatten wir oft Erlebnisse, die uns erschreckten und die unsere Vorstellung von der Wirklichkeit beeinflußten. Immer wenn das geschah, neigten wir dazu, unser Bewußtsein von diesen Geschehnissen abzuwenden. Und auf diese Weise sind Leerräume in unserem Gedächtnis entstanden.
Leider ist der Mensch nicht in der Lage, nur ein bestimmtes unangenehmes Erlebnis aus seinem Gedächtnis zu löschen, damit verknüpft ist immer die damit verbundene Zeit, und das kann über Jahre gehen.
Wenn wir uns also dieser neuen Technik bedienen, die uns in unsere Vergangenheit zurückführt, werden Sie sehr schnell merken, daß Sie sich an längst vergangene Ereignisse erinnern, die Sie bis dahin vergessen geglaubt hatten. Auf diese Weise finden Sie wieder zu einem Stück zurück, das tief zuinnerst zu Ihnen gehört und das Ihnen helfen wird, Ihre geschwächte Vitalität zurückzugewinnen.
Auf diese Art können Sie sich an vergangene schöne Stunden erinnern und gleichzeitig die Erfahrung machen, daß diese Stunden mit etwas Schrecklichem verknüpft waren, eine Erfahrung, die Sie als traumatisch empfunden hatten. Wenn Sie also in der Lage sind, die positiven Erinnerungen mit Ihren negativen in ein Gleichgewicht zu bringen, dann müssen Sie sie nicht mehr verdrängen.
Diese Verdrängung spielt in Ihrem Unterbewußtsein eine sehr große Rolle. Wenn wir Teile unserer Vergan-

genheit verneinen, verneinen wir unser eigentliches Ich. Viele Menschen, die mich konsultieren, leiden unter ihrer Vergangenheit, und solange sie gegen diese unbewältigten Erlebnisse ankämpfen, fehlt ihnen die Kraft zu genesen. Oft ist sogar die Krankheit ein direkter Ausdruck dieser Nichtbewältigung.

Bei der »direkten Konzentrationsübung« haben Sie sicherlich schon gemerkt, daß Sie jenen Teil Ihres Körpers ablehnten, der erkrankt ist. Und diese Verweigerung stammt oft aus der Vergangenheit, denn im Unterbewußtsein – durch eine frühkindliche schlechte Erfahrung – entwickelten Sie ein Verhaltensmuster, das letztendlich Ihre Krankheit auslöste.

Menschen, die behaupten, eine wunderbare Kindheit erlebt zu haben, ohne irgendwelche traumatischen Erlebnisse, sind oft Menschen, die psychosomatische Krankheiten entwickeln. Denn Verneinung in jeder Form zieht eine schwerwiegende Unausgeglichenheit nach sich. Diese Beobachtung macht man häufig an Patienten, die unter Depressionen leiden und die behaupten, daß es nichts Positives in ihrem Leben gebe. Aber diese Unausgeglichenheit existiert auch bei Menschen, die ständig fröhlich sind und glauben, die Kraft des positiven Denkens erfunden zu haben, denn diese Menschen verschließen sich den negativen Aspekten des Lebens.

Das Gegenteil von Verweigerung ist Annahme. Dieses Wort ist ebenso abgenutzt wie das Wort »heilen« und scheint keine Bedeutung mehr für uns zu haben. Doch abgesehen von allen Interpretationsmöglichkeiten möchte ich das Wort einmal näher untersuchen.

Wenn wir irgend etwas »annehmen«, dann öffnen wir uns und sind bereit, uns davon beeinflussen zu lassen.

Wir erlauben diesem Etwas, in unserer Welt zu existieren, und geben ihm Raum zum Leben. Wenn wir in der Gegenwart leben, machen wir keine Anstrengungen, um uns mit unserer Umgebung zu arrangieren, denn wir leben in Harmonie mit ihr und können jeden Einfluß, den sie auf uns ausübt, annehmen. Annahme bedeutet Teilnahme mit irgend etwas oder irgend jemandem, es bedeutet ein Einwirken aufeinander.
Ablehnung ist eine Verhaltensweise, die ausschließt. Wenn wir etwas ablehnen, dann müssen wir es aus unserer Welt verbannen. Wir fühlen uns durch seinen Einfluß bedroht, und aus diesem Angstgefühl reagieren wir mit Aggression, oder wir laufen davor davon.
Diese Aggression oder dieses Davonlaufen beansprucht ständig Energie, eine Energie, die unserem Organismus dann fehlt.
Wenn Sie also in der Vergangenheit ein schreckliches Erlebnis hatten, das Sie tief bewegte und Selbstzweifel auslöste und Ihr Verhältnis zur Umgebung beeinträchtigte, dann neigen Sie sicher dazu, dieses Erlebnis vollständig zu verdrängen. Sie möchten eine solche Erfahrung nicht noch einmal machen und trachten danach, sie vollkommen aus Ihrem Gedächtnis zu löschen.
Aber eben diese Blockade braucht sehr viel Energie. Menschen, die Abschnitte ihres Lebens verneinen, sind Menschen, die sehr viel Energie für diese Verneinung brauchen. Sie werden leicht krank, weil sie an einem generellen Vitalitätsverlust leiden eben durch dieses ewige Davonlaufen, mit dem sie auch ihre alten Ängste ständig wachhalten. Sie haben das Gefühl, daß die schon gemachte Erfahrung ihnen sofort widerfahren wird, falls sie diese Blockade aufheben. Und deshalb vermeiden sie es um jeden Preis, sich daran zu erinnern.

Aber vielleicht ist dieser Preis zu hoch, denn er kostet Sie Ihre Gesundheit. Ich kann Ihnen nur raten, sich dahingehend selbst zu erforschen, so wie Sie sich schon in den »Vergangenheits-Gegenwarts-Übungen« erforscht haben. Falls Sie unter einer unbewältigten Vergangenheit leiden, lassen Sie die Erinnerungen daran in sich hochkommen und akzeptieren Sie sie, denn Ihr derzeitiges Kranksein bietet Ihnen die Muße, es jetzt zu tun.

Wie man seine Kindheit zurückgewinnt
Der schönste Aspekt dieser Erinnerung ist wohl das Zurückgehen in die eigene Kindheit. Kleine Kinder besitzen einen natürlichen Instinkt von Macht und Vitalität, der leider allzu oft unterdrückt wird, wenn sie älter werden. Es ist bewiesen, daß es eine Technik gibt, die außerordentlich förderlich für die Selbstheilung ist und die darin besteht, daß man den Patienten hilft, sich an ihre eigene Kindheit zu erinnern, insbesondere ihre reinen körperlichen Gefühle und Atemweisen, die sie damals hatten.
Legen Sie eine Pause ein und denken Sie einen Augenblick darüber nach, wie Sie als Kind waren. Sind Sie noch von diesem fröhlichen aktiven Enthusiasmus erfüllt, oder haben Sie ihn nach all den langen Jahren verloren?
Um präzise zu sein: Haben Sie vielleicht in der Jugend traumatische oder negative Erfahrungen gemacht, die Sie aus Ihrer Erinnerung verbannt haben und überhaupt nicht mehr mit Ihrer Kindheit in Verbindung bringen, um auf diese Weise neue Erfahrungen, die Sie als bedrohlich empfinden, vermeiden zu können?
Jede Art der Erinnerung, ob positiv oder negativ, ruft

Reaktionen in unserem Körper hervor. Wir können Vergangenes sehr stark auch heute noch physisch empfinden und stimulieren auf diese Weise unsere Drüsen, d.h. wir können uns, geistig gesehen, in jenen Zustand zurückversetzen, in dem es geschah. Und dieses geistige Vermögen, das nur dem Menschen eigen ist, ist eine direkte Brücke aus der Vergangenheit zur Gegenwart. Viele Menschen sind in der Vergangenheit gefangen, sie leben in Zeiten, als sie sich niedergeschlagen fühlten und Angst hatten. Aus diesem Grund tragen sie jene Gefühle ständig in die Gegenwart, sie sind sozusagen auf eine ganze Reihe von Erinnerungen fixiert. Und durch dieses Erinnern an eine häßliche Situation in der Vergangenheit und die Furcht, daß ähnliches in der Zukunft geschehen könnte, leben sie in einem chronischen Zustand der Angst. Diese Verhaltensweise ist in unserer Gesellschaft häufig anzutreffen und fast als normal zu betrachten. Menschen, die sich z. B. täglich über das Weltgeschehen informieren, zeigen gewöhnlich diese »Vergangenheits-Zukunfts-Gleichgewichtsstörung«, denn sie erwarten ständig, daß etwas Schlimmes geschehen könnte, von dem sie nicht informiert sind.

Ich könnte mich noch seitenlang über dieses Thema auslassen, denn dieser Aspekt des Gesamtprogramms ist wirklich außerordentlich wichtig und zugleich komplex in analytischer Hinsicht. Aber das Anliegen dieses Buches besteht nicht in theoretischen Erläuterungen, sondern in praktischer Arbeit.

Deshalb möchte ich nicht näher auf diese Problematik eingehen und Sie lieber sofort mit der »Vergangenheits-Gegenwarts-Integration« bekannt machen. Schon bald werden Sie selbst herausfinden, welche Bedeutung diese Übung für Sie haben kann.

Achte Lektion:
Objektive Vergangenheitsbewältigung

Vielleicht nehmen Sie sich für diese Übung dreißig Minuten Zeit, wenn Sie sie auf einmal praktizieren möchten. Denn dieser Prozeß ist nur durch eine leichte Selbsthypnose erreichbar, damit Sie mühelos in Ihre Vergangenheit zurückkehren können.
Wie schon bei den früheren Übungen können Sie das Kapitel lesen und die gegebenen Anweisungen nachvollziehen, oder Sie können einen Freund bitten, Ihnen das Kapitel vorzulesen, oder das Kassettenprogramm benutzen.
Wie in den Übungen für emotionale Ausgeglichenheit wählen wir auch jetzt Stichworte und Sätze, um Ihre Aufmerksamkeit in die richtige Richtung zu lenken. Es gibt bei dieser Übung zwölf verschiedene Kategorien; jede davon wird Erinnerungen in Ihnen wachrufen. Sie können diese Übung Ihr ganzes Leben lang ausführen, denn jeder Mensch hat einen Reichtum an Erfahrungen, der quasi unerschöpflich ist. Also werden immer neue Erinnerungen in Ihnen aufsteigen.
Außerdem beinhaltet diese Übung noch eine weitere Dimension, denn sie integriert Ihre Erinnerungen mit Ihrem Gegenwartsgefühl. Nach jeder Erinnerung, die in Ihnen aufgestiegen ist, werden Sie für einige Atemzüge lang wieder in die Gegenwart zurückkehren, damit Sie Ihre Vergangenheit bewältigen und somit in die Gegenwart integrieren können.
Das hört sich sehr einfach an, aber es ist in Wirklichkeit ein kühnes Unterfangen. Sie werden, Schritt für Schritt,

aus der Vergangenheit in die Gegenwart geführt. Und an einem bestimmten Punkt dieser Meditationsübung werden Sie eine ungeheuerliche Entdeckung machen, nämlich folgende: daß es wirklich keine Grenze zwischen der Vergangenheit und der Gegenwart gibt. Wenn Sie Ihrer Fantasie zwischen Erinnerungen und Erfahrungen freien Raum lassen, befinden Sie sich in einem erweiterten Bewußtseinszustand, der sowohl von Ihren derzeitigen Gefühlen als auch von Ihren Erinnerungen gespeist wird.

In diesem Stadium leben alle Menschen ständig, d.h. in dieser Vergangenheits-Gegenwarts-Realität, und es ist nur eine Illusion zu denken, daß man die Vergangenheit von der Gegenwart trennen könnte. Alles, was wir in der Gegenwart tun, hat einen Bezug zu ähnlichen Erfahrungen, die wir einmal machten, und eigentlich erleben wir diese Erfahrungen nur noch einmal. Denn schon eine Sekunde später ist die Erfahrung zur Erinnerung geworden!

Diese ständige Vermischung zwischen Vergangenheit und Gegenwart, die wir nicht einmal wissenschaftlich erklären können, dient aber dem Menschen und erneuert ständig seine Vitalität. Man nimmt an, daß ein erhöhtes Funktionieren des Immunsystems auf ähnliche Weise geschieht, denn alle in diesem Buch beschriebenen Übungen beruhen auf dieser Erkenntnis.

Wagen wir also das Abenteuer, uns in unsere Vergangenheit zurückzuversetzen!

Legen oder setzen Sie sich bequem hin, beobachten Sie wie gewöhnlich Ihre Atmung und schließen Sie Ihre Augen, falls Sie wollen.

Lassen Sie die Luft bewußt durch Ihre Nase strömen.
Lauschen Sie auf die Geräusche, die Sie umgeben, spüren Sie die Bewegung Ihrer Brust und Ihres Bauches, während Sie mühelos ein- und ausatmen. Und spüren Sie Ihren ganzen Körper, während Sie atmen.
Nun erinnern Sie sich, wie Sie heute morgen im Bett aufgewacht sind. Lassen Sie diese Erinnerung zwanglos auf sich zukommen. Öffnen Sie die Augen. Was sahen Sie? Was hörten Sie? Welches waren Ihre ersten Gedanken und Gefühle an diesem Morgen?
Und nun lösen Sie sich von dieser Erinnerung und konzentrieren Ihr Bewußtsein auf Ihre Atmung. Lauschen Sie auf die Geräusche, die Sie umgeben, und entspannen Sie Ihren Körper. Fühlen Sie den engen Zusammenhang zwischen sich, wie Sie jetzt hier in diesem Moment sind, und Ihrem heutigen Erwachen? Genießen Sie dieses Gefühl und verknüpfen Sie es mit vergangenen Erlebnissen.
Jetzt erinnern Sie sich an eine Zeit, als Sie in einem anderen Bett erwachten. Lassen Sie auch diese Erinnerung mühelos in sich aufsteigen, durchforschen Sie sie, ganz gleich, in welcher Phase Ihres Lebens sie stattgefunden hat.
Was sehen Sie, wenn Sie Ihre Augen öffnen? Welche Geräusche hören Sie im Haus? Lassen Sie Ihre Erinnerungen schweifen und sich von Ihnen dorthin führen, wohin sie wollen.
Und nun, da Sie sich in Ihre Erinnerungen versenkt haben und ebenso mühelos in die Gegenwart zurückkehren können, wie empfinden Sie nun Ihre Atmung? Öffnen Sie wieder Ihre Augen und betrachten Sie Ihre Umgebung, während Sie mühelos atmen.
Und jetzt schließen Sie wieder Ihre Augen.

Und jetzt erlauben Sie Ihrem Geist, in eine Zeit zurückzukehren, vielleicht zu einem Tag, wo Sie im Wasser schwammen.
Erinnern Sie sich an das Gefühl des Wassers auf Ihrer Haut. Atmen Sie bewußt und stellen Sie sich vor, wie es ist, wenn das Wasser über Ihrem Kopf zusammenschlägt.
Und nun tauchen Sie aus dem Wasser wieder auf und spüren die Luft auf Ihrer Haut.
Wenden Sie den Kopf und schauen Sie, ob Sie allein sind oder jemand bei Ihnen ist. Lassen Sie Ihren Erinnerungen freien Lauf.
Und nun verbannen Sie dieses Bild aus Ihrem Kopf und kehren wieder für einen Moment in die Gegenwart zurück und atmen und sind sich voll Ihres Körpers bewußt.
Und jetzt gehen Sie wieder zurück in die Vergangenheit, erinnern sich an eine Zeit, wo Sie mit einem geliebten Menschen zusammen waren. Öffnen Sie sich zwanglos diesen Erinnerungen an jenen geliebten Menschen, mit dem Sie sich eins fühlten.
Kehren Sie jetzt wieder in die Gegenwart zurück. Atmen Sie bewußt, fühlen Sie das Hier und Jetzt und öffnen Sie die Augen für einen Moment. Schauen Sie sich um. Jetzt leben Sie vollständig in der Gegenwart. Und dann schließen Sie wieder die Augen, entspannen sich und atmen.
Jetzt kehren Sie wieder in die Vergangenheit zurück, erinnern sich an einen Tag, an dem Sie arbeiteten. Erinnern Sie sich an die Arbeit, die Sie damals taten und ob Sie sie erfolgreich erledigten. Welche Erinnerungen steigen bei diesen Gedanken in Ihnen auf?
Jetzt kehren Sie wieder in die Gegenwart zurück. At-

men Sie, entspannen Sie sich und fühlen Sie Ihren Körper.
Und jetzt können Sie sich an einen Tag erinnern, als Sie noch zur Schule gingen. Welche Erinnerungen überfallen Sie, wenn Sie sich diesem Erlebnis ganz öffnen? Erinnern Sie sich an das Klassenzimmer. Wer ist der Lehrer? Welche Schulkameraden umgeben Sie? Erinnern Sie sich an den Geruch des Raums und lassen Sie Ihren Erinnerungen freien Lauf.
Nun können Sie auch von dieser Erinnerung Abstand nehmen, aber: beobachten Sie noch immer Ihre Atmung.
Und jetzt wenden Sie Ihre Erinnerung einem Geschehnis zu, das mit einem Tier zu tun hatte. Entweder war es ein Tier, das Sie liebten, oder ein Tier, vor dem Sie Angst hatten. Überprüfen Sie Ihre Erinnerung in diesem Stadium. Überprüfen Sie Ihre Körperreaktion gleichermaßen, und lassen Sie Ihre Erinnerungen schweifen.
Kehren Sie jetzt wieder in die Gegenwart zurück. Beobachten Sie Ihre Atmung. Öffnen Sie kurz Ihre Augen. Wenn Sie möchten, können Sie sich strecken und gähnen und dann die Augen wieder schließen.
Und jetzt kehren Sie in eine Zeit zurück, wo Sie mit den engsten Freunden Ihrer Kindheit spielten. Lassen Sie diese Erinnerung mühelos in sich aufsteigen. Genießen Sie dieses wundervolle Gefühl des gemeinsamen Spiels.
Nehmen Sie Abschied auch von dieser Erinnerung, und kehren Sie in die Gegenwart zurück. Entspannen Sie sich. Lauschen Sie den Geräuschen, die Sie umgeben. Beobachten Sie Ihre Atmung.
Und jetzt tauchen Sie in eine Phase ein, als Sie als Kind ein Spiel spielten oder Sport trieben. Erinnern Sie sich

an das Gefühl in Ihrem Körper, während Sie das taten.
Sehen Sie sich um und schauen Sie, wer mit Ihnen spielt.
Und lassen Sie auch diese Erinnerung schweifen.
Entspannen Sie sich. Fühlen Sie Ihren Körper in der Gegenwart. Atmen Sie bewußt und entspannen Sie sich noch mehr.
Und jetzt kehren wir in eine Zeit zurück, als Sie irgend etwas mit Ihrem Vater taten, oder jenem Menschen, der Ihre Vaterfigur darstellte. Öffnen Sie sich den Erinnerungsströmungen, die auf Sie einfließen, und erforschen Sie, was Sie und Ihr Vater damals zusammen taten.
Und jetzt entspannen Sie sich. Nehmen Sie Abschied von dieser Erinnerung und kehren Sie in die Gegenwart zurück. Öffnen Sie die Augen, beobachten Sie Ihre Atmung, Ihren Körper und schließen Sie die Augen wieder, wenn Sie wollen.
Und jetzt versenken Sie sich in eine noch frühere Zeit Ihres Lebens, in eine Zeit, als Sie mit Ihrer Mutter zusammen waren. Prüfen Sie die Erinnerungen, die in Ihnen auftauchen, und öffnen Sie sich ihnen.
Sie und Ihre Mutter, zusammen.
Und jetzt können Sie sich wieder entspannen. Lassen Sie die Erinnerung schwinden und kehren Sie in die Gegenwart zurück. Beobachten Sie Ihre Atmung. Ihren ganzen Körper.
Und jetzt überlassen Sie sich ganz gleich welchen Erinnerungen. Öffnen Sie sich jeder Erfahrung, die Sie jemals im Leben hatten, und versuchen Sie, sie wieder zu erleben.
Und jetzt können Sie sich entspannen. Bannen Sie auch diese Erinnerungen aus Ihrem Geist und kehren Sie langsam in die Gegenwart zurück. Fühlen Sie Ihren Körper und Ihr müheloses Atmen.

Und falls Sie dazu bereit sind, können Sie jetzt Ihre Augen öffnen und darüber nachdenken, was Sie während dieser Meditationsübung erfahren haben.

So sehen die Grundregeln zur objektiven Vergangenheitsbewältigung aus. Zur näheren Information können Sie auch die Kassettenprogramme verwenden.

Falls ein Freund Ihnen diese Übung vorlesen sollte, ist es angeraten, ein bis zwei Minuten zwischen den einzelnen Sektionen zu schweigen, so wie es auch auf der Kassette geschieht. Es ist sehr wichtig, daß diesen Anleitungen Folge geleistet wird, weil man sonst keine Heilerfolge erzielen kann.

Wie Sie selbst jetzt sehen können, ist es sehr schwierig, sich während seiner Krankheit zu langweilen, wenn man sich in solche Abenteuer begibt wie die Erforschung seines eigenen Ichs. Wenn Sie dieses Buch aufmerksam lesen, werden Sie die Erfahrung machen, daß Ihre Erinnerung Sie nicht mehr wie früher belastet, sondern aktiver wird, und daß Sie den Wunsch verspüren, freudig den Dingen entgegenzusehen.

Kurz gesagt: Sie werden wieder Sie selbst. Sie entdecken jene Erfahrungen neu, die Sie zu dem gemacht haben, was Sie eigentlich sind. Und indem Sie diese Erfahrungen neu durchleben, sie akzeptieren, vermindern Sie deren emotionales Gewicht und haben mehr Kraft für Ihr eigenes Leben.

Die in meinem Buch beschriebenen Übungen kann man auf mannigfaltige Weise kombinieren und vor allem in Bezug zu dieser Übung setzen.

Objektive Vergangenheitsbewältigung auf einen Blick:
Falls Sie diese Übung alleine machen, können Sie die Augen öffnen, um jeweils den nächsten **Punkt** zu lesen, und dann schließen Sie Ihre Augen wieder, um das Erleben zu vertiefen.

Erste Phase:
1. Heute morgen in Ihrem Bett.
2. Aufwachen in einem anderen Bett.
3. Ein Tag beim Schwimmen.
4. Das Zusammensein mit einem geliebten Menschen.
5. Zeit während der Arbeit.
6. Ein Tag in der Schule.
7. Ein Erlebnis mit einem Tier.
8. Das Zusammensein mit dem engsten Freund in der Kindheit.
9. Spiel und Sport.
10. Mit Ihrem Vater.
11. Mit Ihrer Mutter.
12. Alles, was Ihnen in den Sinn kommt.

Machen Sie auf jeden Fall zwischen den einzelnen Erlebnisvorgängen eine Pause, damit Sie Ihre Erinnerungen in die Gegenwart integrieren können. Und seien Sie sich immer Ihrer Atmung bewußt, das ist der wesentliche Faktor.

Zweite Phase:
1. Erinnern Sie sich an eine Zeit, als Sie sehr glücklich waren, eine Zeit, nach der Sie sich zurücksehnen.
2. Erinnern Sie sich an eine entsetzliche Zeit, die voller Angst und Schrecken war und deren Erinnerung Sie hassen.

3. Erinnern Sie sich an eine Zeit, als Sie außerordentlich erfolgreich waren, an etwas, das Sie mit Stolz erfüllte, ganz gleich, ob es im wirklichen Leben oder in Ihrer Fantasie geschah.
4. Erinnern Sie sich an eine Zeit, als Sie etwas Verbotenes taten, das zwar aufregend war, aber Schuldgefühle in Ihnen hervorrief.
5. Öffnen Sie sich jeder Erinnerung, die Ihnen zufließt.

Diese Meditationsübung ist erweiternd, weniger spezifisch und sollte Ihnen die Möglichkeit bieten, Ihre Gedanken und Erinnerungen in jede Richtung schweifen zu lassen, vorausgesetzt, Sie haben die Schlüsselworte zu sich gesagt und beobachten Ihre Atmung. Der Sinn dieser Übung liegt darin, daß man das gesamte Erinnerungsvermögen stimuliert, um sich von unbewußt verdrängten Komplexen zu befreien.

IX. Verhaltensweisen und Infektionen

Wir kommen nun zur Erörterung eines Problems, das direkt zum Kern der Funktion des Immunsystems und zu unserem allgemeinen Gefühl von Wohlbefinden oder Unwohlsein führt.

Im letzten Kapitel haben wir erfahren, wie Erlebnisse in der Vergangenheit auf unseren gegenwärtigen Gesundheitszustand einwirken können: nämlich, indem sie unsere Gefühle und unsere physiologischen Funktionen stimulieren, wenn wir uns an vergangene Erlebnisse erinnern. Noch tiefgreifender wird dieser Einfluß, wenn wir Teile unserer Vergangenheit verdrängen und somit unbewußte Konflikte und chronische Angstzustände schaffen, die unsere Gesundheit auf vielfältige Weise beeinträchtigen.

Und jetzt können wir unsere Aufmerksamkeit darauf richten, wie unsere vergangenen Erlebnisse zu Konzepten, zu Geisteshaltungen, zu inneren Einstellungen wurden, die wir mit uns herumtragen und auf neue Erlebnisse übertragen, diese mit den Schatten der Vergangenheit verfärben und somit oft unser Wahrnehmungsvermögen für die Gegenwart trüben.

Darüber hinaus entsteht auch aus den vergangenen Erlebnissen und der Lebenseinstellung, die wir entwickeln, unser Selbstwertgefühl, ein strukturiertes Konzept darüber, wie und wozu wir fähig sind, und auch, wie unser Verhältnis zu Gesundheit und Infektion aussieht. Haben Sie je bemerkt, daß manche Menschen fest damit rechnen, sich alle drei oder vier Monate regelmäßig zu erkälten? Sie werden Ihnen erklären, daß es einfach ihre Disposition ist – sie sind Menschen, die regelmäßig eine Erkältung bekommen. Sie ahnen ihre nächste Erkältung voraus, und wenn sie dann kommt, akzeptieren sie sie, als wäre es ihr Schicksal. Kurz gesagt, sie sehen sich als von Erkältungen geplagte Menschen.

Anderen Menschen passieren ständig Unfälle. Sie hatten in der Vergangenheit zahlreiche Unfälle und glauben deshalb, anfälliger für Mißgeschicke zu sein als der Durchschnittsmensch. Sie spüren ein körperliches Unbehagen und sind ängstlich, daß ein neues Unglück geschehen könnte. Und gerade diese Einstellung bewirkt eine Unsicherheit, die zu Unfällen führt.

Als ich auf einer Rinderfarm in Arizona aufwuchs, dort in den übergroßen Cowboystiefeln in den Fußstapfen meines Vaters herumstolperte, erkannte ich sehr früh, wie die Selbsteinschätzung eines Menschen seine Fähigkeiten und die Beziehung zu seinen Mitmenschen bestimmt. Es gab Cowboys auf der Ranch, die eine sehr positive, starke Einstellung in bezug auf ihre Fähigkeiten, z.B. ein wildes Pferd zu reiten, hatten. Mit dieser Einstellung konnten sie ein bockiges Pferd reiten und waren von dem Selbstwertgefühl eines Menschen geprägt, der weiß, daß er nicht abgeworfen wird. Und falls es doch geschah, so ignorierten sie die Niederlage, stiegen wieder aufs Pferd, bis sie es zugeritten hatten. Sie bekräftigten fortwährend ihr Selbstwertgefühl, den schwierigen Aufgaben auf einer Ranch gewachsen zu sein.

Andererseits gab es auch Männer, deren Selbstwertgefühl als Cowboy nicht sehr ausgeprägt war. In schwierigen Situationen reagierten sie unsicher, und aufgrund schlechter Erfahrungen in der Vergangenheit näherten sie sich einem bösartigen Pferd furchtsam. Mein Vater beobachtete diese Dinge sehr aufmerksam und wies gern darauf hin, wie die unterschiedliche Einstellung der einzelnen Cowboys zu derart verschiedenen Ergebnissen führen konnte.

Die unsicheren Cowboys waren in Spannungen und Ängsten gefangen, die sie in der erfolgreichen Bewältigung harter Arbeit behinderten, und das führte auch zu regelmäßigen Verletzungen. Je öfter das geschah, um so mehr verringerte sich ihr Selbstwertgefühl, und sie gerieten in einen Teufelskreis. Mit jedem Versagen schwand ihr Selbstvertrauen ein wenig mehr, und das wiederum brachte immer schlechtere Leistungen hervor, bis mein Vater sie entlassen mußte oder sie völlig desillusioniert aufgaben und sich in der Stadt einen weniger anspruchsvollen Job suchten.

Die Situation mit den Indianern war noch dramatischer. Sie arbeiteten ebenso wie die Cowboys weißer Abstammung mit den Rindern, aber ihre allgemeine Einstellung dazu war Lichtjahre davon entfernt. Im Gegensatz zu den Cowboys verstanden sie sich nicht als Kämpfer gegen die Natur. Sie lebten mehr in Einheit mit der Natur und erledigten ihre Arbeit auf eine sanftere, weniger gewaltsame Art.

Denn die meisten von ihnen hatten die Einstellung, ein besiegtes Volk zu sein, und mein Vater, der tiefes Mitgefühl mit den Indianern hatte, erklärte ihnen voll Trauer, daß ihre Möglichkeiten, heutzutage in Arizona erfolgreich zu überleben, durch diese Einstellung und ihr fehlendes Selbstwertgefühl schwerwiegend beeinträchtigt würden.

Fünfunddreißig Jahre später, erst vor kurzem während

eines medizinischen Kongresses in der Schweiz, traf ich einen Arzt, der eben von einem Forschungsprojekt bei dem Indianerstamm zurückgekehrt war, mit dem ich aufgewachsen war. Von diesem Mann erfuhr ich, daß die Pima- und Papago-Indianer die höchste Verbreitung – beinahe vierzig Prozent – von Diabetes aufweisen, die je bei einem Volk festgestellt wurde. Und seltsamerweise ergab die medizinische Forschung bei diesen Stämmen, daß zwei primäre Faktoren diese scheinbare Seuche des Diabetes hervorriefen. Der erste besteht in ihrem immensen Verzehr von Kohlehydraten und Zucker. Und der zweite Faktor liegt in ihrem psychosomatische Zustand – nämlich ihrem hoffnungslosen Gefühl der Verzweiflung.

Bei demselben Kongreß wurde jenen neuen Forschungsarbeiten viel Bedeutung beigemessen, die eine direkte Verbindung zwischen schlechten Genesungsraten bei gewissen Formen des Krebses und den Verhaltensstrukturen aufzeigen. Eine der wissenschaftlichen Studien, eine gründliche, zehnjährige Untersuchung der King's College Hospital Medical School in London, entdeckte, daß Frauen mit einer positiven Einstellung zur Genesung zehn Jahre nach einer Brustkrebsoperation eine Überlebensrate von siebzig Prozent hatten, während Frauen mit einer fatalistischen oder hoffnungslosen Einstellung zu ihrer Genesung nur eine Überlebensrate von fünfundzwanzig Prozent hatten.

Dieses statistische Beweismaterial spricht für sich und zeigt auf, in welch großem Maße Selbstwertgefühl, Verhaltensweisen und das positive Funktionieren des Immunsystems zur Erhaltung der Gesundheit zusammenhängen.

Wenn wir den wissenschaftlichen Erkenntnissen folgen,

die bisher über das Verhalten der Zellen im Zusammenhang mit Infektionen gewonnen wurden, stoßen wir auf eine bemerkenswerte Tatsache, die unseren gerade gemachten Überlegungen entspricht. Seit etlichen Jahren wissen Biologen von der Existenz winziger Moleküle, die an den Oberflächen aller tierischen und vieler pflanzlichen Zellen leben. Diesen winzigen Wesen gab man den ziemlich unbeholfenen Namen Glykosphingolipide. Sie wurden bis vor einigen Jahren von der Forschung meistens ignoriert, denn sie schienen keinem bekannten Zweck zu dienen.

Aber kürzlich fand man heraus, daß diese winzigen Kreaturen oft direkt an der Entwicklung von Krebswucherungen beteiligt sind, und es begann eine hektische Forschungsarbeit, um festzustellen, was sie an den Zelloberflächen bewirken.

Was man fand, war wirklich sehr aufregend. Diese Moleküle sind tatsächlich Verbindungsglieder zwischen den einzelnen Zellen und auch zwischen Zellen und fremden Eindringlingen wie Bakterien und Viren. Glykosphingolipide vermitteln Botschaften von Zelle zu Zelle und stellen fest, wie die Reaktion der Zellwand auf die Umwelt ist. Sie sind ebenfalls ein entscheidender Faktor in bezug auf das Zellwachstum im Körper.

Solange die »Einstellung« der Glykosphingolipide, die an der Oberfläche der Zellwände leben, normal ist, zeigen diese Glykosphingolipide die Tendenz, Mitteilungen und Wechselwirkungen mit Viren und Bakterien, die in den Blutkreislauf eindringen, abzuwehren. Aber wenn sich die »Einstellung« dieser Glykosphingolipide ändert und ein Kontakt entsteht, wird einer Infektion durch den Anstoß der Glykosphingolipide Tür und Tor geöffnet.

Wie auch immer, ich möchte die Glykosphingolipide nicht als allgemeinen Feind hinstellen. Sie haben im Körper eine weitgehend positive Funktion und koordinieren die Kommunikation zwischen den Zellen. Und in vielen Fällen, wie in den Schleimhäuten des Magens und des Darms, ist es nötig, daß freundliche Bakterien durch die Glykosphingolipide in Kontakt mit den Zellen kommen.
Ich habe versprochen, in diesem Buch nicht allzu wissenschaftlich zu werden, also will ich nicht weiter in dieses neue Forschungsgebiet eindringen und nur die grundsätzlichen Punkte bezüglich der Einstellung des Menschen zu sich und den Auswirkungen auf seine Gesundheit anführen. Damit Infektionen sich in Ihrem Körper ausbreiten können, scheint es nötig zu sein, daß Ihre Glykosphingolipide ihre »Einstellung« ändern, damit die Rolle, die sie bisher in Ihrem Körper gespielt haben, ins Gegenteil verkehrt wird. Anstatt zu sagen: »Nein danke, bleib dieser Zelle fern«, sagen sie aus einem bisher wissenschaftlich unbekannten Grund: »Hallo ihr, würdet ihr nicht gern in diese Zelle kommen.«
Mit diesem Wandel in der »Einstellung« der Glykosphingolipide wird dem Krebs und anderen Infektionen, die den Großteil unserer Krankheiten ausmachen, die Chance gegeben, uns anzugreifen.
Wir kommen nun zum Kern der Sache. Wie ist die Beziehung zwischen der emotionalen und geistigen Einstellung eines Menschen und der Einstellung der Glykosphingolipide im Körper? Zum Beispiel scheinen Zellen, die krebsartig werden, aus irgendeinem Grund in ein embryonales Wachstumsstadium zurückzukehren, und es hat den Anschein, als wären die Glykosphingo-

lipide für dieses veränderte Wachstum, das in eine frühere Lebensphase zurückführt, verantwortlich. Spiegelt dieser Vorgang eine allgemeine Einstellung des unter einer Krebserkrankung leidenden Menschen wider, die gegenwärtige Erwachsenenwelt abzulehnen und zu verleugnen, weil er sich in die absolute Sicherheit und den Frieden im Mutterleib zurückziehen möchte?

Wissenschaftliche Technologien zur Erforschung der Beziehungen zwischen geistiger Einstellung, emotionalem Zustand und biochemischen Funktionen stecken leider noch in den Kinderschuhen. Wir behandeln nur die gesamten wahrnehmbaren Aspekte der Funktionen unseres Organismus und haben wenig Einblick in die subtileren Energieströme unseres Körpers, die den bisherigen wissenschaftlichen Erkenntnissen eigentlich zugrunde liegen.

Aber wir können unser Augenmerk direkt auf die bereits erwähnten Forschungsergebnisse lenken, die den Bezug zwischen der Einstellung einer Frau, ihrem Selbstwertgefühl und der Funktionsfähigkeit ihres Immunsystems zur Überwindung von Brustkrebs darstellt, und stellen fest, daß es eine direkte Beziehung zwischen der Einstellung zur Krankheit und den Genesungsraten gibt. Und nachdem diese Beziehung eindeutig erwiesen ist, können wir nun Ihre Einstellung in bezug auf Ihre Gesundheit betrachten, um festzustellen, was Sie tun können, um Ihre Einstellung und Ihre Fixierungen hinsichtlich des Selbstwertgefühls zu ändern, die Ihre Fähigkeiten zu gesunden beeinträchtigen könnten.

Neunte Lektion:
Erweiterung des Selbst

Jetzt wollen wir Ihre Einstellung zum Heilungsprozeß untersuchen. Dafür möchte ich mich einer speziellen Technik bedienen, wobei ich Ihnen Schlüsselfragen stelle, doch anstatt darauf sofort zu antworten, atmen Sie erst einmal tief durch und erlauben Ihren intuitiven Kräften, aktiv zu werden und eine Antwort zu finden. Vermeiden Sie jede voreilige Beurteilung Ihrer selbst, falls Ihnen plötzlich Gedanken durch den Kopf gehen, die Sie beunruhigen. Alle Menschen verfügen über mehrere Bewußtseinsebenen, und es ist wichtig, sich alte Denkschemata zu verdeutlichen, die hauptsächlich im Unterbewußtsein funktionieren, aber oft direkt unseren gesamten Gesundheitszustand beeinflussen.
Spielen Sie also mit diesen Fragen. Lesen Sie jeweils nur eine, dann schließen Sie die Augen und folgen den Gedanken, die Ihnen kommen, während Sie weiterhin ganz bewußt atmen. Lassen Sie Ihren Gedanken völlig freien Lauf. Vielleicht wird auch Ihre Erinnerung stimuliert oder Ihre Fantasie – öffnen Sie sich ganz der Erforschung Ihres unbewußten Ich.

Erste Frage:
»*Wer heilt wen?*«

Unser moderner wissenschaftlicher Verstand hat eine ziemlich rationale Antwort auf diese Frage parat. Wir wissen, daß wir uns dank der Kräfte unseres Immunsystems selbst heilen. Aber wenn wir von einem Arzt

behandelt werden und im Bett liegen, vertrauen wir dem Arzt, hoffen auf Hilfe von außen.
Kultur und Religion geben allerdings eine andere Antwort auf die Frage, wer wen heilt. Die meisten Religionen vertreten die Ansicht, daß Gott den Menschen heilt und nicht der Mensch sich selbst. Wir beten zu Gott um Hilfe, und wenn wir genesen, dann danken wir ihm dafür, nicht uns. Ich will damit keineswegs Glaubensfragen diskutieren. Ich bin davon überzeugt, daß Heilung ein komplexer und kein alternativer Prozeß ist.
Ich möchte erreichen, daß Sie darüber nachdenken, woher die heilende Energie kommt. Kommt sie aus Ihnen selbst oder von außen?
Natürlich vertreten die meisten Religionen die Ansicht, daß die Heilenergie göttlichen Ursprungs ist, und den Menschen wurde beigebracht, von oben die heilende Energie zu erbitten. Die Indianer Nordamerikas halten diese Einstellung jedoch für absonderlich, denn sie glauben, daß Heilenergie hauptsächlich aus der Erde stammt. Christen glauben, daß dort der Teufel wohnt. Wie sieht also Ihr Glaube aus? Glauben Sie, daß heilende Energie aus der Erde kommt, oder glauben Sie, daß dort der Teufel wohnt?
Ich stelle diese Fragen, weil wir alle sehr komplexe Vorstellungen haben. In jedem von uns lebt ein kleiner Junge oder ein kleines Mädchen mit ganz bestimmten Ansichten. Außerdem bewegen wir uns auf einer intellektuellen Ebene, die womöglich eine absolut gegensätzliche Meinung vertritt. Wenn wir krank werden, fallen wir oft in den Glauben unserer Kindheit zurück, der voller abergläubischer Ängste ist, die Konflikte in uns schaffen, während wir versuchen, uns selbst zu heilen.

Der erste Schritt zur Lösung dieser Konflikte besteht darin, uns ihrer bewußt zu werden.

Denken Sie also über die Frage »Wer heilt wen?« so lange nach, wie Sie wollen, und kehren Sie während der folgenden Tage immer wieder dazu zurück, damit neue Erkenntnisse Ihr Bewußtsein durchdringen. Währenddessen können wir uns mit der nächsten Frage beschäftigen.

Zweite Frage:
»Können Sie sich selbst heilen?«

Versuchen Sie, diese Frage wiederholt laut zu beantworten, und registrieren Sie, welche Worte Ihnen dabei in den Sinn kommen. Lassen Sie die verschiedenen Stimmen in sich frei sprechen und ziehen Sie keine voreiligen Schlüsse. Hören Sie auch auf jene Stimmen in Ihrem Inneren, die Ihnen sagen, daß Sie sich nicht selbst heilen können, und auf jene, die vielleicht zu überzeugt davon sind. Lassen Sie einen Dialog zwischen den unterschiedlichen Einstellungen entstehen, die Sie bezüglich Ihrer Fähigkeit zur Selbstheilung haben mögen. Öffnen Sie sich ganz Ihren unbewußten Gedanken, vielleicht entdecken Sie dabei eine verborgene innere Einstellung, mit der Sie sich kritisch auseinandersetzen sollten, um sie gegebenenfalls zu revidieren.

Dritte Frage:
»Was geschähe, falls Sie sich selbst heilten?«

Wenn Sie von außen keine Hilfe mehr brauchten, wenn Sie sich nicht länger als Opfer betrachten und selbst die volle Verantwortung für Ihre Genesung übernehmen würden – und wenn Sie dann tatsächlich rasch genesen würden –, wie würde diese Tatsache Ihr Leben verändern? Was würden Ihre Freunde von Ihnen denken? Wie würde sich Ihre grundsätzliche Einstellung dem Leben gegenüber ändern?

Die volle Verantwortung für die eigene Gesundheit zu übernehmen ist für uns oft eine erschreckende Vorstellung. Solange wir uns selbst als hilflose Opfer betrachten, als Kinder, die jemanden brauchen, der ihnen hilft, ist unsere Rolle einfach. Aber wenn wir die volle Verantwortung für unsere Gesundheit und Genesung selbst übernehmen – dann unterziehen wir unser gesamtes Weltbild einer Umwandlung. Wir werden plötzlich direkt mit alten Auffassungen über die Arbeit, Liebe usw. konfrontiert, die dringend einer Revision bedürfen.

Sind Sie bereit, sich zu ändern? Beschäftigen Sie sich mit diesen Fragen und beobachten Sie, welche Gedanken Ihnen dabei in den Sinn kommen. Bewahren Sie sich vor allem Ihren Sinn für Humor, falls Sie dabei Gedanken begegnen, die sich äußerst ungünstig auf Ihr Heilungspotential auszuwirken scheinen. Wir alle tragen kindliche Vorstellungen mit uns herum, die auf früheren Ansichten vom Leben basieren, die wir aber eventuell revidieren müssen, damit sie mit unseren gegenwärtigen Auffassungen übereinstimmen. Krankheit bietet oft eine Gelegenheit, unsere Einstellung zum Leben zu überprüfen.

Als abschließende Bemerkung zu der Frage »Was geschähe, falls Sie sich selbst heilten?« möchte ich erwähnen, daß viele von uns in dem Glauben erzogen wurden, es als Sünde zu betrachten, uns selbst zu heilen. Wir sollen glauben, daß Gott die Heilung bewirkt hat, und für sein Wirken schulden wir ihm Dank. Und falls wir

erklären: »Ich habe mich selbst geheilt«, es auch nur denken, werden wir mit Schuldgefühlen reagieren, da die Religion dieses Denken verbietet.
Haben Sie Angst, die Einstellung »Ich habe mich selbst geheilt« zu entwickeln, dann wird das gesamte Programm zur Selbstheilung in diesem Buch blockiert. Überprüfen Sie also Ihre alten Einstellungen, stellen Sie fest, ob sie eventuell Ihre gegenwärtigen Bemühungen, sich selbst zu heilen, untergraben. Und bitte glauben Sie nicht, daß ich hier eine theologische Streitfrage aufwerfen will. Bewußte theologische Betrachtungen werden meist beide Möglichkeiten einschließen, d.h. die innere Selbstheilung und das Eingreifen göttlicher Kräfte in den Heilungsprozeß. Wir begegnen hier kindlichen Ängsten, die das Gefühl »Ich habe mich selbst geheilt« absolut verbieten und im Gegensatz zur akademischen Erörterung des Heilungsprozesses stehen.

Vierte Frage:
»Können Sie Ihrer Krankheit irgendwelche positiven Aspekte abgewinnen?«

Fast jede Krankheit oder Verletzung hat auch ihre positiven Seiten. Vielleicht müssen Sie eine Zeitlang nicht zur Arbeit gehen, und das gefällt dem kleinen Jungen oder Mädchen in Ihnen sehr, denn manchmal hat man einfach keine Lust dazu.
Und vielleicht bringt man Ihnen etwas mehr Liebe und Aufmerksamkeit entgegen, da Sie krank sind oder es als Kind gelernt haben, ein solches Verhalten von Ihrer Mutter zu erwarten. Viele Menschen sind Opfer dieser unbewußten Einstellung, daß Krankheit ihnen ein gesteigertes Maß an ersehnter Zuneigung und Mitgefühl

beschert. Obwohl unser Geist intellektuell geschult ist, empfinden wir im Unterbewußtsein oft sehr kindlich. Diese Einstellung, dieses Bestreben, emotionale Zuwendung zu erlangen, untergräbt unsere Gesundheit. Auch wenn dieses Verhalten im Erwachsenenalter nicht mehr funktioniert, behalten wir diese alte Einstellung Krankheit=Mitgefühl bei.

Prüfen Sie also kritisch, welche Gedanken Ihnen kommen, während Sie überlegen, was Sie durch Ihre Krankheit oder Verletzung gewinnen. Seien Sie ehrlich, lassen Sie die verschiedenen Stimmen sprechen, während Sie ganz bewußt atmen und auf die Emotionen achten, die dabei an die Oberfläche steigen. Dabei werden auch viele Erinnerungen in Ihnen wach werden, die Ihnen helfen können, diese Frage zu durchleuchten.

Fünfte Frage:
»*Benutzen Sie Ihre gegenwärtige Krankheit, um jemanden zu bestrafen?*«

Diese Frage offen zu beantworten mag sehr schwierig sein – ich habe es selbst in meiner Jugend erfahren –, und ich weiß, wie schwierig es ist, ehrlich zu sein, falls diese Ehrlichkeit unser positives Bild von uns selbst zerstört. Aber denken Sie daran, daß wir alte Verhaltensmuster aufdecken wollen, damit sie überwunden werden können. Dazu ist es nötig, unser Inneres ohne Vorurteile zu betrachten.

Änderungen können nur bewirkt werden, wenn wir unsere gegenwärtigen Erfahrungen mit unseren existenten Verhaltensmustern vergleichen. Eine Geisteshaltung ist, ganz einfach ausgedrückt, ein Konzept, das aufgrund vergangener Erfahrungen, durch Belehrun-

gen von anderen Menschen oder durch die Übernahme ihrer Lebenseinstellung entstanden ist. Viele Verhaltensmuster aus der Kindheit existieren unbewußt in uns weiter, weil nie die Notwendigkeit bestand, sie zu überprüfen. Eine Krankheit kann uns notgedrungen den unschätzbaren Dienst erweisen, zurückzublicken und unsere alten unbewußten Verhaltensweisen, die störend auf die Entwicklung unseres Lebens einwirken, kritisch zu betrachten und sie durch bewußtes Umdenken dahingehend zu beeinflussen, daß sie sich unserer gegenwärtigen Lebenseinstellung entsprechend verändern.
Und bitte, hüten Sie sich davor, neue Schuldgefühle zu entwickeln, falls Sie entdecken, daß noch immer alte negative Gefühle in Ihnen stecken. Schuldgefühle sind eine absolute Verschwendung von dringend benötigter Energie für die Gesundung, denn sich wegen etwas schuldig zu fühlen, was Sie in der Vergangenheit getan haben, ist eine Einstellung, die Ihr Bild von Ihrem eigenen Ich zerstört und Ihre Fähigkeit zur Selbstheilung negativ beeinflußt. Auf dieses Thema werden wir später noch näher eingehen.

Sechste Frage:
»*Bestrafen Sie sich durch Ihre Krankheit auf irgendeine Weise selbst?*«

Haben Sie zutiefst das Gefühl, daß Sie in Ihrer Vergangenheit etwas getan haben, wofür Sie Bestrafung verdienen? Sind Sie vielleicht unbewußt Ihr eigener Henker?
Es wird Ihnen schwerfallen, sich selbst diese Frage zu stellen, aber bitte wagen Sie einen Blick in Ihr Innerstes und versuchen Sie, diese Frage ehrlich zu beantworten.

Lassen Sie sich dafür viel Zeit, denken Sie ruhig einige Tage darüber nach.

In vielen Fällen hatte ich es mit Patienten zu tun, die sich unbewußt selbst getötet haben, vor allem mit Krankheiten wie Krebs. Schuldgefühle sind die fürchterlichsten Feinde der Gesundheit. Kinder mit Hilfe von Schuldgefühlen wie »sündhaftes Verhalten« zu erziehen ist für mich das schlimmste Vergehen, das es gibt. In dieser psychologischen Manipulation kindlicher Gefühle kann ich keinen Sinn sehen. Kinder können dazu erzogen werden, sich erfolgreich einer Gemeinschaft einzufügen, ohne mit Schuldkomplexen beladen zu werden, die ihre Gesundheit, ihre Vitalität und ihre Lust am Leben ruinieren können. Schuldgefühle sind ganz gewiß eher ein politisches als ein geistiges Programm.

Und falls Sie mit einem Schuldkomplex leben, den Sie sogar noch jetzt unbewußt unterdrücken, hoffe ich, daß Sie sich nun öffnen und mit diesem Problem kritisch auseinandersetzen. Sind Sie wirklich ein schlechter Mensch, der Bestrafung verdient? Gibt es keine Vergebung auf dieser Welt? Und vor allem: Können Sie sich selbst nicht verzeihen?

Um sich selbst zu heilen, muß man sich oft erst selbst vergeben.

Was haben Sie Schreckliches getan, daß Sie es verdient haben, deswegen zu leiden und vielleicht sogar zu sterben? Blicken Sie zurück in die Vergangenheit und betrachten Sie kritisch dieses Vergehen. In den meisten Fällen werden Sie erkennen, daß es, vom gegenwärtigen Erwachsenen-Standpunkt aus betrachtet, eigentlich gar nicht so schrecklich war, wie Sie es in der Vergangenheit empfunden haben.

Aber nur indem Sie sich die Erinnerungen ins Gedächt-

nis zurückrufen, können Sie die Perspektive mit Hilfe Ihres Erwachsenen-Geistes zurechtrücken und sich von dem tödlichen Vorurteil befreien, das Sie im Inneren mit sich herumtragen.
Und ich wiederhole, was ich bereits zuvor gesagt habe: Sie müssen tatsächlich diese Erfahrungen, die Ihre Schuldkomplexe und Ihre Selbstverleugnung verursacht haben, noch einmal durchleben. Es genügt nicht, sich vage an die sündhafte Tat zu erinnern, die Sie begangen haben... Sie müssen sie noch einmal bewußt erleben, den Emotionen, die Sie dabei bewegen, freien Lauf lassen, damit Sie eine neue Einstellung und ein anderes Gefühl zu diesem Ereignis entwickeln können. Und sollten Sie dabei feststellen, daß Sie sich noch immer nicht verzeihen können, dann rate ich Ihnen dringend, mit jemandem darüber zu sprechen.

Siebte Frage:
»Sind Sie bereit, sich jetzt selbst zu heilen?«

Die Vorstellung, sich irgendwann in der Zukunft selbst zu heilen, fällt leicht. Aber wie sieht es mit Ihrer Einstellung zum Handeln jetzt aus?
Lassen Sie die Frage auf sich wirken, und falls die Antwort, die darauf kommt, lautet: »Mmmh, also eigentlich nicht gleich, laß mir noch etwas Zeit...«, dann akzeptieren Sie diese Haltung, ohne dabei zu übersehen, daß diese Einstellung Ihre Gesundung verzögert. Führen Sie sich vor Augen, warum Sie nicht gleich handeln wollen, um Ihre Genesung zu unterstützen.

Ich hoffe, daß Sie immer wieder zu diesen Fragen zurückkehren. Lassen Sie sie während der nächsten Tage in Ihrem Inneren nachklingen, bis Sie das Gefühl haben, die Möglichkeiten zur Erschließung Ihrer Einstellung bezüglich Ihres Selbstheilungsprozesses voll ausschöpfen zu können.

Es gibt eine andere Technik, die wir anwenden können, damit Sie einen direkten Einblick in Ihre für gewöhnlich unbewußte Geisteshaltung gewinnen. Das geschieht, indem ich die erste Hälfte eines Satzes sage und Sie den Satz dann ganz spontan beenden. Jedesmal, wenn Sie den ersten Teil des Satzes von neuem lesen, können Sie ihn auch unterschiedlich beenden.

Vervollständigung von Sätzen

Lesen Sie einfach den Beginn jedes Satzes, dann atmen Sie tief durch und formulieren Sie ganz spontan die Worte zur Beendigung des Satzes. Es steht Ihnen absolut frei, verschiedene Versionen auszuprobieren, damit Sie herausfinden, welche Ihre tieferen Gefühle widerspiegelt. Und seien Sie nicht überrascht, wenn Ihr Inneres zwei oder drei ganz unterschiedliche Formulierungen findet, die einer bewußten Reflexion und Integration bedürfen.

1. »Wenn ich darüber nachdenke, mich selbst zu heilen, empfinde ich . . . .«

2. »Sollte ich mich plötzlich selbst heilen, dann würden meine Freunde und Kollegen wahrscheinlich . . . .«

3. »Menschen, die sich selbst heilen, sind einfach . . .«

4. »Wenn ich darüber nachdenke, ob ich für meine Krankheit oder Verletzung selbst verantwortlich bin, fühle ich . . . .«

5. »Würde ich mich selbst heilen, würde mein Selbstwertgefühl . . . .«

6. »Der wirkliche Grund für meine Krankheit ist, daß . . . .«

7. »Wäre ich jetzt gesund, würde ich . . . .«

8. »Das Seltsame an meiner Krankheit ist einfach, daß . . . .«

9. »Wenn ich mir selbst vergeben könnte, so würde ich . . . .«

10. »Wenn ich mich frage, ob ich mich selbst töte, fällt mir als erstes ein, daß . . . .«

11. »Wenn ich an die Umwelt denke, ist meine erste Reaktion . . . .«

12. »Stellten Sie mir die Frage, ob ich mich wirklich selbst liebe, würde ich sagen . . . .«

Nachdem Sie diese Fragen durchgelesen haben, können Sie für einige tiefe Atemzüge die Augen schließen und sich völlig den Gedanken oder Erinnerungen öffnen, die Ihnen zwanglos in den Sinn kommen.

Gestalt-Konversation

Es gibt noch eine andere Methode, Ihre innere Einstellung zum Heilungsprozeß zu ergründen, die aus der Psychotherapie, und zwar der Gestaltpsychologie, entwickelt wurde. Diese Methode steht in enger Verbindung zu der »Konzentrations-Übung«, mit der Sie bereits vertraut gemacht wurden.
In der Gestalt-Konversation führen Sie eine Unterhaltung mit dem Teil Ihres Körpers, der krank oder verletzt ist. Als erstes erzählen Sie diesem Körperteil, was Sie empfinden. Drücken Sie jedes Gefühl, das Sie bezüglich des kranken Teils empfinden, aus. Wenn Ihr Magen z. B. Ihnen wegen eines Geschwürs Schmerzen bereitet, dann erzählen Sie Ihrem Magen freimütig, wie Sie darüber denken und was Sie empfinden. Bringen Sie den Druck in Ihrem Inneren, den dieses verdammte Magenleiden verursacht, zum Explodieren – lassen Sie Dampf ab.
Dann, wenn Sie Ihrem Magen die Meinung gesagt haben, tun Sie das Gegenteil und lassen Ihren Magen zu Ihnen sprechen. Nehmen Sie den Standpunkt Ihres Magens ein, und hören Sie sich an, was er Ihnen über die Behandlung zu sagen hat, die Sie ihm zeit Ihres Lebens angedeihen ließen. Das mag Ihnen zunächst töricht erscheinen, aber sobald Sie in die Rolle Ihres Magens schlüpfen, werden Sie sich wundern, was er Ihnen zu erzählen hat!
Machen Sie dasselbe mit jedem Körperteil, der Sie schmerzt. Lassen Sie eine wechselseitige Unterhaltung entstehen, beantworten Sie die gegenseitigen Anschuldigungen, damit Sie das Wesentliche Ihrer Beziehung zu diesem Teil Ihres Körpers herausfinden.

Die grundlegende Erkenntnis, die die meisten Menschen dabei gewinnen, besteht darin, daß Sie den Teil Ihres Körpers nicht mögen, der krank ist. Schließlich verursacht dieser Körperteil Schmerzen und Beschwerden, die niemand gern erleidet. Die natürliche Reaktion darauf sind Zorn und die Ablehnung dieses Körperteils. Und die Ablehnung des erkrankten Körperteils führt natürlich dazu, daß wir ihm die heilende Energie vorenthalten, die er gerade dringend braucht.

Hierin liegt eine der primären, verborgenen Ursachen für schlechte Genesungsquoten. Unsere negative Einstellung diesem kranken Körperteil gegenüber schafft einen emotionalen und physiologischen Gesamtzustand, der der Aufgabe des Immunsystems, nämlich den kranken Körperteil zu heilen, entgegenwirkt.

Indem Sie die »Gestalt-Konversation« praktizieren, wird Ihnen Ihre unbewußte Einstellung diesem Körperteil gegenüber bewußt. Indem Sie den Standpunkt des kranken Körperteils einnehmen, entwickeln Sie für ihn Mitgefühl. Und dieses Mitgefühl ist der Anstoß für die Entstehung einer positiven Einstellung diesem Körperteil gegenüber.

Aber vergessen Sie dabei nicht, auch die kindliche Reaktion in Ihnen, die aus Wut auf den Körperteil, der Schmerzen verursacht, besteht, zu akzeptieren. Auch diese Reaktion hat ihre Richtigkeit. Sie werden den Wunsch haben, daß alle die unterschiedlichen Gefühle in Ihrem Inneren harmonisch nebeneinander existieren, so wie Sie es in der Lektion über das »Emotionale Gleichgewicht« gelernt haben, eine Koexistenz verschiedener Emotionen zu akzeptieren. Diese Toleranz, voneinander abweichende Auffassungen nebeneinander zu dulden, ist ganz gewiß ein elementarer Schritt,

Harmonie und Ausgeglichenheit in Ihrem Organismus zu schaffen.

Und diese Gefühle der Toleranz und des Gleichgewichts bewirken die tiefgreifenden physiologischen Veränderungen, die zur Gesundung führen. Aber bitte denken Sie daran, daß diese Entwicklung Geduld erfordert und den Mut, den Dingen ins Auge zu blicken, die man für gewöhnlich ablehnt. Lernen Sie, Ihre Eigenarten zu lieben, und gewähren Sie ihnen genügend Freiraum, sich zu entwickeln. Die kindliche Seite in Ihnen, die haßt, was Sie schmerzt, muß lernen, sich mit Ihrem intellektuellen Verständnis der Ursache des Leidens auseinanderzusetzen.

Auf diese Weise können Sie die »Gestalt-Konversation« einen Schritt weiter anwenden. Erlauben Sie zunächst Ihren kindlichen Gefühlen, auf die Krankheit oder die Verletzung zu reagieren. Dann erklären Sie dieser kindlichen Stimme Ihr Erwachsenes-Verständnis der Situation. Spielen Sie dieses Frage-und-Antwort-Spiel, bis beide Seiten die Situation akzeptieren.

Es gibt viele andere Methoden, das Selbstwertgefühl und die Struktur der persönlichen Einstellung zu erweitern, aber sie in ihrer Gesamtheit darzustellen würde den Rahmen dieses Buches überschreiten. Ich verweise auf zwei Therapietechniken auf Kassette, mit deren Hilfe Sie ein erweitertes Bewußtsein entwickeln können. Aber selbst die Lektion, die ich eben umrissen habe, wird Ihnen helfen, alte Verhaltensweisen abzulegen, die Ihre Genesung negativ beeinflussen.

Selbstwertgefühl und Genesung
Wer sind Sie eigentlich wirklich? Wie bereits zuvor erwähnt, entsteht Ihr Selbstwertgefühl aufgrund verschiedener vergangener Erfahrungen. Falls Ihr Selbstwertgefühl negativ ist, falls Sie sich auf irgendeine Weise unwürdig empfinden und sich deshalb unbewußt durch Ihre Krankheit herabsetzen, was können Sie tun, um diese negative Einstellung zu sich selbst, in der die wahre Bedrohung für Ihre Gesundheit liegt, ins Gegenteil umzukehren?
Für diese Art der Entwicklung habe ich bereits Möglichkeiten aufgezeigt. Die Übungen zur objektiven Vergangenheitsbewältigung sind primäre Übungen, um ein realistisches Bild von sich selbst zu gewinnen. Ihr Erinnerungsvermögen hat die Angewohnheit, Ihnen ständig eine ganz spezielle Auswahl von Erfahrungen ins Gedächtnis zurückzurufen, die das Bild, das Sie von sich selbst haben, verstärken. Jede Erfahrung, die Ihr Selbstwertgefühl stören würde, wird mit aller Entschiedenheit aus dem Bewußtsein verdrängt, denn die Erinnerung daran würde zu geistigen Konflikten führen und Ihr heißgeliebtes Selbstwertgefühl bedrohen.
In Wahrheit sind wir alle bestrebt, unser Selbstwertgefühl zu erhalten. Wir identifizieren unser Wesen damit, und alles, was diese Konzeption bedroht, wird als Gefahr für unser Dasein betrachtet. Ein Verständnis dieses Prozesses erfordert Jahre des Studiums in der Tradition von Freud und Jung. Aber aufgrund Ihrer eigenen Erlebnisse können Sie das Wesentliche sofort begreifen – ich spreche hier über Ihre Reaktion auf Kritik, zum Beispiel. Und ich spreche über Ihren instinktiven Reflex, sich zu verteidigen, wenn Sie Gefahr für Ihre Integrität spüren.

Unsere innere Integrität basiert auf unserem Ichbewußtsein, und dieses Ichbewußtsein hat sich aus einer bestimmten Auswahl an Erinnerungen entwickelt, die Sie für die Grundlage Ihres Verständnisses der eigenen Persönlichkeit halten.
Damit eine persönliche Entwicklung stattfinden kann, müssen Sie sehr viel Mut aufbringen. Sie müssen die Bereitschaft aufbringen, Ihr Selbstwertgefühl bis zu einem gewissen Grad aufzugeben, damit Sie Vergleiche mit einer Vielzahl anderer Erfahrungen ziehen können, die eigentlich Ihre wirkliche Persönlichkeit geprägt haben. Dazu ist es nötig, daß Sie sich der Erinnerungsarbeit, die wir bereits beschrieben haben, unterziehen oder auf ähnliche Weise zu Ihrem für gewöhnlich blockierten Erinnerungsvermögen Zugang finden. Gleichzeitig ist es unerläßlich, daß Sie sich einer emotionalen Entwicklung auf dieselbe und oft schwierige Weise öffnen und sich Gefühle eingestehen, die Sie gewöhnlich unterdrücken, denn sie stören Ihre Vorstellung von sich selbst.
Wer sind Sie?
Sind Sie ein Mensch, der es verdient, geheilt und gesund zu werden, oder sind Sie jemand, der es verdient, krank zu bleiben? Und selbst wenn Ihre Krankheit der letzte natürliche Schritt in Ihrem Leben ist, ein Schritt auf einer positiven Reise in die Unendlichkeit, stellt sich die Frage, ob Sie ein Mensch sind, der auf diese neue Erfahrung mit Ablehnung reagiert oder der den Mut besitzt, sich der Ungewißheit des zukünftigen Lebens – sei es auch der Tod – zu öffnen, die Veränderungen, die das Leben selbst in uns bewirkt, zu akzeptieren und, wenn nötig, die Fähigkeit aufzubringen, sich in Unvermeidliches zu schicken?

Letztendlich stellt sich die Frage, ob Sie ein Mensch sind, der sich von seinem alten Selbstwertgefühl lösen kann und die Herausforderung der Krankheit dazu benutzt, um sich in ein neues Wesen zu verwandeln.

Der Tod
Bücher, die Gesundheit zum Thema haben, sollten den Tod nicht behandeln, aber wie bereits zu Beginn erklärt, ist unser Hauptanliegen die Suche nach einem gesunden Gleichgewicht, ohne sich auf das eine oder andere Extrem zu beschränken, das zu einem gestörten Gleichgewicht in unserem gesamten Organismus führt. Wenn wir also über Leben und Gesundheit sprechen, sollten wir auch über das Sterben nachdenken. Für manche Menschen bedeutet Krankheit eine vorübergehende Unterbrechung des normalen Lebens, die ihnen die Möglichkeit gibt, Überlegungen anzustellen und sich auf eine neue Phase im Leben vorzubereiten. Aber für andere ist Krankheit ein Pfad in die Ewigkeit. Wie ist Ihre Einstellung zum Tod?
Gegen den Tod anzukämpfen, so lange leben zu wollen, wie es uns lohnenswert erscheint, liegt natürlich in der menschlichen Natur. Aber den Tod zu verleugnen, jener Tatsache nicht ins Auge zu sehen, daß wir eines Tages, vielleicht sehr bald, diese endgültig letzte Erfahrung machen werden – diese Verleugnung kann der schwerwiegendste Fehler unseres Lebens sein.
Zu leben, weil man Angst vor dem Tod hat – das ist sicherlich die Hölle auf Erden. Wir alle fürchten uns vor dem Unbekannten, wir alle trennen uns äußerst ungern von dem, was wir besitzen – aber wenn die Angst vor einer zukünftigen Erfahrung unser gegenwärtiges Le-

bensgefühl untergräbt, dann ist die Angst vor dem Tod eine schwerwiegende Beeinträchtigung unserer Lebensfreude.

Wenn wir krank werden, werden wir uns, wie ich zuvor schon erwähnte, natürlich unserer Sterblichkeit bewußt, und Angst entsteht durch die Gedanken an einen möglichen Tod. Im Mittelpunkt dieser Furcht steht oft ein Denken, das den Tod nicht akzeptieren kann. Ein solcher Mensch empfindet sich als unsterblich, obwohl zumindest in physischer Hinsicht das Leben zeitlich begrenzt ist.

Wenn wir also krank werden und glauben, daß vielleicht unsere Zeit zum Sterben gekommen ist, haben wir die bedeutsame Möglichkeit, unser Selbstwertgefühl dahingehend zu verändern, daß wir die Realität des Todes annehmen und akzeptieren, daß unser Leben nicht ewig währt.

Mit dieser Annahme der Realität während einer Krankheit gewinnen Menschen oft einen neuen Sinn im Leben. Denn schließlich: Wenn Sie ständig in der Zukunft leben, immer nur auf die Zeiten, die vor Ihnen liegen, blicken, verpassen Sie die Erfahrungen der Gegenwart. Und Krankheit konfrontiert uns auf recht harte Weise mit der Tatsache, daß diese Zukunft vielleicht nie mehr stattfindet.

Ich behandle dieses Thema so ausführlich, weil ich während meiner Arbeit mit Kranken herausgefunden habe, daß der Heilungsprozeß am leichtesten vonstatten zu gehen scheint, wenn die Patienten sich von der Zukunft lösen und die eigene Sterblichkeit akzeptieren. Daraus resultiert eine Veränderung der Einstellung. Sie gibt den gegenwärtigen Erlebnissen Vorrang und legt weniger Wert auf die Zukunft.

In dieser Haltung entspannter Akzeptanz und doch vitaler Freude an der Gegenwart werden Genesung und Sterben dynamisch. Es ist ebenso wichtig, die richtige Einstellung zu Ihrem Tod wie zu Ihrer Genesung zu haben. Und ich hoffe, daß Sie die Übungen dieses Buches auch anwenden, wenn für Sie die Zeit zu sterben kommt, so wie sie Ihnen bei der Genesung behilflich waren.

Wenn Sie Ihre Aufmerksamkeit nun auf Ihre Atmung richten, was bemerken Sie? Hat mein Reden über den Tod Ihre Atmung beengt? Oder können Sie Ihren eigenen Tod akzeptieren?

In der Zwischenzeit sagt Ihnen Ihre Atmung, daß Sie leben. Bewegung ist Leben. Die ständige Bewegung, die das Ein- und Ausatmen bewirkt, und die ständige Bewegung, die Ihr Herz schlagen und Ihr Blut zirkulieren läßt, sind elementare Erfahrungen, daß Sie am Leben sind.

Unser nächstes Kapitel wird sich also mit der Beziehung beschäftigen, die zwischen Bewegung und physischer und psychischer Gesundheit herrscht. Geistige Aktivität und körperliche Bewegung sollten immer im Gleichgewicht sein. Wir haben nun wohl genügend Zeit mit der Erforschung von Begriffen verbracht. Wie wär's mit etwas Bewegung?

X. Vitalität und Lebenskraft

Wie in allen anderen Aspekten unseres Lebens spielt die Ausgewogenheit im Sinne von Bewegung und Ruhe eine entscheidende Rolle für unseren gesamten Gesundheitszustand. Sehr oft werden Menschen krank, weil sie sich ständig selbst zu hart und zu schnell antreiben, immer in Bewegung sind und nie eine Ruhepause einlegen, um ihrem Organismus Zeit zu geben, sich von fortdauerndem Streß zu erholen. Und umgekehrt sind viele Menschen zu wenig aktiv, meiden jegliche körperliche Bewegung, was zu Übergewicht führt. Sie verlieren die elementare Vitalität, die das Wesen der Gesundheit ausmacht.

Wenn wir also die Frage der optimalen Bewegung in Betracht ziehen – sowohl im gesunden wie im kranken Zustand –, sollten wir uns stets die Notwendigkeit der Ausgewogenheit vor Augen halten und uns nicht zu Übertreibungen hinreißen lassen.

Als Kinder waren wir Meister dieser Ausgewogenheit. Ihrem natürlichen Impuls folgend, bewegen Kinder ihre Körper beim Laufen oder Spielen bis an die Grenzen ihrer physischen Belastbarkeit. Aber Kinder wissen auch instinktiv, wann es Zeit dafür ist, eine Ruhepause einzulegen und zu entspannen.

Dieser fließende Übergang von Bewegung und Entspannung sollte auch unser Ziel sein. So kann man den Tag in mehrere Perioden der Aktivität und Ruhepausen einteilen.

Wir werden auch über Bewegungstherapien sprechen,

die Sie anwenden können, wenn Ihr Gesundheitszustand sich soweit gebessert hat, daß Sie Ganzkörper-Übungen ausführen können. Aber zunächst beschäftigen wir uns mit Bewegungsübungen, die Sie auch machen können, wenn Sie sehr krank sind. Als Einstieg in dieses Thema müssen wir uns mit der elementaren Frage beschäftigen, was Lebenskraft ist.

Wir alle wurden mit einer uns innewohnenden Lebenskraft geboren, die ein optimales Funktionieren unserer Energiestufen bewirkt und uns zeit unseres Lebens die Kraft gibt, unseren Bedürfnissen gerecht zu werden. In einer anderen Publikation habe ich ausführlich über diese Qualität der Lebenskraft geschrieben, denn sie ist die Antriebskraft für das Abenteuer Leben. In diesem Buch will ich die Lebenskraft nur im Zusammenhang mit dem Genesungsprogramm für Kranke beschreiben. Während Sie dieses Buch lesen, können Sie in Ihrem Körper-Geist-Gefühl einen gewissen Grad an Lebenskraft in sich spüren. Vor allem durch das Atmen können Sie das Niveau Ihrer Lebenskraft beeinflussen. Angst blockiert den freien Fluß der Lebenskraft durch Ihren Körper und drückt sich in gepreßter Atmung aus. Bewußte Bewegung fördert den Fluß der Lebenskraft, und Krankheit wird gewöhnlich als Verminderung der Lebenskraft empfunden. Wenn dieser Verlust an Lebenskraft unter den kritischen Punkt sinkt, kann der Tod eintreten. Wenn Ihre Lebenskraft zunimmt, befinden Sie sich auf dem Weg der Besserung.
Es ist also nötig, ganz gezielte Fragen zu stellen, wie man das Niveau der Lebenskraft im Körper heben kann. Als erstes ist zu klären, wie die physiologischen Parameter der Lebenskraft aussehen? Was bewirkt, daß wir uns schwach oder stark fühlen?

Das führt uns zur komplizierten Frage der Drüsenfunktionen, die von der Kapazität unserer Organe bestimmt werden, die Hormone, wie zum Beispiel das Adrenalin, in den Blutkreislauf befördern, was zur Aktivierung der Muskelbewegung führt, die wir mit physischer Kraft assoziieren. Und weil diese Organe durch Organe im Gehirn gesteuert werden und das Gehirn größtenteils durch unseren emotionalen Zustand beeinflußt wird, kommen wir wiederum zu der Erkenntnis, daß der Kern unserer Lebenskraft in unserem Selbstwertgefühl und den daraus resultierenden Denkgewohnheiten und emotionalen Reaktionen liegt.

Also sind wir wieder einmal bei der Frage des Selbstwertgefühls angelangt: So kann ein kleiner Mensch mit einem starken Selbstwertgefühl leicht einen großen Menschen mit einem schwachen Selbstwertgefühl besiegen.

Wenn Sie also im Bett liegen, sich schwach und niedergeschlagen fühlen und mit einem negativen Selbstwertgefühl belastet sind, das Sie als hilfloses Opfer einer Infektion sieht, untergraben Sie Ihr Niveau an Lebenskraft. Ihre gesamte Vitalität wird gehemmt, Ihr Heilungspotential sinkt auf ein Minimum; trotz der Anstrengungen Ihres Immunsystems, die Krankheit zu bekämpfen. Wenn das Selbstwertgefühl die Lebenskraft und Vitalität auf ein niederes Niveau drückt, wird der Heilungsprozeß blockiert.

Obwohl es viele subtile Stufen der Lebenskraft gibt, die sich in geistiger und emotionaler Hinsicht zeigen, wollen wir in diesem Zusammenhang die äußerlich erkennbaren Merkmale der Lebenskraft untersuchen, um die Beziehung zwischen muskulären Aktivitäten und Ihrer Lebenskraft zu erforschen.

Zum Beispiel ist Ihre Atmung in diesem Augenblick ein Ausdruck Ihrer Lebenskraft. Das gleiche gilt für Ihren Herzschlag. Legen Sie jetzt wieder eine Pause ein, schließen Sie nach dem Lesen dieses Absatzes die Augen und beobachten Sie nur die Bewegungen Ihres Körpers, während Sie ganz ruhig dasitzen oder -liegen. Hören Sie auf zu atmen und beobachten Sie, wie Ihre Lebenskraft diese lebenserhaltende Bewegung ausführt.

Sie sehen also, daß Sie nicht aufstehen und um den Block laufen müssen, um Bewegungen auszuführen, die Sie mit Ihrer Lebenskraft in Kontakt bringen. Sie können absolut unfähig sein, Bewegungen in Form von körperlicher Aktivität auszuführen, und doch die Bewegung Ihrer Muskeln beim Atmen spüren.
Und dies ist der Ausgangspunkt für die Anwendung der Bewegung, um Ihr Gefühl für die Lebenskraft zu steigern und Ihr Selbstwertgefühl dahingehend zu verändern, daß auch Ihre Vitalität und Ihr Heilungspotential gestärkt werden. Wenden Sie diese passive Bewegungsübung regelmäßig an, indem Sie Ihre Atmung beobachten.
Sobald Sie dieses »Beobachten der Bewegung« anwenden, werden Sie feststellen, daß sich Ihre Atmung verändert. Und in dieser natürlichen Veränderung, die aus der Kombination Ihrer unbewußten Atemgewohnheiten und der bewußten Konzentration auf Ihre Atmung entsteht, liegt eine der wesentlichen Techniken zur Steigerung der Lebenskraft.

Zehnte Lektion:
Bewegungs- und Atmungsübungen

Wir können nun eine andere Bewegungsebene in Ihrem Körper erforschen, die diesmal durch das bewußte Mitwirken Ihres Bewegungspotentials aktiviert wird. Einigen von Ihnen wird diese Übung nicht möglich sein, aber für die meisten kranken Menschen ist die nachstehende Übung anwendbar und von unschätzbarem Wert.

Beckentraining
Wenn wir atmen, bewegt sich das Becken nur ganz leicht, so daß wir die Atmung als Funktion des ganzen Körpers empfinden, da mit jedem Atemzug der Organismus mit Energie aufgeladen wird. Aber wenn wir krank oder verletzt sind, neigen wir dazu, die Beckenregion zu verkrampfen und den ungehinderten Fluß der Lebenskraft zu blockieren. Durch ein bewußtes Auflösen dieser verspannten Haltung kann gesteigerte Vitalität den Körper durchströmen.
Als erstes schließen Sie Ihre Beckenregion bewußt beim Atmen mit ein. Stellen Sie fest, ob dieser Körperteil sich lebendig oder tot, schwach oder stark anfühlt. Achten Sie besonders darauf, ob Sie eine Verbindung zu Ihrer Wirbelsäule und Ihren Beinen spüren oder ob Sie das Gefühl einer Losgelöstheit in der Beckenregion haben. Jetzt versuchen Sie zuerst sehr, sehr sanft Ihr Becken dazu zu ermutigen, sich beim Atmen leicht zu bewegen. Während Sie einatmen, wölben Sie Ihren Rücken ein

wenig und lassen Sie Ihr Becken auf natürliche Weise zurückkreisen. Beim Ausatmen lassen Sie Ihr Becken nach vorne sinken und unterstützen Sie diese Bewegung ganz sanft.

Während Sie das tun, öffnen Sie sich ganz dem angenehmen Gefühl dieser Bewegung. Ihre Atmung wird tiefer werden, Ihr Brustkorb dehnt sich und fühlt sich kräftiger an, und Ihr ganzer Körper scheint zu erwachen.

Führen Sie diese Übung nur einige Male aus, wenn Sie durch Ihre Krankheit in hohem Grad bewegungsunfähig sind. Aber versuchen Sie innerhalb Ihrer Grenzen regelmäßig mit den Muskeln Kontakt herzustellen, die Ihr Becken bewegen. Durch dieses bewußte Agieren können Sie ganz leicht eine Steigerung Ihrer Lebenskraft herbeiführen und die unbewußten Spannungen lösen, die Ihre Lebenskraft blockiert haben.

Und wenn Sie diese Beckenbewegungen einige Male ausgeführt haben, legen Sie eine Pause ein, entspannen sich völlig und beobachten, wie sich Ihr Körpergefühl durch diese Übung verändert hat.

Festzustellen, wie Ihre Lebenskraft sich durch Bewegung verändert, ist die zweite wesentliche Hälfte jedes Bewegungsprogramms. Wenn sich Ihr Selbstwertgefühl weiten soll, dann müssen Sie sich bewußt machen, wie diese neue Erfahrung Ihre Lebenskraft gestärkt hat. Und nur mit dieser neugewonnenen Einstellung zu Ihrer Lebenskraft werden Sie ein positiveres Selbstwertgefühl entwickeln, das auch dann Ihre Lebenskraft steigert, wenn Sie nicht bewußt Ihre Bewegungen steuern.

Sie werden bemerkt haben, daß diese Bewegungen des Beckens den Bewegungen beim sexuellen Akt ähneln, ebenso wie den Bewegungen, die aus Aggression und Wut entstehen. Lebenskraft bewirkt ein allgemeines muskuläres Verhalten im Körper, das sich dann je nach Ihrer momentanen emotionalen und persönlichen Situation unterschiedlich ausdrückt.

Exkursionen in die Sinnlichkeit
Wenn wir krank sind, neigen wir dazu, unsere Sinnlichkeit zu unterdrücken. Schmerz paßt nicht gut zu sinnlichem Vergnügen. Und Krankheit löst im Körper gewöhnlich kein Gefühl des Vergnügens aus.
Aber ich möchte diese Einstellung zur Sinnlichkeit und Krankheit gern umkehren, weil das Erwecken positiver Gefühle in Ihrem Körper – entweder durch die Bewegungen, die ich Ihnen zeige, oder durch Erinnerungen und Träumereien, die ein angenehmes Gefühl in Ihrem Körper hervorrufen – ein rapides Anwachsen Ihrer Vitalität und eine enorme Beschleunigung des Heilungsprozesses bewirken kann.
Die Bewegung des Beckens ist eine Möglichkeit, den Fluß positiver Energien durch den Körper zu stimulieren. Aber Sie können auch mit anderen Körperteilen sanfte Bewegungen ausführen, um bewußt mit diesen Regionen Verbindung aufzunehmen und ihnen Wohlbehagen zu vermitteln.
Natürlich müssen Sie die Bewegungen Ihrer physischen Verfassung anpassen, aber ich glaube, daß die meisten unter Ihnen Abwandlungen für die Bewegungsvorschläge finden werden, die ich hier unterbreite:

Rollen Sie den Kopf sanft von einer Seite zur anderen, und fühlen Sie diese Bewegung auf angenehme Weise. Führen Sie die Bewegung mit der Absicht aus, durch sie eine Steigerung des positiven Gefühls in der entsprechenden Körperregion herbeizuführen. Bewegungen des Kopfes können z. B. Verspannungen im Nacken lösen und gleichzeitig Ihren Gleichgewichtssinn fördern. Entspannen Sie den Unterkiefer, öffnen Sie den Mund, während Sie Ihren Kopf bewegen, und sagen Sie als Ausdruck des Wohlbehagens »Aaaaah«, wenn Sie wollen.

Öffnen Sie den Mund und atmen Sie tief ein, dann sagen Sie »Aaaah« und gähnen ganz spontan und herzhaft, wenn es Ihnen guttut. Das Gähnen ist eine natürliche Art, Spannungen im ganzen Körper zu lösen, und Menschen, die krank sind, sollten so oft wie möglich dazu ermutigt werden.

Bewegen Sie nur die Finger einer Hand, während der übrige Körper ganz entspannt bleibt. Dann heben Sie die Hand ein wenig, schütteln sie zunächst sanft und dann kräftiger, um die Spannung in den Fingern und im Handgelenk zu lösen. Tun Sie das mit beiden Händen, genießen Sie das Gefühl und wiederholen Sie die Übung mehrere Male am Tag, damit sich die Spannungen nicht in Ihren Händen aufstauen.

Spannen Sie nun die Zehen eines Fußes und bewegen Sie diesen Fuß soviel wie möglich, um den Knöchel von Verkrampfungen zu befreien. Spannen Sie den ganzen Fuß fest an, dann entspannen Sie ihn. Tun Sie dasselbe mit Ihrem anderen Fuß. Dann schütteln Sie ein Bein und entspannen sich. Schütteln Sie das andere Bein und entspannen Sie sich.

Versuchen Sie jetzt, Ihren Kopf fest zu schütteln, so als würden Sie »Nein« mit dieser Bewegung sagen. Und wenn Sie wollen, sagen Sie währenddessen laut: »Nein, nein, nein, nein!« Genießen Sie diesen Ausdruck, denn durch diese Bewegung verschafft sich die Lebenskraft kleiner Kinder Ausdruck, und sie wird in Ihnen eine spielerische, positive Stärke wecken. Nur zu oft fühlen wir uns, vor allem wenn wir bettlägerig sind, als Opfer und wagen nicht, etwas zu verneinen. Diese Bewegung wird Spannungen lösen, die durch Ihre Abhängigkeit entstehen.

Ich habe Ihnen einige Bewegungsvorschläge gemacht, die Sie sogar ausführen können, wenn Ihre Krankheit Sie ans Bett fesselt. Sie sollten jetzt mit dem Gedanken spielen, diese Bewegungen regelmäßig auszuführen, und zwar auf eine Weise, daß sie irgendwo in Ihrem Körper ein angenehmes Gefühl hervorrufen. Selbst wenn Sie erhebliche Schmerzen haben: Versuchen Sie, eine spezielle Bewegung oder eine Reihe von Bewegungen zu machen, die Ihrem Körper ein zeitweiliges Wohlbehagen vermitteln. Und lassen Sie nicht zu, daß Ihre negative Einstellung zur Krankheit in Form von absoluter Freudlosigkeit dieses Experiment mit Bewegungen blockiert. Schaffen Sie sich eine eigene Reihe von Bewegungen!

Die Kraft des Ausatmens
Eine weitere wirksame Technik, die Vitalität Ihres Körpers zu steigern, ist die richtige Nutzung ihres Atmungspotentials. Wie bereits zuvor erwähnt, führen Angst und Schwäche zu flacher Atmung hoch oben in der

Brust, wobei die Luft nach dem Einatmen angehalten wird. Was könnte geschehen, falls Sie das Gegenteil täten?

Wie alle Menschen, die Kampfsport betreiben, wissen, liegt im langsamen, kontrollierten Ausatmen die Kraft, während leere Lungen das Energiepotential im Körper aktivieren. Diese uralte Weisheit können Sie sofort anwenden, indem Sie folgende Übung machen:

Atmen Sie langsam durch den Mund aus, machen Sie dabei den leisen, kaum hörbaren Ton »Ahhh« in Ihrem Hals. Öffnen Sie Ihren Mund ganz weit, so als wollten Sie zubeißen. Das wird in Ihren Kaumuskeln ein Gefühl der Kraft hervorrufen.

Atmen Sie aus, bis keine Luft mehr in Ihnen ist. Straffen Sie Ihre Bauchmuskeln, um die Luft herauszupressen. Lassen Sie die Bauchmuskeln angespannt, während Sie bewußt das Gefühl, atemlos zu sein, genießen. Es wird Ihnen Tore zu gesteigerter Vitalität öffnen!

Dann, wenn Sie wirklich nach Luft hungern, entspannen Sie die Bauchmuskulatur und lassen Sie die Luft zwanglos in sich hineinströmen. Wenn Sie ganz tief eingeatmet haben – um Ihre Atmung auszugleichen –, halten Sie wieder einen Moment die Luft an. Dann atmen Sie wieder langsam durch den Mund aus, bleiben absolut atemlos, bis Sie nach Luft hungern, und atmen tief und kraftvoll durch die Nase ein.

Wiederholen Sie diese Atemübung vier- bis achtmal und entspannen Sie sich danach völlig. Atmen Sie ohne Anstrengung und beobachten Sie, wie Ihre Lebenskraft durch diese Übung gesteigert wurde.

Die ersten Male, wenn Sie diese Übung ausführen, kann es sein, daß Sie sich schwindlig fühlen oder ein wenig ängstlich sind, nicht genug Luft zu bekommen. Aber

führen Sie die Übungen so oft aus, bis Ihre konditionierten Reaktionen überwunden sind und Sie ein neues Gefühl Ihrer Lebenskraft gewinnen.
Ich empfehle, diese Übung während der ganzen Dauer Ihrer Krankheit mehrere Male jede Stunde zu machen, außer, Ihr Gesundheitszustand läßt es nicht zu. Übertreiben Sie die Übung nicht, indem Sie die Luft zu lange anhalten – führen Sie sie so aus, daß Sie sich dabei wohl fühlen, und sie wird wahre Wunder bewirken.
Falls Sie sich für ausführliche Informationen über die Lebenskraft interessieren, empfehle ich Ihnen andere Publikationen, die ich über dieses Thema veröffentlicht habe und die in der Bibliographie aufgeführt sind.
Aber die Grundvoraussetzungen sind leicht zu begreifen: Richten Sie Ihre Aufmerksamkeit bewußt auf Ihre Atmung und nutzen Sie die Kraft dieser kontrollierten Atmung wie eben beschrieben. Dann atmen Sie wieder ganz entspannt und normal weiter. Dieses Gleichgewicht zwischen kontrollierter Atmung und völlig freiem Atmen ist nötig, um den Zweck dieser Übung zu erfüllen.

Muskelkraft
Vor allem wenn Sie krank im Bett liegen, ist es äußerst wichtig, daß Sie regelmäßig Ihre Muskelkraft spüren. Sonst schwindet Ihr Selbstwertgefühl in dem Maße, wie Ihre Muskelkraft nachläßt. Ich empfehle daher das regelmäßige Training der verschiedenen Muskeln in Ihrem Körper, damit Sie ein Gefühl für Ihre Kraft bekommen, und auch, um den Spannungszustand der Muskeln zu erhalten.
Der Trick bei diesen Übungen ist die Verbindung der

Atmung mit der Kontraktion der Muskeln. Ballen Sie zum Beispiel eine Faust und atmen Sie langsam mit der »Kraft des Atmens« aus, die ich Ihnen eben erklärt habe. Und während Sie einatmen, entspannen Sie die Hand. Beim nächsten Ausatmen ballen Sie wieder die Faust. Und fühlen Sie die Kraft in Ihrer Hand und in Ihrem Becken, das, wie wir bereits festgestellt haben, das Zentrum der Kraft ist.

Führen Sie diese Spannungs-Lockerungs-Spannungs-Lockerungs-Übungen vier Atemzüge lang aus und entspannen Sie sich dann völlig. Spüren Sie, wie sich das Energieniveau in Ihrem Körper verändert hat?

Während Sie mit diesen Muskelkraftübungen experimentieren, werden Sie lernen, den richtigen Grad der Spannung anzuwenden, damit Sie sich nicht überanstrengen und ermüden. Passen Sie die Übungen Ihrem jeweiligen Gesundheitszustand an. Wenn Sie krank sind, werden Sie nur über wenig Lebenskraft verfügen, übertreiben Sie also die Übungen nicht.

Ihr Ziel ist zu fühlen, daß Sie noch über Kräfte in Ihrem Körper verfügen. Das wird Ihr Selbstwertgefühl steigern. Und diese Übungen stimulieren auch Ihren gesamten Organismus, um die Muskelkraft während der Krankheit zu erhalten.

Arbeiten Sie nach eigenem Gutdünken mit jedem Muskel Ihres Körpers, finden Sie die richtige Ausgewogenheit, Ihrem Gesundheitszustand entsprechend, und stärken Sie Ihr Gefühl der Lebenskraft!

Ausflüge ins Reich der Fantasie
Es gibt zwei grundlegende Wege, Ihre Fantasie zur Stimulierung Ihrer Kraft zu nutzen. Als erstes können

Sie mit Ihrem Erinnerungsvermögen in Zeiten zurückkehren, in denen Sie voller Lebenskraft waren. Nehmen Sie sich regelmäßig Zeit, sich an Ereignisse zu erinnern, als Sie vor Kraft sprühten. Wenden Sie dafür die Lektion der objektiven Vergangenheitsbewältigung als Grundtraining an und begeben Sie sich kraft Ihrer Fantasie auf Exkursionen in die Vergangenheit.
Beziehen Sie auch Ihre Jugendträume, einmal ein berühmter, mächtiger und erfolgreicher Mensch zu sein, mit ein. Schwelgen Sie in diesen Gefühlen, einmal ein vollkommener Superheld zu sein, die wir alle in unserer Jugend hatten.
Indem Sie sich an Zeiten erinnern, in denen Sie wirklich oder nur in der Fantasie stark und tatkräftig waren, stimulieren Sie Ihre Körperkräfte und gleichzeitig auf einer anderen Ebene die Muskulatur und Drüsenfunktion. Diese direkte Verbindung zu Zeiten, in denen Sie stark waren, wird Ihre Vitalität steigern und Ihr Immunsystem bei der wichtigen Aufgabe, das es zu erfüllen hat, unterstützen.

Vom Gehen
Wenn Ihr Gesundheitszustand es zuläßt, daß Sie aufstehen und umhergehen können, so nehmen Sie diesen Beitrag als Ansporn, es auch tatsächlich zu tun. Natürlich dürfen Sie dafür nicht mehr Energie aufwenden, als Ihnen zur Verfügung steht. Sie müssen sich Ihrer Energiereserven bewußt werden und dürfen Ihre Kräfte nicht verausgaben. Aber es ist ebenso wichtig, Ihre Energie durch Bewegung zu nutzen.
Gehen ist eine der besten Therapien. Menschen gehen. So, wie Vögel fliegen und Fische schwimmen, gehen

wir. Eine gewisse Zeit nicht zu gehen läßt Sie den Bezug zu Ihrem natürlichen Zustand verlieren. Regelmäßig im Freien spazierenzugehen ist sehr gesund.
Wenn Sie physisch nicht in der Lage sind, hinauszugehen und umherzuwandern, dann tun Sie es kraft Ihrer Fantasie und Ihres Erinnerungsvermögens. Denken Sie daran, daß allein bei der Vorstellung, Sie würden gehen, Ihre Muskeln auf einer subtileren Ebene reagieren und eine gesunde Stimulation des ganzen Körpers eintritt.

Ganzkörperbewegungstherapie
Wenn Sie in der Lage sind, eine regelmäßige Bewegungstherapie durchzuführen, dann gibt es verschiedene Möglichkeiten, die Sie nutzen können. Als erstes könnten Sie sich erkundigen, welche Yoga-Kurse in Ihrer Nähe abgehalten werden, denn Hatha-Yoga (Körperhaltung und Bewegung) ist eine der höchstentwickelten Techniken zur bewußten Körpererfahrung und in unzähligen Heilungsprozessen von unschätzbarem Wert. Für dieses Buch steht auch eine Kassette mit Yoga-Übungen zur Verfügung.
Jeder Mensch hat eine eigene Einstellung zu Bewegungstherapien. Manche hassen es, zu körperlicher Bewegung angehalten zu werden, weil sie früher in ihrem Leben negative Erfahrungen mit diesen vorgeschriebenen Übungen gemacht haben. Sollten Sie diese Ansicht teilen, dann erfinden Sie doch eigene Übungen!
Und für jene, die gern eine Anleitung haben, gebe ich nachstehend kurze Beschreibungen der Übungen, und Sie können mit Hilfe der verfügbaren Kassette die Bewegungstherapie zur Steigerung Ihrer Lebenskraft und Vitalität anwenden.

Schütteln: Stehen Sie entspannt und schütteln Sie kurz Ihre Hände. Heben Sie Ihre Arme in die Luft, bis Sie auf den Zehenspitzen stehen. Dann senken Sie die Arme, schütteln ein Bein, während Sie auf dem anderen Fuß stehen. Dann schütteln Sie das andere Bein.
Achten Sie bei diesen Übungen ganz bewußt auf Ihre Atmung, darauf, wie Sie sich verändert, damit Sie auch bemerken, wie Ihre Lebenskraft zunimmt und Ihr Selbstwertgefühl steigt.
Schütteln Sie jetzt den ganzen Körper, beide Füße bleiben auf dem Boden. Stoßen Sie irgendwelche verrückten »Aaaaah!«-Töne aus, während Sie den Kopf schütteln, und genießen Sie das Gefühl!

Springen: Gehen Sie vom Schütteln direkt zum Springen über. Öffnen Sie den Mund, stoßen Sie verrückte Töne aus und entspannen Sie die Schultern. Springen Sie im Kreis herum und dann in umgekehrter Richtung.

Ruhestellung der Lebenskraft: Bleiben Sie stehen, atmen Sie durch den Mund, bis Ihre Atmung sich beruhigt hat. Erweitern Sie dann Ihr Körperbewußtsein, indem Sie die erste Lektion dieses Buches anwenden: Atmung/Herzschlag/Gleichgewicht/Ganzkörper. Nach dem Springen werden Sie bestimmt Ihren Herzschlag spüren! Und im Stehen fühlt man das Gleichgewicht besonders stark. Versenken Sie sich schließlich ganz in Ihren Körper. Tun Sie das mit geschlossenen Augen. Öffnen Sie dann die Augen und sagen Sie: »Luft«, während Sie sich Ihrer Umgebung bewußt werden. Schließlich vervollkommnen Sie dieses Bewußtsein der Wirklichkeit, indem Sie »Erde« sagen und alles Irdische um Sie herum und unter sich einschließen. In diesem Zustand sind Sie eins mit der Gegenwart und Ihrer Kraft.

Beugen: Beugen Sie die Knie ein wenig, neigen Sie sich nach vorne, bis Ihre Hände flach auf dem Boden vor Ihnen liegen. Stellen Sie die Füße ziemlich weit auseinander und gerade hin. Atmen Sie in dieser Stellung tief durch und beobachten Sie, wie Ihre Lebenskraft in dieser Streß-Position rasch ansteigt. Achten Sie darauf, daß diese Übung ein Vergnügen bleibt und Sie bei ihr innerlich lächeln können.
Entspannen Sie jetzt Ihre Hände, schütteln Sie Hände und Arme, während Sie vornübergebeugt bleiben. Schütteln Sie auch den Kopf und geben Sie verrückte Töne von sich, während Sie die Zunge herausstrecken, um Spannungen in Ihrem Hals zu lösen.
Und jetzt richten Sie sich mit geschlossenen Augen langsam auf. Atmen Sie entspannt und beobachten Sie, wie diese Übung ihre Lebenskraft beeinflußt hat.

Laufkraft: Gehen Sie zunächst langsam im Zimmer umher, atmen Sie durch den Mund und beginnen Sie dann langsam, mit kurzen, leichten Schritten zu laufen, wobei Sie die Knie so hoch wie möglich anheben, damit Ihr Körper rasch mit Kraft versorgt wird.
Denken Sie daran aufzuhören, sobald Sie ermüden, und vermeiden Sie jegliche Übertreibung.

Freies Tanzen: Sie können Ihre Vitalität auf eine weitere, sehr angenehme Weise steigern: Legen Sie Ihre Lieblingsmusik auf und erlauben Sie Ihrem Körper, sich frei und ungezwungen zu bewegen, so lange es Ihnen Spaß macht.

Mit diesen Bewegungsübungen können Sie Ihren Körper rasch mit Lebenskraft versorgen und Ihre gesamte Einstellung zur Gesundheit bessern. Nur fünf Minuten sind nötig, um Ihre Vitalität zu steigern. Bleibt nur die Frage, ob Sie es auch tun...
Folgen Sie meinem Rat und zwingen Sie sich niemals zu Übungen. Wenn Ihre Gesundheit es erlaubt, sollten Sie mehrmals am Tag fünf Minuten Zeit für die Bewegungstherapie aufwenden. Aber wenn Sie keine Lust dazu haben, verbringen Sie diese fünf Minuten damit, sich dabei zu beobachten, wie Sie die Übungen nicht machen. Das wird Ihnen einen ziemlich klaren Einblick in die Teile Ihres Körpers verschaffen, denen Sie diese gesunden Bewegungen verwehren, indem Sie passiv mehrere Male am Tag diesen Prozeß verfolgen.
Wenn Sie Hilfe wollen, dann besorgen Sie sich eine Kassette, die Sie durch das Programm führt. Einer ermutigenden Stimme zuzuhören gibt uns oft die nötige Motivation, unsere Trägheit zu überwinden. Das zwanzigminütige Programm auf Kassette, das die Übungen zur Steigerung der Lebenskraft unterstützt, berührt auf angenehme Weise alle Aspekte dieser Therapie. Und vielleicht kennen Sie noch andere Programme, die Ihnen liegen.

Zusammenfassung: Bewegung ist Leben. Steife Gelenke und schlaffe Muskeln sind Ausdruck von blockierter oder reduzierter Lebenskraft. Überlegen Sie also, wie Sie sich mehr Bewegung verschaffen können.

Bewegung und Genesung
Nachdem Sie ein Bewegungsprogramm ausgeführt haben, entweder nur die Beckenatmung im Bett oder das ganze zwanzigminütige Programm, sind Sie vielleicht in einem so optimalen Zustand, daß Sie eine der Meditationsübungen ausführen, die Sie in diesem Buch gelernt haben.
Zum Beispiel können Sie einige Minuten lang die Übungen zur Straffung der Muskulatur anwenden, um dadurch engen Kontakt zu Ihrem ganzen Körper herzustellen. Dann gehen Sie über zur »Hand-Integration« und »direkten Konzentrationsübung«, um die gesteigerte Energie in den Körperteil zu leiten, wo sie gebraucht wird.
Nach der physisch anstrengenden Bewältigung eines Bewegungsprogramms legen Sie sich bequem hin und entspannen sich, während Sie beobachten, welche Erinnerungen in Ihnen aufsteigen, die Ihre Vergangenheits-Gegenwarts-Integration erweitern. Und da Ihr Körper sich nach der physischen Anstrengung besonders wohl fühlt, könnten Sie einfach ausprobieren, was passiert, wenn Sie das Wort »heilen« vier Atemzüge lang sagen und sich dann schweigend auf Ihr Inneres konzentrieren, um herauszufinden, wo in Ihrem Körper Heilung nötig ist.
Nachdem Sie alle Lektionen dieses Buches kennengelernt haben, werden Sie feststellen, daß Ihnen jedesmal, wenn Sie Ihre Aufmerksamkeit auf die Frage Ihres Gesundheitszustandes lenken, eine bestimmte Lektion in den Sinn kommt. Ich habe Ihnen eine Auswahl an Möglichkeiten, sowohl zur Aktivierung des Immunsystems als auch zur Bewegungstherapie gezeigt, und Sie können beide Techniken nach Ihrem Gutdünken mit-

einander kombinieren. Variieren Sie die Programme entsprechend dem gegenwärtigen Niveau Ihrer Lebenskraft. Das Niveau der Lebenskraft ist eine fortwährend wechselnde Variable des menschlichen Lebens. An manchen Tagen wachen wir auf und fühlen uns trotz guter Gesundheit völlig kraftlos. Aber manchmal, selbst wenn wir sehr krank sind, wachen wir mit einem ganz unerwarteten Gefühl der Lebensfreude auf. Ein Gespür für diese variable Lebenskraft zu entwickeln und die Grenzen unserer Belastbarkeit nicht zu überschreiten, ist, vor allem für Kranke, sehr wichtig.

Nachdem Sie nun neben Programmen zur Erweiterung des Selbstwertgefühls, der richtigen Diät und Bewegungstherapien verschiedene praktische Übungen zur Aktivierung des Immunsystems beherrschen, können wir ein Kapitel in Angriff nehmen, das manchen Menschen zu esoterisch ist, bei anderen jedoch tief im Inneren eine Saite zum Klingen bringt. Zum Zweck der Ausgewogenheit des gesamten Programms möchte ich Ihnen auch diese mehr spirituellen Aspekte zur schnelleren Genesung aufzeigen, damit Sie herausfinden können, ob Sie in diesen Übungen eine wertvolle Ergänzung und Erweiterung der bisher gelernten Lektionen finden. Diese Lehren basieren auf jahrhundertealten Erfahrungen und sollten in keinem Buch über Heilmethoden fehlen.

XI. Intuitive Aktivierungstechniken

Um das Thema der Aktivierung des Immunsystems abzurunden, möchte ich jetzt mit Ihnen die mehr spirituellen Methoden, die auf den vier wichtigsten Religionen basieren, betrachten. Diese Methoden wurden von mir ausgewählt, weil für ihre Anwendung im Heilungsprozeß kein theologischer Glaube nötig ist. Wenn Sie wollen, können Sie jede einzelne ausprobieren, um herauszufinden, wie sie Ihr Bewußtsein und ihre physische Kondition beeinflussen.

Die erste Methode stammt aus der amerikanisch-indianischen Kultur, deren Heilungsmethoden ich einige Zeit studiert habe. Sie basiert auf dem Glauben, daß die Heilkraft aus der Erde kommt, dem Ursprung allen Lebens. In unserer christlichen Kultur neigen wir dazu, die heilende Energie eher von »oben« als von »unten« zu erwarten, ganz im Gegensatz zu den meisten indianischen Kulturen. Für sie ist ganz eindeutig die Erde die lebensspendende und lebenserhaltende Kraft.

Die zweite Lehre stammt aus dem Taoismus und Zen-Buddhismus Chinas und Japans. Diese Glaubensgrundlagen waren für die Entwicklung meiner Programme äußerst wichtig. Es ist eine sehr pragmatische Methode, die überwiegend auf direkter Erfahrung beruht und weniger auf theoretischen Heilkonzepten. Dieser Lehre liegt die Erkenntnis zugrunde, daß das Leben ein Dahinfließen ist, an dem wir alle teilnehmen. Und da wir Teil dieser fortwährenden Strömung auf diesem Planeten sind, gibt es für uns keine Möglichkeit, aus unserer gegenwärtigen Situation auszubrechen, es sei denn, wir fügen uns zuerst in die Realität, in der wir leben. Erst durch die absolute Annahme der Realität können wir uns mit den Kräften der Natur verbinden und den Heilungsprozeß einleiten.

Diese Ansicht steht im Gegensatz zu unserer modernen westlichen Lebensanschauung. Wir lernen, daß Leben ein beständiger Kampf ist und daß wir gegen die negativen Kräfte ankämpfen müssen, um zu überleben. Mit dieser Einstellung behindern wir oft den Heilungsprozeß, denn sie führt zu einer Überaktivität des Verstandes und zur Verwirrung unserer Emotionen.

Die Taoisten und Zen-Buddhisten beginnen die Behandlung einer Krankheit durch absolute Aufgabe aller Bemühungen, der gegenwärtigen Situation entfliehen zu wollen. Nur durch die absolute Aufgabe aller Anstrengungen und eine vorurteilslose Annahme der Situation wird der Körper von Ängsten und Zwängen befreit, damit der Heilungsprozeß stattfinden kann.

Diese Betrachtungsweise wird »nirgendwohin gehen«, »nichts tun« genannt und kann äußerst wirkungsvoll zur Aktivierung des Immunsystems sein.

Die dritte Heilmethode kommt aus dem tibetanischen Tantra-Yoga, einer äußerst hoch entwickelten Lehre zur Integration von Verstand, Körper und Geist.

Bei dieser Methode lassen wir die Heilkräfte des Universums durch den Körper strömen, indem wir die »Licht-Meditation« anwenden. Dazu bedarf es der geistigen Sichtbarwerdung und des Körperbewußtseins, um die mächtige Erfahrung zu erleben, ganz von heilendem Licht durchdrungen zu sein. Viele Menschen wählen diese Methode, um ihren Heilungsprozeß zu beschleunigen. Sie können ausprobieren, ob sie Ihnen liegt.

Die vierte Methode knüpft an die christliche Tradition an. Um sie anzuwenden, brauchen Sie einen Freund, der Ihnen bei der Genesung behilflich sein möchte. Dieser Freund sollte zuerst wenigstens diesen Abschnitt des Buches lesen, damit er den Sinn der Übung versteht. Diese Methode ähnelt sehr der Lektion »Hand-Integration«, die Sie bereits gelernt haben. Diese Technik ist unter dem Begriff »Handauflegen« bekannt und wurde bereits von den ersten Christen entwickelt. Gehören Sie diesem Kulturkreis an, kann diese Methode für die Reaktivierung Ihres Immunsystems besonders wirkungsvoll sein.

Hunderte von Seiten könnten der Abhandlung jeder einzelnen Methode und den Kulturen, aus denen sie entstanden sind, gewidmet werden. Falls Sie sich intensiver mit diesen Themen befassen wollen, kann ich eine Liste der Publikationen erstellen, deren Lektüre Ihnen ein tieferes Verständnis für spirituelle Heilmethoden verschaffen wird. Aber für unsere Zwecke hier, die sich auf die Steigerung Ihrer körperlichen Kräfte zur beschleunigten Genesung konzentrieren, genügt die Anwendung dieser Methoden, ohne tieferes Studium der religiösen Hintergründe. Die Übungen selbst setzen die nötigen Kräfte frei, der theologische Hintergrund spielt dabei keine Rolle.

Sie werden feststellen, daß diese Techniken tatsächlich sehr viele Ähnlichkeiten mit den Lektionen aufweisen, die Sie bereits kennengelernt haben. Der Heilerfolg ist ausschlaggebend. Es gibt viele Wege, die zur Genesung führen, aber die Ausgangssituation ist immer dieselbe. Sie erweitern Ihr Bewußtsein, um sich von emotionalen Spannungen zu befreien. Dann konzentrieren Sie Ihre Aufmerksamkeit auf den Heilungsprozeß. Dadurch setzen Sie die in Ihnen wohnenden Heilkräfte frei, seien es nun rein biochemische Kräfte, wie manche von uns glauben, oder auch geheimnisvolle spirituelle Kräfte des Universums. Die wichtige Erkenntnis dabei ist nicht eine theologische oder wissenschaftliche Theorie: Von Bedeutung ist ausschließlich Ihre Bereitschaft, eine ideale geistige und körperliche Voraussetzung zu schaffen, in der Ihr natürlicher Heilungsprozeß optimal funktionieren kann. Dieses Ziel vor Augen, können wir nun die vier letzten Lektionen zur Aktivierung des Immunsystems lernen.

Elfte Lektion:
Meditationen zur Heilung

Für jede dieser vier Methoden sollten Sie zuerst die »Gegenwarts-Vier-Worte-Meditation« anwenden, um sich auf die Lektion vorzubereiten. Bei jedem Ausatmen sagen Sie »Atmung«, dann »Herzschlag«, dann »Gleichgewicht«, dann »Ganzkörper«. Und während dieser vier Meditationen achten Sie besonders darauf, daß Sie Ihre ganze Aufmerksamkeit auf die Atmung konzentrieren und Ihr Bewußtsein erweitern, um die Wirkung, die diese Meditation auf Sie ausübt, in Ihr Wahrnehmungsvermögen einzuschließen. Ohne diese bewußte Konzentration werden Ihre Gedanken abschweifen und Sie den Bezug zu der Kraft verlieren, die Sie während der Übung in Ihrem Körper fühlen werden.

Eins:
Erdheilung

Diese Übung kann allein praktiziert werden oder in Verbindung mit der »Hand-Integration« und der »direkten Konzentrationsübung«. Bei gleichzeitiger Anwendung empfiehlt es sich, die Lektion der »Erdheilung« vor die Lektion »Hand-Integration« zu stellen, damit Sie zuerst auf dem Rücken liegen (Aufnahme der heilenden Energie von oben) und dann auf dem Bauch (Aufnahme der heilenden Energie aus der Erde).
Für die »Erdheilung« liegen Sie entspannt auf dem Bauch, konzentrieren Ihre Aufmerksamkeit auf die Atmung, und dann tun Sie folgendes: Legen Sie eine

Handfläche an Ihre Stirn. Dann bedecken Sie mit der anderen Handfläche die erste Hand. Dann senken Sie den Kopf, bis er in Ihren Händen auf dem Boden liegt.

Wölben Sie den Nacken so weit, daß die Nase nicht den Boden berührt, und lassen Sie die Arme ganz entspannt daneben ruhen. Achten Sie darauf, daß Ihre Beine bequem liegen. Bewegen Sie sie, um Spannungen in den Muskeln zu lösen.

In dieser Position wiederholen Sie die Worte »Atmung, Herzschlag, Gleichgewicht, Ganzkörper«, um den Kontakt zur Erde herzustellen. Und danach sagen Sie bei jedem Ausatmen das Wort »heilen« einige Male und machen bewußt die einzigartige Erfahrung, die das Gefühl, die Erde unter sich zu spüren, in Ihnen auslöst, während Sie weiterhin auf Ihre Atmung achten. Erwarten Sie nicht, daß irgend etwas »passieren« wird. Durch diese Art der Genesungsarbeit werden Sie völlig neue Erfahrungen machen, die Sie nie zuvor hatten. Deswegen würden Erwartungen (die aus einer Projektion vergangener Erlebnisse auf die Zukunft bestehen) dem Zustand, den Sie anstreben, entgegenwirken. Ihre Atmung wird Sie mühelos in Erfahrungsbereiche führen, für die Sie aufnahmebereit sind, wenn Sie sich in dieser Körperhaltung den natürlichen Gefühlen und der Energie öffnen, die Ihren Körper durchströmen. Die Erde ist ein mächtiges elektromagnetisches Kraftfeld, und die wissenschaftlichen Erkenntnisse über dieses Kraftfeld sind äußerst mangelhaft. Mit dieser Meditation öffnen Sie sich jeglicher lebensspendenden Energie, die aus der Erde in Ihren Körper strömt, falls Sie dafür aufnahmebereit sind. Außerdem erreichen Sie in dieser Position einen Zustand absoluter Entspannung und spüren die Energieimpulse in Ihrem Körper. Ohne darüber nachzudenken, lassen Sie etwas mit sich geschehen, und dieses natürliche Empfinden genügt, um Ihre Heilkräfte zu stimulieren. Über ein tieferes Wissen der Wirkungsweise dieser Methode verfügen wir nicht. Aber wir wissen, daß sie sehr effektiv sein kann. Nachteilige Wirkungen sind nicht bekannt.

Nach vielleicht acht bis zehn Atemzügen in dieser Position können Sie sich wieder Gedanken oder Vorstellungen öffnen, die in Ihnen entstehen. Wenn Sie währenddessen konzentriert weiteratmen, können Sie dabei lohnende Erkenntnisse gewinnen, die Ihnen bei Ihrer Lebensplanung behilflich sein können.

Nach Beendigung der Meditationsübung öffnen Sie langsam die Augen, setzen Sie sich auf und nutzen die Erfahrung, die Sie eben gemacht haben, zur Unterstützung Ihres allgemeinen Heilungsprozesses. Selbst wenn Sie sehr krank sind und im Bett liegen, kann diese sehr empfehlenswerte Meditationsübung praktiziert werden.

Zwei:
Annahme (Nirgendwohin gehen, nichts tun)

Für diese Meditationsübung setzen oder legen Sie sich bequem hin und führen die »Gegenwarts-Vier-Worte-Meditation« aus. Dann, mit geschlossenen Augen, sagen Sie einfach zu sich selbst: »Nirgendwohin gehen«, während Sie ausatmen. Lassen Sie sich in das Gefühl fallen (schieben Sie alle Gedanken an die Zukunft beiseite), daß Sie keinerlei Verpflichtungen, irgendwohin zu gehen, haben, sich nicht einmal bewegen müssen. Sie haben die Freiheit, sich völlig zu entspannen, jegli-

chen Druck abzuwerfen, der unser Leben bestimmt und uns ständig zwingt, irgendwo sein zu müssen.
Und mit dem zweiten Ausatmen sagen Sie: »Nichts tun«, um das Gefühl in Ihnen zu stärken, daß in diesem bestimmten Augenblick gar nichts von Ihnen gefordert wird – keine Handlung, keine Arbeit. Sie sind absolut frei, nichts zu tun, nirgendwohin zu gehen, nur Sie selbst zu sein, friedlich in der Gegenwart zu leben.
In dieser Verfassung können sich chronische Angstzustände lösen, ständige Spannungen abgebaut werden. Dabei kann Ihren Körper ein plötzlicher Energieschub durchströmen oder sich ein warmes Gefühl der Weite und Liebe ausbreiten. Natürlich kann auch scheinbar nichts geschehen. Die Zen-Meditation ist kein spektakuläres Erlebnis, sondern vermittelt eher ein Gefühl der absoluten Harmonie mit dem natürlichen Lebensfluß, in dem es keinen Kampf, aber Teilnahme gibt.
Das ist ein Zustand, in dem Sie nicht nur Ihre eigene Verfassung akzeptieren, sondern der auch eine Veränderung Ihrer Einstellung herbeiführen kann, so daß Sie das Gefühl haben, vom ganzen Universum akzeptiert zu werden. Sie sind in Ordnung, so wie Sie sind, und müssen keine Anstrengungen unternehmen, akzeptiert zu werden.
In unserer Kindheit werden wir allzu oft darin bestärkt, »etwas zu tun« und nicht darin, »wir selbst zu sein«. Diese Art der Erziehung konditioniert uns dazu, ständig etwas zu tun, und wenn wir plötzlich nichts tun, fühlen wir uns ängstlich, unbehaglich und unsicher.
Diese Zen-Meditation bewirkt das entgegengesetzte Gefühl: die Hingabe und Annahme des Unvermeidlichen. Und dieses Gefühl steht so oft in direktem Zusammenhang mit dem Wendepunkt in der Krankheit eines

Menschen. Bis diese Annahme eintritt, behindern Ängste und Spannungen fortwährend die Genesung. Aber wenn Sie einmal entspannen, Ihre gegenwärtige Situation absolut akzeptieren und sich dem öffnen, was Ihnen geschieht, können Wunder eintreten. Neue Möglichkeiten offenbaren sich plötzlich, weil Sie die Dinge in einem anderen Verhältnis zueinander sehen und eine veränderte Einstellung zu sich selbst gewonnen haben. Diese »Annahme-Meditation« ist äußerst einfach, so simpel, daß viele Leute sie ablehnen. Lassen Sie sich davon nicht täuschen.
Als abschließenden Schritt können Sie auch, wenn Sie während dieser Meditation den Wunsch dazu haben, das Wort »heilen« als drittes Stichwort zu sich selbst sagen und das Wort einfach in Ihrem Organismus nachklingen lassen, ohne irgendwelche Erwartungen damit zu verknüpfen. Achten Sie dabei fortwährend auf Ihre Atmung und lassen Sie sich durch Ihr Atmen tief in diese absolut wundervolle Erfahrung führen.

Drei:
Licht-Meditation

Sie können sich die Grundbegriffe dieser Meditationsübung entweder einprägen und Sie ganz allein durchführen oder die Hilfe eines Freundes oder einer Kassette in Anspruch nehmen.
Legen Sie sich bequem hin, vorzugsweise auf den Rücken, und schließen Sie die Augen, wenn Sie wollen. Lassen Sie Ihren Atem völlig frei und zwanglos ein- und ausströmen.
Fühlen Sie Ihren Körper auf dem Bett oder Boden und stellen Sie fest, wo Ihr Körper tatsächlich den Unter-

grund berührt, damit Sie mit der Erde unter sich einen Kontakt herstellen.

Rollen Sie einige Male Ihren Kopf von einer Seite zur anderen, um die Nackenmuskulatur zu entspannen. Öffnen Sie den Mund und sagen Sie leise »Aaaah«, während Sie den Kopf bewegen. Vertiefen Sie Ihre Atmung währenddessen.

Atmen Sie jetzt völlig aus, und halten Sie einen Augenblick die Luft an, ehe Sie zwanglos wieder einatmen. Wenden Sie diese Atemtechnik einige Male an. Ausatmen, anhalten, einatmen, anhalten, ausatmen, anhalten, einatmen, und so weiter.

Dann lassen Sie Ihrer Atmung wieder völlig freien Lauf. Je nach Lust und Laune öffnen Sie dabei den Mund und gähnen ein paarmal. Spannen und strecken Sie dabei Ihren Körper, damit sich alle Verkrampfungen lösen.

Massieren Sie nun Ihr Gesicht ein wenig, während Sie weiterhin leise Töne ausstoßen und restliche Spannungen in Ihrer Atmung und Ihrem Körper lösen.

Entspannen Sie sich jetzt völlig. Steuern Sie Ihre Atmung nicht mehr bewußt. Fühlen Sie, wie Ihr Körper atmet. Wie Ihr Herz schlägt. Fühlen Sie Ihren ganzen Körper, wie er auf dem Bett oder Boden liegt, in absoluter Ruhe.

Und jetzt stellen Sie sich vor, wie ein sanftes, warmes, wundervolles Licht in Ihren Körper strömt, von den Fußsohlen aufwärts. Fühlen Sie, wie Ihre Füße sich mehr und mehr mit diesem Licht anfüllen, bis Sie mit diesem warmen, reinen Licht verschmelzen.

Erlauben Sie nun diesem Licht, aus der unerschöpflichen Quelle des Universums weiter durch Ihren Körper zu fließen. Fühlen Sie, wie sich Ihre Beine mit diesem Licht füllen, warm und vibrierend, wie es mit einer liebenden, vitalen Energie durch Ihren Körper strömt. Mit jedem Atemzug fließt mehr Licht in Ihren Körper, bis auch Ihre Beine mit diesem Licht verschmelzen. Entspannen Sie Ihren Unterkiefer und Ihre Zunge und lassen Sie mit jedem Atemzug mehr und mehr Licht in Ihren Körper strömen.

Fühlen Sie, wie diese wundervolle, heilende Energie hell in Ihre Beckenregion fließt und Ihr kreatives, sexuelles Zentrum mit warmem vibrierenden Licht füllt.

Und fühlen Sie, wie diese Energie in Ihr Becken, das Kraftzentrum Ihres Körpers, strömt und diese Region mit reinem, warmem, heilendem Licht ausfüllt.

Fühlen Sie das Licht von Ihren Füßen die Beine hoch in Ihren Unterleib fließen, dann weiter das Rückgrat entlang und durch Ihren Bauch, wie dieses wundervolle Licht Sie ausfüllt, bis Sie vor heilender Energie erstrahlen.

Und dann fühlen Sie, wie dieses Licht Ihre Brust ausfüllt, Ihre Atmung durchströmt, so daß Sie mit jedem Atemzug dieses Licht ein- und ausatmen. Lassen Sie das Licht in Ihr Herz fließen, damit Ihr Blut diese strahlende heilende Energie durch Ihren ganzen Körper pumpen kann.

Und lassen Sie Ihre Schultern und Ihren Nacken von diesem Licht durchdringen, fühlen Sie, wie es mühelos mit jedem Atemzug durch die Wirbelsäule, in Ihre Zunge, Ihr Gesicht, Ihre Augen fließt und schließlich Ihr Gehirn mit reinem Licht und heilender Energie füllt.

Entspannen Sie sich völlig, während diese Energie und das Licht mühelos Ihren Körper durchströmen und heilende Energie in jede Zelle Ihres Körpers tragen. Fühlen Sie, wie dieser Lichtfluß mit jedem Atemzug

Ihre Krankheit fortträgt und Ihnen neue Vitalität und Gesundheit bringt.
Wenn Sie dazu bereit sind, können Sie Ihre Augen öffnen, während Sie bewußt weiteratmen und sich dem Gefühl hingeben, von einem unermeßlichen Strom heilenden Lichts durchflossen zu werden.
Und wenn Sie dazu bereit sind, können Sie diese Lektion beenden, das Licht in Ihrem Körper bewahren und mit jedem neuen Atemzug zu Ihrer Heilung beitragen.

Diese Übung der geistigen Sichtbarwerdung ist eine der wichtigsten, die beim Tantra zur Selbstheilung angewendet wird, und findet auch in der christlich orientierten Heilkunde Verwendung. Bei Behandlungen mit dieser Methode wurden physiologische Veränderungen im Körper festgestellt, die die Wirkung dieser Meditationen beweisen. Obwohl ich diese Übung erst jetzt in unserem Programm anbiete, hoffe ich, daß Sie ihr dieselbe Wichtigkeit beimessen wie den vorher gezeigten. Vor allem dann, wenn Sie sich von einer Stimme durch dieses Experiment führen lassen, ist es eine der wundervollsten Meditationen!

Vier:
Handauflegen

Wenn wir fragen, ob wir uns selbst heilen müssen oder ob wir die Heilung jemand anderem überlassen können, möchte ich jedesmal tief durchatmen und folgende Anregungen zum Verständnis des Heilungsprozesses geben: Es ist wahr, daß Sie sich selbst heilen müssen. Aber gleichzeitig brauchen wir jede Hilfe, die wir von Freunden bekommen können! Zwischen inneren und äußeren Heilmethoden muß kein Konflikt entstehen, denn in Wirklichkeit existiert keine Trennung zwischen Ihrer inneren und äußeren Welt. Schließlich strömt die Luft, die Sie atmen, fortwährend von außen nach innen. Und auch zwischen Ihnen und einem Freund muß nicht notwendigerweise eine Trennung bestehen.

Ihr Freund sollte die verschiedenen Heilmeditationen dieses Buches erst selbst kennenlernen, um in Einklang mit unserer Auffassung über Heilung zu kommen. Vor allem die Übung »Hand-Integration« sollte einige Male ausprobiert werden, ehe Sie das »Handauflegen« praktizieren.

Der erste Schritt dabei ist für Sie beide die »Gegenwarts-Vier-Worte-Meditation«, damit Sie eine übereinstimmende Zeit-Raum-Harmonie erlangen.

Dann legen Sie sich beide auf den Rücken und führen die »Hand-Integration« aus, um Ihre Hände auf Ihre Körper einzustimmen.

Danach setzt sich Ihr Freund neben Sie, atmet im selben Rhythmus wie Sie einige Male ein und aus, um die Zeit-Raum-Harmonie zu vertiefen.

Und jetzt legt Ihr Freund eine Hand auf jenen Teil Ihres Körpers, der heilende Kräfte benötigt. Halten Sie dabei die Augen geschlossen, damit Ihre ganze Aufmerksamkeit auf den Kontakt zwischen Hand und Körper gerichtet wird. Sagen Sie beide einige Male das Wort »heilen«, während Sie ausatmen. Atmen Sie dann ganz zwanglos, und öffnen Sie sich den Empfindungen, die diese Übung in Ihnen weckt.

Als allgemeine Empfehlung gilt, diese Lektion nicht mit übertriebener »Ernsthaftigkeit« durchzuführen. Wenden Sie sie vielmehr mit Leichtigkeit, sogar spielerisch an, damit Ihre Einstellung frei von Erwartungen und Ängsten bleibt. Mit dieser Übung kommen Sie mit einer sehr alten Heiltradition in Berührung. Wahrscheinlich haben Sie über Heilmethoden wie diese allerhand Geschichten gehört, die voller Vorurteile und Aberglauben waren.

Ich schlage deshalb vor, daß Sie mit dieser Übung ganz zwanglos umgehen und sich den Erfahrungen öffnen, die Sie dabei erleben, ohne falsche Assoziationen zu entwickeln. Im Grunde genommen handelt es sich um eine einfache Konzentrationsübung. Sie beide helfen Ihrem Körper, die Heilkraft auf den Bereich zu konzentrieren, wo sie benötigt wird. Das ist der unschätzbare Wert dieser Übung.

Oft spüren Menschen, wie heilende Energie von der Hand des Helfers in den Körper der kranken Person strömt. Manchmal fließt auch spontan die Erfahrung aus der letzten Lektion, der »Licht-Meditation«, in dieses »Handauflegen« ein, und man spürt den wundervollen Lichtstrom im Körper.

Bei allen Übungen kann man herrliche Erfahrungen machen. Ich rate Ihnen nur, nicht zu versuchen, etwas »geschehen zu lassen«.

Statt dessen hoffe ich, daß Sie verstehen, wie klug es war, diese vier speziellen Heilmeditationen in einem Kapitel zusammenzufassen. Denn gemeinsam ergeben sie ein »Ganzes«. Jede Übung fügt der gesamten spirituellen Heilerfahrung eine Dimension hinzu und stellt die Ausgewogenheit der Methoden zueinander her. Sie können diese vier Lektionen als eine Einheit betrachten und nacheinander anwenden. Wenn kein Freund verfügbar ist, können Sie natürlich die Lektion der »Hand-Integration« als vierte Meditationsübung anwenden, denn sie ist, so gesehen, Ihre eigene Version des »Handauflegens«.

Abschließend möchte ich noch bemerken, daß oft während dieser Meditationen sehr starke Emotionen an die Oberfläche drängen. Öffnen Sie sich bitte stets diesen emotionalen Strömen, denn sonst »stören« Sie Ihre Meditation. Emotionale Heilung ist gleichbedeutend mit physischer Heilung, wie wir bereits gesehen haben, und gewöhnlich erfolgt zuerst der emotionale Ausbruch und dann die emotionale Heilung. Unterdrücken Sie also Ihre Gefühle nicht. Öffnen Sie den Mund und lassen Sie Ihren Gefühlen freien Lauf. In der alten christlichen Religion gab es auch die Form der »Teufelsaustreibung«, in welcher die »Emotional-Release-Technik« eine primäre Funktion hatte, die zwar mit esoterischen Bedeutungen überlagert war, aber grundsätzlich den emotionalen Heilprozeß anregte, der dann zur geistigen und physischen Genesung führte. Lassen Sie also die Dämonen heraus! Bei dieser »Emotional-Release-Arbeit« ist mir nie ein wirklicher Dämon begegnet, aber ich habe erlebt, wie dieser »Emotional Release« wahre Wunder bewirkte, nachdem der Ausbruch vorüber war und die Gefühle sich wieder beruhigt hatten.

XII. Überleben im Krankenhaus

Niemand geht gern ins Krankenhaus, aber es gibt Zeiten, da ist eine derartige Situation unvermeidlich. Und wenn Sie dann in einem Krankenbett flach auf dem Rücken liegen, ist es ratsam, über Ihre Situation nachzudenken und das Beste daraus zu machen.
Ich muß gestehen, daß ich nie in einem Krankenhaus behandelt wurde, über diese Erfahrung also nicht aus persönlicher Sicht berichten kann. Aber ich habe mit Hunderten von Menschen während ihres Krankenhausaufenthalts gesprochen und Einblick in ihre Situation gewonnen, indem ich ihnen geholfen habe, diese Zeit zu überwinden. Daher hoffe ich, daß die in diesem Kapitel aufgeführten Ratschläge einen Beitrag dazu leisten, daß Sie mit der ungewohnten Umgebung, den fremden Menschen, der aufgezwungenen Behandlung durch Ärzte und Pflegepersonal besser zurechtkommen.
Krankheit erzeugt Angst, und ein Krankenhausaufenthalt steigert diese Angst. Wir alle wissen, daß viele Menschen ins Krankenhaus eingeliefert werden und dort sterben. Dieser Tatsache müssen wir ins Auge sehen und dürfen die Erkenntnis nicht ins Unterbewußtsein verdrängen, wo sie zu einem großen emotionalen Aufruhr führen würde.
Um die Angst im Krankenhaus zu überwinden, rate ich Ihnen, offen darüber zu sprechen. Ich war einst Geistlicher und arbeitete für eine große Kirche, ehe ich mich wieder weltlichen Dingen widmete. Während dieser Zeit bestand meine Hauptaufgabe in der Betreuung der

Krankenhauspatienten. Dabei stellte ich fest, daß allein das Gespräch über ihre Ängste Spannungen in den Patienten löste, die eben durch diese Angst in ihrem Inneren entstanden waren. Allzu oft versuchen Patienten, ihre Angehörigen und Freunde nicht durch den Ausdruck negativer Gefühle zu beunruhigen. Aber ich empfehle gerade das Gegenteil. Ihre Freunde befinden sich in einer besseren Situation als Sie, also lassen Sie sie einen Teil Ihrer emotionalen Last tragen. Sie wollen, daß Sie wieder gesund werden, und sie sollten verstehen, daß Sie schneller und gründlicher genesen, wenn Sie die Möglichkeit haben, über Ihre Ängste und Sorgen zu sprechen.

Ich habe oft freiheraus einen Patienten gefragt, ob er glaubt, sterben zu müssen. Dieses verbotene Thema einem Kranken gegenüber anzuschneiden mag rücksichtslos erscheinen, aber es bewirkte genau das Gegenteil. Der Patient war erleichtert, daß jemand ihm endlich die Frage stellte, die ihn zutiefst quälte. Und wenn das Gespräch vorüber, die Tränen vergossen und der Zorn verflogen waren, fühlte sich der Patient unendlich erleichtert. Das ist das Wundervolle am Freiwerden von blockierten Gefühlen – es schafft Erleichterung!

Versuchen Sie also in dieser schwierigen Situation nicht, den Starken zu spielen. Zeigen Sie statt dessen Ihre Schwäche, bringen Sie Ihre Befürchtungen und Sorgen zum Ausdruck, befreien Sie sich davon. Das ist der beste Weg zur Genesung. Und wenn gewisse Freunde Ihnen diese Hilfe verwehren, können Sie auf deren Besuch verzichten. Sie brauchen Menschen, die Ihren Heilungsprozeß unterstützen und nicht ihn behindern.

Intakte Beziehungen zur Umwelt
Wie bereits des öfteren erwähnt, ist Krankheit oft ein Ausdruck gestörter Beziehungen zur Umwelt. Wenn Sie im Krankenhaus liegen, sollten Sie sich ganz bewußt öffnen und Kontakt zu anderen Menschen herstellen, falls Ihre Energie dafür ausreicht. Aber meiden Sie dabei das übliche Rollenverhalten, denn es ist ermüdend und meist nutzlos, sich hinter einer Maske zu verbergen.
Versuchen Sie statt dessen, Ihre Atmung zu beobachten, wenn jemand bei Ihnen ist, und bleiben Sie in Verbindung mit Ihren tieferen Gefühlen, während Sie sich unterhalten. Lassen Sie den gegenwärtigen Moment Ausgangspunkt für eine tiefgründigere Unterhaltung sein, auch wenn dies zunächst nur mit den Augen geschieht. Seien Sie ehrlich. Diese Ehrlichkeit wird ungeahnte Energien durch Ihren Körper strömen lassen. Wagen Sie es, den Menschen Ihre Gefühle zu zeigen, auch wenn Sie sich schlecht fühlen. Wir machen uns oft selbst krank, indem wir ehrliche Anteilnahme abblocken und uns somit von der nährenden Energie menschlichen Mitgefühls ausschließen.
Wenn Sie über längere Zeit hinweg keinen Besuch bekommen, können Sie einige der Erinnerungsübungen absolvieren, die Sie bereits gelernt haben, und sich an Menschen erinnern, die Ihnen in der Vergangenheit nahestanden, um eine zwischenmenschliche Beziehung herzustellen, die den Heilungsprozeß unterstützt.
Und wehren Sie sich nicht gegen Selbsterkenntnisse, mit denen Sie unweigerlich konfrontiert werden, wenn Sie über Ihr gesellschaftliches Rollenverhalten nachdenken, Ihre Lebensweise betrachten, um herauszufin-

den, auf welche Weise Sie die Beziehung zu anderen Menschen selbst behindert haben.
Ich kann hier keine längere Diskussion über die zwischenmenschlichen Bedürfnisse beginnen, aber dieser Faktor ist von großer Wichtigkeit für die Gesundheit eines Menschen. Wenn wir von anderen isoliert leben, neigen wir dazu, unsere Vitalität einzubüßen. Menschen sind ebenso soziale Wesen wie Individuen. In einer gesunden Beziehung zu anderen blühen wir auf. Wenn Sie glauben, damit Probleme zu haben, verweise ich auf das Buch, das ich über dieses Thema geschrieben habe: »Einander finden«.

Einstellung zum Krankenhaus

Krankenhauspatienten neigen dazu, sich als Opfer zu betrachten. Und in den meisten großen Krankenhäusern werden wir wie hilflose abhängige Wesen behandelt. Unser normales Gefühl der Unabhängigkeit wird uns plötzlich genommen. Wir legen sogar unsere gewöhnliche Kleidung und unsere persönlichen Angewohnheiten ab und werden gezwungen, Behandlungen über uns ergehen zu lassen, die wir unter normalen Umständen als quälend empfinden.
Ich habe mich oft gefragt, was aus einem gesunden Menschen werden würde, der plötzlich zwangsweise in ein Krankenhausbett gesteckt wird und sich der Krankenhausroutine für eine Woche oder zwei unterwerfen muß. Diese Erfahrung allein ist schon ein Schock. Mit ihr müssen Sie sich bewußt auseinandersetzen, damit sie nicht zusätzlich Ihre Gesundheit belastet.
Im Krankenhaus sind Sie nur von Krankheit umgeben. Der Geruch allein erinnert Sie an Krankheit, und ge-

wöhnlich ist das Essen nicht sehr appetitanregend und gesundheitsfördernd. Die Ärzte begegnen Ihnen mit jener Überheblichkeit, die im Umgang mit Menschen unvermeidlich ist, die den ganzen Tag im Bett liegen und hilfesuchend zu ihnen aufblicken. Gezwungenermaßen geht im Krankenhausbetrieb Ihre Individualität und Bedeutung verloren. Sie nehmen einfach nur den Platz eines anderen kranken Menschen ein, der vor Ihnen in diesem Bett gelegen hat, und nach Ihnen wird wieder jemand dieses Bett belegen. Vom Krankenhauspersonal eine andere Einstellung zu erwarten ist unrealistisch. Auch diese Menschen geben in einer schwierigen Situation nur ihr Bestes.

Wie werden Sie also mit der Krankenhausumgebung fertig, die Sie ständig in eine kranke, schwache, hilflose Rolle zwingt? Versuchen Sie als erstes, gesunde Kontakte zur Umwelt herzustellen, zu anderen Patienten, zum Pflegepersonal und zu den Freunden, die Sie besuchen.

Als zweites sollten Sie sich mit verschiedenen Übungen beschäftigen, um Ihr Gefühl der Lebenskraft und Verantwortung zu stärken und um Widerstand gegen die Unterdrückung, der Sie ausgesetzt sind, aufzubauen. Machen Sie so viele Übungen wie möglich, auch wenn diese nur aus leichtem Muskeltraining bestehen. Essen Sie so gut wie möglich. Und setzen Sie sich bewußt mit Ihren Ängsten und Sorgen auseinander.

Auch während Sie im Krankenhaus liegen, haben Sie Gelegenheit, Ihre inneren Welten zu erforschen. Bestehen Sie den Ärzten gegenüber darauf, so wenig schmerzstillende und sedierende Medikamente wie möglich verabreicht zu bekommen, um einen klaren Kopf zu bewahren. Nutzen Sie Ihren Geist zur Stärkung

des Selbstwertgefühls und Unterstützung des Heilungsprozesses. Unterhalten Sie sich selbst, indem Sie innerlich auf Reisen gehen und Übungen ausführen.
Von großem Wert hierfür wäre ein Walkman-Tonband, das Sie nach Lust und Laune hören können. Wie bereits erwähnt, ist klassische und andere entspannende Musik sehr hilfreich. Und wenn Sie wollen, können Sie die verschiedenen Programme auf Kassette, die am Ende des Buches aufgelistet sind, anwenden. Eine Stimme, die Sie professionell und liebevoll durch die Lektionen führt, ist von großem Wert für die Erhaltung des Selbstwertgefühls in einer derart schwierigen Lage.
Vor allem werden Ihnen die Erinnerungsübungen nützlich sein, die Sie in Ihre Vergangenheit zurückführen, und wenn Sie regelmäßig wieder den Kontakt zur Gegenwart für einige Atemzüge lang herstellen, damit Sie Ihr Körpergefühl nicht verlieren, können Sie den Heilungsprozeß wesentlich unterstützen.
Bewußt gesteuerte Wachträume bieten eine Möglichkeit, kraft Ihrer Fantasie aus der bedrückenden Umgebung zu fliehen. Nachstehend beschreibe ich einen dieser Ausflüge in die Fantasie, der nur als Beispiel dafür dienen soll, wie Ihre Träume den Geist vorübergehend beleben können und somit Ihrem Körper eine wunderbare physische Entspannung gewähren und gleichzeitig sinnliches Vergnügen bereiten.

Zwölfte Lektion:
Bewußt gesteuerte Wachträume

Wie immer können Sie sich diese Übungen einprägen und ohne fremde Hilfe machen, oder Sie lassen sie sich von einem Freund vorlesen oder benutzen das Kassettenprogramm zur Unterstützung. Diese Lektion der bewußt gesteuerten Wachträume können Sie buchstäblich Hunderte von Malen absolvieren, und jedesmal wird Ihnen die Fantasie in Verbindung mit Ihren unterschiedlichen Gefühlen und Stimmungen ein einzigartiges Erlebnis bescheren. Diese Übung kann auch medikamentöse Schmerzbehandlung teilweise ersetzen.
Entspannen Sie sich zunächst und schließen Sie die Augen, wenn Sie möchten. Beobachten Sie Ihre Atmung und lassen Sie die Luft zwanglos ein- und ausströmen.
Fühlen Sie Ihren Körper auf dem Bett, strecken Sie sich ein wenig, wenn Sie Verspannungen spüren. Entspannen Sie sich dann völig.
Und stellen Sie sich jetzt vor, Sie gehen draußen im strahlenden Sonnenschein spazieren. Sie sind allein, fühlen sich ganz entspannt und genießen die Schönheit der Natur. Die Luft strömt rein und erfrischend mit jedem Atemzug in Ihre Lungen.
Und vor sich entdecken Sie einen kleinen See, dessen stille blaue Wasseroberfläche am Ufer von grünem Gras gesäumt ist. Sie gehen an den Rand des Wassers und erfreuen sich an dem Anblick schwimmender Enten.
Ein kleines Ruderboot liegt am Ufer vertäut; Sie zie-

hen Ihre Schuhe aus, waten durchs Wasser zum Boot und steigen ein. Weit und breit ist kein Mensch zu sehen, Sie sind allein und können tun, was Sie wollen.
Dann rudern Sie über den See und genießen dabei die Bewegung Ihrer Muskeln. Wenn Sie wollen, ziehen Sie Ihr Hemd aus und fühlen die angenehm streichelnde Wärme der Sonne auf Ihrer Haut.
In der Mitte des Sees hören Sie auf zu rudern und lehnen sich völlig entspannt zurück. Über den strahlend blauen Himmel ziehen einige weiße Wolken.
Eine sanfte Brise treibt Ihr Boot langsam auf das gegenüberliegende Ufer zu. Die einzigen Geräusche, die Sie hören, sind das Singen der Vögel und das leise Plätschern des Wassers gegen die Bootswand.
Lassen Sie Ihren Gedanken freien Lauf; Erinnerungen steigen zwanglos in Ihnen auf, während Sie die warmen Sonnenstrahlen und das zarte Streicheln der Brise auf Ihrer Haut spüren.
Plötzlich stößt das Boot sanft gegen das Ufer, und Sie wachen auf. Reglos bleiben Sie noch eine Weile sitzen, betrachten das grüne Gras am Seeufer und die sanft ansteigenden Hügel dahinter. Ein unendliches Gefühl der Zufriedenheit durchströmt Sie. Dann erwacht neue Energie in Ihrem Körper, und Sie möchten die Straße entlangwandern, die vom See wegführt. Also steigen Sie aus dem Boot, ziehen sich Ihre Schuhe an und spazieren über die Landstraße.
Ihre Beine fühlen sich kraftvoll an. Sie beginnen, eine Melodie zu summen, zu pfeifen, oder Sie singen vielleicht fröhlich vor sich hin, um Ihre gegenwärtigen Glücksgefühle auszudrücken. Die Landschaft ist still und friedlich, vereinzelt sehen Sie Tiere, aber keine Menschen halten sich so weit außerhalb der Stadt auf.

Alle anderen müssen arbeiten, nur Sie haben frei, sind im Urlaub und können tun, was Sie wollen.
Sie fühlen so viel Energie in Ihrem Körper, daß Sie anfangen zu laufen. Leichtfüßig, beinahe schwebend folgen Sie der Straße.
Dann kommen Sie an den Fuß eines Hügels, die Straße steigt an, Sie werden langsamer, gehen dann kräftig ausschreitend zwischen Bäumen hindurch den Hügel hinauf. Über Ihnen zwitschern die Vögel, die leichte Brise streicht über die Blätter und das Gras.
Auf dem Hügel angekommen, spüren Sie Ihr Herz kräftig schlagen. Sie können nun weit über das Land sehen, und Sie erfreuen sich am goldenen Licht der untergehenden Sonne am Horizont. Die Farben sind so strahlend, so wunderschön, daß Ihnen einen Augenblick der Atem stockt. Sie haben das Gefühl, als könnten Sie die Farben einatmen.
Schließlich gehen Sie den Abhang auf der anderen Seite hinunter. Der Weg führt in sanften, weiten Windungen hinab, und Sie beginnen wieder zu laufen, fühlen sich dabei so leicht, als könnten Sie schweben. Schlagen Sie mit den Armen, als wären es Flügel, und plötzlich fliegen Sie leicht und gewichtslos dahin, sausen über den Boden, steigen höher und höher, fliegen über die Wipfel der Bäume.
Noch nie haben Sie ein derart herrliches Gefühl gehabt, während Sie auf die wunderschöne Landschaft hinabschauen, den Wind auf Ihrem Gesicht fühlen und gewichtslos fliegen, wohin Sie wollen.
Schließlich wählen Sie einen Platz zum Landen aus, gleiten anmutig hinab. Ihre Füße berühren den Boden, und Sie genießen das Gefühl, wieder auf der Erde zu sein. Dann gehen Sie weiter und fragen sich erstaunt, ob

Sie wirklich geflogen sind oder Sie es sich nur eingebildet haben.

Und weiter vorne sehen Sie ein Haus, Ihr Haus, irgendein Haus, das Ihnen gefällt, und Sie gehen erwartungsvoll darauf zu. Ein Fest wird dort gefeiert; Sie hören fröhliche Stimmen. Und als Sie das Haus betreten, werden Sie freudig von Freunden begrüßt, die sich erkundigen, wie Ihr Spaziergang war.

Ein großartiges Mahl ist angerichtet. Gemeinsam mit Ihren Freunden nehmen Sie am Tisch Platz und genießen die herrlichen Speisen und erfrischenden Getränke. Leise Musik tönt aus einem anderen Zimmer, schweigend und genußvoll widmen Sie sich gemeinsam mit Ihren Freunden der köstlichen Mahlzeit.

Dann werden die Gläser erneut gefüllt. Jemand erzählt eine Geschichte, die Sie sehr lustig finden. Sie versuchen zunächst, Ihr Lachen zu unterdrücken, aber bald brechen Sie in herzhaftes Gelächter aus, in das alle einstimmen.

Das Dessert wird aufgetragen, eine Köstlichkeit, die den Genuß dieser Mahlzeit abrundet. Bei angenehmer Unterhaltung haben Sie Zeit, die Speisen zu verdauen.

Dann legt jemand Tanzmusik auf, und Sie fühlen, wie der Rhythmus Ihren Körper durchströmt. Sie stehen auf und gehen in das andere Zimmer, um mit Ihren Freunden zu tanzen.

Die Musik ist Ihre Lieblingstanzmusik, und Ihr Körper fühlt sich so kräftig und anmutig an, daß Sie mühelos, wie in Ekstase dahintanzen. Ihre Freunde lächeln Ihnen zu und klatschen zum Rhythmus der Musik in die Hände. Schließlich hören alle auf zu tanzen, und Sie sitzen gemütlich am Kamin, beobachten die Flammen und lassen Ihre Gedanken schweifen.

Dann ist es Zeit, zu Bett zu gehen. Einige der Gäste verabschieden sich, um nach Hause zu fahren, andere ziehen sich in die Gästezimmer Ihres Hauses zurück, und Sie gehen in Ihr Schlafzimmer.
Sie lassen das Badewasser einlaufen, legen Ihre Kleider ab und genießen den friedlichen Abschluß eines wunderschönen Tages. Sie steigen in die Wanne, entspannen sich völlig im warmen Wasser, während Ihre Gedanken ziellos umherwandern.
Dann trocknen Sie sich langsam ab und spüren dabei, wie wundervoll sich Ihre Haut anfühlt. Sie gehen ins Schlafzimmer und schlüpfen endlich unter die Bettdecke.
Sie werden merken, ob jemand bei Ihnen im Bett ist oder ob Sie allein sind – warten Sie ab, was geschieht.
Völlig entspannt und zutiefst zufrieden mit dem Verlauf dieses Tages schließen Sie die Augen und versinken in Schlaf.
Träume kommen. Großartige, wilde, wunderschöne Träume, die Sie in ihren magischen Bann ziehen und davontragen.

Und jetzt, wenn Sie bereit dazu sind, können Sie diesen abenteuerlichen Wachtraum beenden und die Augen, falls Sie möchten, wieder öffnen.
Diese gesteuerten Wachträume haben offensichtlich den Sinn, Ihnen ein wunderbares Erlebnis zu vermitteln, eine Abwechslung zur täglichen Krankenhausroutine. Und im Gegensatz zu den früheren Übungen dienen sie primär dazu, Ihnen eine vergnügliche Ruhepause von der bewußten Aktivierung Ihres Immunsystems zu bieten. Es gibt Zeiten, da ist es einfach wunder-

voll, alles beiseite zu schieben und sich solchen Wachträumen hinzugeben. Denn auch hierbei suchen wir die Ausgeglichenheit, dieses Mal zwischen den bewußten eigenverantwortlichen Maßnahmen zur Selbstheilung und den ebenso wichtigen Perioden, in denen wir jede Verantwortung ablehnen und dem reinen Vergnügen nachgeben.

Ich hoffe, daß Sie sich regelmäßig diesen Wachträumen hingeben, vor allem, wenn Sie im Krankenhaus liegen. Der eigenen Fantasie zu folgen ist sicherlich unterhaltsamer, als fernzusehen, und dient außerdem der Anregung Ihrer Muskeln und der völligen Entspannung Ihres Körpers.

Ich hoffe, daß Ihr Aufenthalt im Krankenhaus auch Ihrer persönlichen Entwicklung dient und daß diese Empfehlungen Ihnen über die schwere Zeit im Krankenbett etwas hinweghelfen.

XIII. Genesungsgeschichten

Haben Sie sich in der Vergangenheit jemals selbst geheilt? Konnten Sie je erfolgreich – mit oder ohne Hilfe eines Arztes – Ihren normalen Gesundheitszustand wiederherstellen und Ihre Vitalität zurückgewinnen?
Natürlich haben wir alle uns schon viele Male selbst geheilt. Tatsächlich findet dieser Heilungsprozeß fortwährend in jedem Körper statt. Wir sind von gefährlichen Bakterien und Viren umgeben, die in unseren Körper eindringen und sich dort festsetzen wollen.
Aber die Kräfte unseres Immunsystems arbeiten ununterbrochen daran, diese Eindringlinge zu identifizieren, sie abzukapseln und aus unserem Organismus zu entfernen, ehe sie Schaden anrichten können.
Und wenn eine Infektion die Herrschaft im Organismus übernimmt, arbeitet unser Immunsystem auf Hochtouren, um den Heilungsprozeß einzuleiten und die Genesung herbeizuführen.
Viele Menschen sind jedoch in einem Gefühl der Hilflosigkeit gefangen und glauben nicht an die Möglichkeit einer Selbstheilung. In ihrer Kindheit wurde ihre Einstellung zu Krankheit und Genesung geprägt, in der sie sich als hilflose Opfer fühlen, die nur der Arzt heilen kann.
Was ich Ihnen in diesem Abschnitt über Genesungsgeschichten mitteilen möchte, ist eine Erkenntnis, die **Ihr Bild von sich als »Selbstheiler« stärkt.** Dazu bedarf es wiederum der Rückkehr in Ihre Erinnerungen und der Erforschung Ihrer vergangenen Erfahrungen mit der

Selbstheilung. Sie können sich entweder allein mit den Erinnerungen an diese alten Krankheiten und Verletzungen, von denen Sie sich erholten, beschäftigen, oder einem Freund von diesen Erfahrungen erzählen, um den Erinnerungsprozeß an Ihre Selbstheilung zu intensivieren. Oder Sie können, wie ich es für dieses Buch getan habe, Ihre eigenen Genesungsgeschichten aufschreiben. Schreiben ist manchmal ein wirkungsvolles Mittel, sich Erinnerungen ins Gedächtnis zurückzurufen und damit das Bild von sich positiv zu beeinflussen.

Der erste Schritt in diesem Prozeß, Genesungsgeschichten wieder aufleben zu lassen, ist die Erinnerung an einen Menschen, der in der Kindheit bezüglich Krankheit und Heilungsprozeß einen starken Einfluß auf Sie ausübte. Die meisten von uns hatten früher einen besonders herausragenden Lehrer, jemanden, dessen Klugheit uns zutiefst beeindruckte. Sich an diesen Einfluß bewußt zu erinnern kann sehr lohnenswert sein. Umgekehrt kann es natürlich sein, daß Sie vielleicht von einem Menschen mit sehr negativer Einstellung zur »Selbstheilung« beeinflußt wurden, und es wäre ratsam, sich auch dieses Einflusses bewußt zu werden, damit Sie davon Abstand nehmen können.
Blicken Sie in Ihre Kindheit zurück, um zu erforschen, woher Ihre spezifische Einstellung zur Selbstheilung stammt.
Danach öffnen Sie sich ganz den Erinnerungen an Ihre Kindheit, als Sie krank waren oder sich verletzt hatten. Erleben Sie das Ereignis noch einmal, damit Ihnen bewußt wird, daß Sie sich selbst geheilt haben.
Lassen Sie die Erinnerungen ganz willkürlich aufstei-

gen, und falls sie etwas verschwommen sind, macht es nichts aus. Kehren Sie Tag für Tag zu diesen Erinnerungen zurück, bis sie klar und deutlich Ihr Bewußtsein durchdringen. Oft verursachen alte Krankheitserlebnisse bestimmte Erwartungen, die Ihre gegenwärtige Meinung von sich als »Selbstheiler« negativ beeinflussen. Holen Sie also diese alten Erfahrungen ans Tageslicht und betrachten Sie sie kritisch, damit Sie sich davon befreien können.
Vergegenwärtigen Sie sich so viele Erinnerungen an Heilungsprozesse wie möglich und erforschen Sie sie gründlich. Sie werden darin ein ungeheures Reservoir an Emotionen, Einsichten und lohnenswerten Erfahrungen finden!
Ich warne Sie allerdings wieder davor, Ihre gegenwärtige Lebenskraft zu überschätzen, indem Sie sich dazu zwingen, zu viele Erinnerungen auf einmal bewältigen zu wollen. Bleiben Sie sich während der ganzen Zeit Ihrer Atmung bewußt, und wenn Sie müde werden, gönnen Sie Ihrem Geist eine Ruhepause. Führen Sie die »Vier-Worte-Meditation« durch, um in die Gegenwart zurückzukehren, und fahren Sie mit Ihren »Genesungsgeschichten« erst fort, wenn Sie sich erholt haben. Um Ihren Erinnerungsprozeß einzuleiten, möchte ich Ihnen einige meiner Geschichten erzählen.
Indem ich diese persönlichen Erfahrungen in meinem Buch verarbeite, möchte ich Ihnen einige Quellen meines Verständnisses für den menschlichen Heilungsprozeß zeigen. Diese direkten Einblicke in meinen eigenen Heilungsprozeß warfen ebensoviel Licht auf die Funktionsfähigkeit des Immunsystems wie meine wissenschaftlichen und psychologischen Studien und Forschungsarbeiten. Hoffentlich gewinnen Sie durch das

Nachdenken über Ihre eigenen Heilerlebnisse Erkenntnisse, die Ihnen zu besserer Gesundheit und gesteigerter Vitalität verhelfen.

Eine einflußreiche Persönlichkeit
Während meiner Kindheit auf einer Ranch im amerikanischen Westen war ich von Menschen mit den unterschiedlichsten Einstellungen zur Selbstheilung umgeben. Am stärksten beeinflußte mich mein Großvater, ein kluger alter Mann, der mit der Natur und den Elementen im Frieden lebte und dadurch eine dem Zen-Glauben ähnliche Einstellung dem Leben gegenüber hatte.
Er war ein kleiner Mann in einer rauhen Welt, und er hatte gelernt, seine Lebenskraft auf eine Weise zu nutzen, daß er mit einem Minimum an Aufwand ein Maximum erreichte. Er war sich der Auswirkung der Atmung auf seine Lebenskraft bewußt und teilte dieses Wissen gern dem kleinen Jungen mit, der ihm überallhin folgte und unaufhörlich Fragen stellte.
Er lehrte mich auch, auf die Atmung eines Pferdes zu achten. Auf diese Weise stellte er fest, ob das Pferd ängstlich, ruhig, unsicher, gefährlich oder zuverlässig war. Und indem er mich auf die Atmung des Pferdes aufmerksam machte, brachte er mich in den bewußten Kontakt mit meiner eigenen Atmung und meinen Emotionen.
In der Nähe der Ranch gab es keinen Arzt, und das Krankenhaus war eineinhalb Stunden entfernt. Also mußte ich schon früh Verantwortung übernehmen und Verletzungen möglichst vermeiden. Mein Großvater war nur zweimal im Krankenhaus, einmal mit fünfund-

sechzig, als ein Pferd ihn trat und ihm das Bein brach, und das zweitemal, als er im Sterben lag und seine Kinder den unverzeihlichen Fehler begingen, ihn ins Krankenhaus zu bringen, wo er starb. Abgesehen von diesen beiden Malen war er eigentlich nie krank.
Mit viel Humor wies er auf den Unterschied zwischen seinen Pferden und Kühen und den Menschen hin. Tiere werden sehr selten krank, während Menschen beinahe regelmäßig erkranken. Seine Erklärung dafür hat mich mein Leben lang begleitet: Tiere sorgen sich nicht um die Zukunft oder grübeln über die Vergangenheit nach. Menschen machen sich mit ihren Sorgen selbst krank.
Sein Rezept für eine gute Gesundheit war das Leben in der Gegenwart; die Vergangenheit möglichst zu vergessen und die Zukunft für sich selbst Sorge tragen zu lassen.
Wenn ein Tier krank wurde, wies Großvater darauf hin, wie dieses Tier instinktiv auf seine Krankheit reagierte: Es versuchte, sich irgendwo an einem ruhigen Ort zu verkriechen, wo man es in Ruhe ließ, damit der Heilungsprozeß einsetzen konnte. Das Tier verweigerte auch jede Nahrungsaufnahme, bis es sich entweder selbst geheilt hatte oder einen würdigen Tod fand.

Der Unfall

Als ich fünf Jahre alt war, ging ich eines Nachmittags mit meinem großen Bruder aufs hintere Feld, um ein totes Huhn zu begraben. Ich war sehr aufgewühlt über den Tod dieses Huhns, das ich schon als Küken gehätschelt hatte und das gerade von einem streunenden Hund getötet worden war. Ich hatte gesehen, wie der Hund es totbiß, und war in einem gefühlsmäßigen Aufruhr und weinte Zornestränen.

In diesem Zustand tat ich etwas sehr Dummes: Ich trat vor, um zu sehen, wie tief das Loch war, das mein Bruder aushob, und er traf mich mit der Schaufel an der Stirn.

Zuerst dachte meine Mutter, ich sei schwer verletzt, und man brachte mich blutüberströmt ins Krankenhaus. Aber ich hatte Glück im Unglück, die Wunde war nicht lebensgefährlich, ich heilte mich selbst und wurde bald wieder gesund.

Nach ein paar Tagen bat mich mein Großvater, ihm die ganze Geschichte zu erzählen. Das tat er immer mit Menschen, die sich auf der Ranch verletzten, und ich lernte von ihm den Wert dieser Therapie: Indem ich ihm von dem Trauma berichtete, erlebte ich es neu und weinte, als ich mich an den Schmerz, den Schock und die Angst erinnerte.

Aber als ich die Geschichte zu Ende erzählt hatte, fühlte ich, wie mein Kopf plötzlich wieder klar wurde. Ich hatte mich von dem Trauma befreit. Der emotionale Heilungsprozeß hatte eingesetzt, und so blieb mir eine langwierige emotionale Verdrängung erspart.

Großvater glaubte auch nicht daran, daß es so etwas wie Unfälle gibt. Während ich ihm die Geschichte noch einmal erzählen mußte, erkannte ich tatsächlich, daß der Unfall nicht zufällig passiert war. Ich hatte eindeutig einen emotionalen und gedanklichen Fehler begangen und mich deswegen verletzt. Indem ich mir die tatsächlichen Fakten des »Unfalls« vor Augen führte, erkannte ich, daß ich die Verantwortung dafür trug, daß ich mit der Schaufel verletzt worden war. Unbewußt hatte ich meinem Bruder für die Verletzung die Schuld gegeben, denn er hatte mit der Schaufel hantiert. Hätte ich über dieses Erlebnis nicht nachgedacht und nicht erkannt, was wirklich geschehen war, hätte diese Fehleinschätzung meine Beziehung zu meinem Bruder wahrscheinlich nachhaltig beeinträchtigt. Aber durch das Gespräch mit Großvater erkannte ich die wahren Hintergründe dieses »Unfalls«, und diese Erkenntnis half mir auf meinem weiteren Lebensweg.

Der Sturz mit dem Pferd von der Klippe
Es war ein klarer Frühlingsmorgen, der Duft von Salbei und Wacholder hing schwer in der Luft, als ich auf meinem Pferd schnell eine enge Schlucht hinaufritt. Beide waren wir erfüllt von dieser wilden Energie, die ein Leben in der freien Natur so oft kennzeichnet.
Ich setzte hinter einem Rind her, das sich von der Herde entfernt hatte. Mein Vater hatte gleichzeitig die Verfolgung des Rindes aufgenommen, mir aber dann bedeutet, die Verfolgung aufzunehmen und das Rind zurückzubringen. Es war eine jener väterlichen Gesten, damit der Sohn seine Fähigkeiten unter Beweis stellen konnte. Während ich mein Pferd die Schlucht hinaufritt, war ich also völlig in Cowboy-Fantasien gefangen. Es war ein halsbrecherischer, wilder Ritt, über Felsbrocken und dornige Büsche, höher und höher die Schlucht hinauf. In dem Verlangen, das Rind zur Herde zurückzubringen, damit mein Vater mich vor allen anderen Cowboys auszeichnete, überanstrengte ich mein Pferd.
Wie von Sinnen jagte ich schreiend dem Rind hinterher, damit ich es umrunden und zur Herde zurücktreiben konnte. Ich befand mich in einem Zustand höchster Euphorie, die durch physische Überanstrengung her-

vorgerufen und von meiner eigenen Fantasie beflügelt war. Die arme Kreatur floh in panischer Angst vor dem schreienden Monster hinter sich und stürzte über eine steil abfallende Felswand in das darunterliegende Flußbett.

Und ich jagte blindlings hinterher und stürzte samt Pferd ebenfalls in den Abgrund, der sich so unerwartet vor mir aufgetan hatte.

Was für ein Sturz! Als ich dieses Erlebnis ein paar Tage später Großvater erzählte, erinnerte ich mich daran, daß ich nur für den Bruchteil einer Sekunde Schrecken und Furcht empfand – und mein Verstand dann sofort begriff, daß ich sterben würde, daß dies das Ende meines Lebens war.

Mit dieser Erkenntnis überfiel mich eine außerordentliche Euphorie, die weit jenes Gefühl übertraf, das ich bei der Verfolgung des Rindes empfunden hatte. Jetzt folgte ich dem Tier in das Flußbett hinab, dem Ende allen Lebens entgegen. Während ich Großvater die Geschichte erzählte, traten auch ihm die Tränen in die Augen, da er sich an ähnliche Erlebnisse erinnerte.

Und plötzlich endete die Euphorie des freien Falls mit dem Aufklatschen von Pferd, Junge und Rind auf Wasser und Schlamm. Wir hätten uns für den Sturz über die Felswand keinen geeigneteren Platz aussuchen können, um zu überleben. Wir landeten in ungefähr dreißig Zentimeter tiefem Wasser, unter dem weicher Schlamm lag. Unglücklicherweise fiel das Pferd auf meinen Oberschenkel und Bauch, sprang nach Überwindung des ersten Schocks auf und lief davon.

Ich lag lange, halb betäubt und verwirrt, im Schlamm und war mir nicht sicher, ob ich noch lebte oder tot war und in einem Himmel gelandet war, der naß war und ziemlich stark nach Kuhmist und abgestandenem Flußwasser roch.

Dann hörte ich etwas, richtete mich auf und sah Vater in rasendem Galopp das Flußbett heraufreiten. Er hatte aus der Ferne beobachtet, wie ich mein Pferd über den Abgrund getrieben hatte, und mußte auf Umwegen zu mir hinunterreiten. Mit grenzenloser Erleichterung sah er dann, daß ich noch lebte.

Meine Cowboy-Euphorie hatte sich in Schmerz und Schuldgefühle verwandelt, aber gleichzeitig kam ich mir sehr heldenhaft vor und genoß das Gefühl, durch dieses Unglück Zugang zu der tiefen Liebe meines Vaters zu mir gefunden zu haben. Nach einem halbstündigen Ritt auf dem Pferd meines Vaters wurde ich zum Krankenhaus gebracht. Die achtzig Meilen dorthin fuhr mein Vater wie ein Rennfahrer, und wir haben beide glücklicherweise diese Fahrt zum Krankenhaus überlebt.

Im Krankenhaus stellten die Ärzte fest, daß ich schwere innere Verletzungen und Blutungen hatte, die nicht operabel waren. Man konnte mir nur schmerzstillende Mittel verabreichen und beten, daß ich gesund werden würde. Ich erinnere mich noch gut an mein Erstaunen, daß die Ärzte nichts tun konnten. Bis dahin war ich fest davon überzeugt gewesen, daß sie jede Krankheit heilen könnten, und war tatsächlich wütend auf sie, weil sie mir nicht helfen konnten.

Dieses Gefühl der Hilflosigkeit und des gleichzeitigen Wissens, daß niemand mir helfen konnte, daß ich mich von innen heraus heilen mußte, habe ich mein ganzes Leben nicht vergessen, vor allem, weil Großvater mir half, die Situation zu verstehen. Meine Eltern und Freunde beteten zu Gott, daß er auf seine wunderbare

Weise eingreifen und mein Leben retten möge. Aber Großvater sagte mir, daß ich mich selbst heilen müsse. Er riet mir, einfach nur ruhig dazuliegen und auf meine Atmung zu achten, damit ich mich völlig entspanne. Dann sagte er, ich müsse meinen ganzen Körper spüren und den Heilungsprozeß in mir ungehindert wirken lassen.
Das tat ich, und ich wurde wieder gesund.
Und diese Erfahrung war der Anfang für jene Heiltechnik, die ich in der ersten Lektion erläutert habe. Natürlich hat Großvater die Technik, den Bezug zur Gegenwart herzustellen, nicht erfunden, denn diese Weisheit ist in allen Kulturen zu finden. Aber nur allzu oft sind Kranke unfähig, sich von ihren Sorgen zu befreien, die oft die eigentliche Ursache der Erkrankung sind. Indem ich Sie mit dieser alten Weisheit vertraut mache, will ich Ihnen helfen, aus eigener Kraft gesund zu werden.
Jetzt verstehen Sie sicher, daß Lektion eins, zwei und drei ein volles tägliches Programm zur Erschließung dieses alten Wissens um die Möglichkeiten der Selbstheilung darstellen.
Meine Krankenhauserfahrung – es war der einzige Krankenhausaufenthalt in meinem bisherigen Leben, abgesehen davon, daß ich dort geboren wurde – hat mich noch etwas gelehrt, das ich als »Bewegungstherapie« in Lektion zehn in dieses Programm aufgenommen habe.
Ich sollte absolut bewegungslos im Bett liegen, um die zerquetschten Organe nicht noch mehr zu beschädigen. Mehrere Tage lang hatte ich auch gar keine Sehnsucht danach, mich zu bewegen, denn jede Bewegung verursachte Schmerzen und Angst.

Aber dann fühlte ich das Bedürfnis, gewisse Bewegungen auszuführen, vor allem im unteren Rückenbereich und in der Beckengegend. Zunächst fürchtete ich mich vor den Schmerzen. Dann aber stellte ich fest, daß ich mit der Atmung leichte Bewegungen ausführen konnte, und diese Erkenntnis war wundervoll, vor allem, weil ich diese Bewegungen heimlich und gegen den Rat des Arztes ausführte.
Dabei entdeckte ich, daß mein Körper wußte, wieviel er an Bewegung brauchte, um sich selbst zu heilen.

Fieber in Afrika
Bisher habe ich über den Wert medizinischer Hilfe zur Genesung von Patienten noch nicht gesprochen. An dieser Stelle möchte ich gerade das Gegenteil tun. Ich unterstütze ganz gewiß die Überzeugung meines Großvaters, daß wir die volle Verantwortung für uns selbst übernehmen müssen. Aber gleichzeitig brauchen wir für den Heilungsprozeß jede Hilfe, die wir bekommen können. Vielleicht ist das keine Alternativfrage. Vielleicht müssen wir zu hundert Prozent die Verantwortung für unsere Gesundheit tragen und gleichzeitig hundertprozentige Hilfe von außen annehmen und somit die beiden Gegensätze vereinen und in harmonischen Einklang bringen, wie es in der chinesischen Lehre von Yin und Yang geschieht.
Als ich sechzehn war, studierte ich als Austauschstudent in Südafrika. Ich bekam die Gelegenheit, mit einem Postflugzeug in die Drakensberge zu fliegen, ein Gebirgszug, der sich mitten in Südafrika erhebt und von dessen Höhen aus man über die östliche Tiefebene bis zum Indischen Ozean blicken kann. Das Flugzeug

brachte einen Freund und mich in ein kleines Dorf des Basutu-Stammes.

Das war wiederum eine dieser euphorischen Erfahrungen, die mich in Erstaunen darüber versetzte, wie ungeheuer unterschiedlich meine Gefühle waren, wenn ich neuen Kulturen begegnete, in denen nur wenige meiner eingefahrenen Verhaltensweisen und Gewohnheiten zu dem fremden Lebensstil und zur fremden Umgebung paßten. Vier Tage war ich zu Fuß unterwegs, saß in den Hütten der Eingeborenen, lauschte auf die fremden Sprachen mit ihren Schnalzlauten und gutturalen Tönen. Ich verliebte mich bis über beide Ohren in die Tochter eines Stammesangehörigen, ein Mädchen, das in meiner Sprache nicht einmal hallo sagen konnte, dessen Augen und physische Ausstrahlung mich aber einfach überwältigten.

Dann wachte ich plötzlich in der vierten Nacht mit einem schrecklichen Fieber auf. Mein Gesicht glühte, und mein Körper wurde wie von einem gewaltigen Erdbeben geschüttelt. Gleichzeitig wurde ich von wilden Träumen und Visionen heimgesucht, einer Mischung aus Fantastereien, die durch die sexuelle Ausstrahlung des Mädchens und den Zauber der Berge ausgelöst worden waren.

An der Innenseite meines linken Oberschenkels (den ich mir beim Sturz in den Abgrund verletzt hatte) fühlte ich Schmerzen, und meine Finger ertasteten eine schlimme Geschwulst, in der eine Zecke steckte. Mein Stöhnen hatte meinen Freund geweckt. Ohne zu überlegen, riß er die Zecke heraus. Dann holte er, erschrocken über mein Delirium, Hilfe.

Kurz gesagt, ich hatte das gefürchtete Fleckfieber, das bei den Eingeborenen als tödlich gilt. Niemand war bisher von diesem Biß genesen, ganz gleich, welche Hilfe der Medizinmann von den Geistern erflehen mochte. Das Flugzeug sollte meinen Freund und mich erst am nächsten Tag abholen, zu einem Zeitpunkt also, wo ich, den Erfahrungen der Eingeborenen nach, bereits tot sein würde.

Von dieser Aufregung und den ziemlich düsteren Prognosen bekam ich in meinen Fieberträumen wenig mit. Im Dorf gab es ein Radio, und es gelang, Funkkontakt mit Durban aufzunehmen. Ein Spezialflugzeug mit einem Arzt wurde losgeschickt.

An diesem Punkt der Geschichte wird der Widerspruch zur Philosophie meines Großvaters deutlich, und ich möchte ausdrücklich auf diesen medizinischen Aspekt hinweisen. Kurz vorher war von einem Schweizer Pharmakonzern ein Sulfonamid zur Behandlung von Fleckfieber entwickelt worden, das die meisten davon befallenen Menschen vor dem Tode rettet.

Einen halben Tag lag ich noch im Delirium, ohne etwas von dem Drama um Leben oder Tod mitzubekommen. Aber mitten in meinen wildesten Fantasien wurde ich mir einer weißen Frau bewußt, die sich über meinen Unterleib beugte. Als junger Mann, der kaum sexuelle Erfahrungen hatte, verwechselte ich ihre medizinische Behandlung mit meinen Fantastereien. Man verabreichte mir große Dosen des Sulfonamids und Schmerzmittel gegen den infizierten Zeckenbiß.

In diesem Zustand konnte ich nicht in der einmotorigen Cessna ins Krankenhaus geflogen werden. Statt dessen blieb der Arzt drei Tage lang bei mir in der Basutu-Hütte, bis das Fieber sank und ich mich erholte.

Diese Erfahrung, mein Leben durch das Eingreifen der modernen Medizin gerettet zu sehen, widersprach so

sehr den Lehren meines Großvaters, daß ich ernsthafte Schwierigkeiten hatte, die medikamentöse Heilung mit meiner Einstellung zur Gesundheit zu vereinbaren. Ich war so stark in meinem alternativen Denken verhaftet, daß ich erst durch mein Studium der fernöstlichen Religionen Jahre später ein Verständnis für dergleichen Paradoxa im menschlichen Leben aufbrachte.
Tatsächlich scheint es wesentlich, ein tieferes Begreifen für dieses Phänomen zu entwickeln. Wir müssen uns selbst heilen, doch gleichzeitig kann Hilfe von außen unerläßlich sein. Nur eines von beiden gelten zu lassen wäre außerordentlich töricht.
Dem Zusammenwirken von Selbstheilung und medizinischer Behandlung habe ich jahrelang einen Teil meiner Arbeit gewidmet. Jedoch nur hilflos herumzuliegen und von den Ärzten zu erwarten, daß sie uns heilen, blockiert unser inneres Potential an Kräften zur Selbstheilung. Aber an Fleckfieber zu erkranken und medizinische Behandlung abzulehnen ist ebenso töricht und kann tödliche Folgen haben. Ich hoffe, dieser Bericht macht deutlich, wie unersetzlich medizinische Hilfe sein kann. Ich solchen Fällen ist sie wirklich eine wunderbare Errungenschaft!

Eine unheilbare Krankheit
Ich möchte jetzt kurz die Genesung von einem als unheilbar angesehenen Leiden beschreiben, dessen Ursache erblich bedingt ist und für das es normalerweise keine Hoffnung auf Heilung gibt.
Ich spreche von der Myopie, der Kurzsichtigkeit, die einen von fünf Menschen vor dem einundzwanzigsten Lebensjahr trifft und die normale Fähigkeit, die Welt

um uns zu sehen, ernsthaft beeinträchtigt. Das ist ein Thema, über das ich mehrere Bücher geschrieben habe, die ich in der Bibliographie auflisten werde, falls Sie sich näher mit dem Thema beschäftigen möchten. Hier möchte ich Ihnen jedoch meine Genesungsgeschichte von diesem Leiden erzählen, um herauszufinden, wie sich diese Erfahrung mit dem allgemeinen Heilungsprozeß vereinbaren läßt.

Ich war ungefähr dreizehn oder vierzehn, als meine Sehkraft sich verschlechterte. Aus der Ferne konnte ich nicht mehr die Brandzeichen der Rinder erkennen, und, noch schlimmer, ich konnte nicht mehr lesen, was auf der Tafel in der Schule stand. Und, noch schlimmer, ich konnte den Gesichtsausdruck der Mädchen in den anderen Reihen nicht mehr erkennen und hatte große Schwierigkeiten, dem Flug des Tennisballs zu folgen, wenn er einmal über dem Netz war.

Aber ich wollte mir diese zunehmende Unfähigkeit, klar zu sehen, nicht eingestehen. Ich empfand sie als eine Schwäche und wollte sie verbergen. Das gelang mir auch, bis eine Augenuntersuchung für die Erteilung des Führerscheins notwendig wurde, als ich sechzehn war. Beim ersten Test konnte ich die kleinen Buchstaben nicht erkennen. Aber dann wandte ich einen Trick an, den ich zufällig gelernt hatte, kniff die Augen zusammen und drückte mit einem Finger dagegen, was die Form des Augapfels so weit veränderte, daß die Buchstaben irgendwie deutlicher wurden.

Als ich zwei Jahre später aufs College ging und ständig in der ersten Reihe sitzen mußte, um die Schrift auf der Tafel lesen zu können, entschloß ich mich, diese verdammte Brille zu tragen. Außerdem gab einem auf dem College das Tragen einer Brille, vor allem mit Goldrändern, ein so intellektuelles Aussehen, daß es fast ein Vorteil war, eine zu tragen.

Als ich jedoch nach Hause kam und mein Großvater sah, daß ich eine Brille trug, unterhielt er sich mit mir darüber. Ich sagte ihm, daß meine Augen ein genetisches Problem wären, weil der Augapfel zu lang sei und die einfallenden Strahlen vor der Netzhaut vereinigt würden. Es sei eine reine Vererbungssache und Pech, daß ich damit leben müsse.

Tatsächlich ist Myopie statistisch gesehen ein Leiden, das eine Genesungsrate von null Prozent hat. Bis zu fünfzig Prozent der an Krebs erkrankten Menschen werden wieder gesund – aber laut medizinischer Statistik gibt es keinen Fall von Myopie, der geheilt wurde. Ich befand mich in einer hoffnungslosen Lage und konnte nichts weiter tun, als mein Schicksal zu akzeptieren und eine Brille tragen.

Großvater hörte sich meine neuerworbenen Universitätsweisheiten über das Funktionieren des Körpers und der Gene an. Er versuchte nicht, mit mir zu streiten. Er sagte einfach, daß er überzeugt davon wäre, daß ich mich selbst heilen und wieder deutlich sehen könnte, wenn ich wirklich daran glaubte. Er zitierte Worte Jesu, die Wege zur Selbstheilung aufzeigen, wenn man wirklich daran glaubt.

Zunächst glaubte ich ihm nicht. Als ich aber aufs College zurückging, blieben mir seine Worte im Gedächtnis haften und machten mich nachdenklich. Damals war ich ein junger Radikaler auf dem Campus und stellte alles in Frage. Ich beschloß, den Wissenschaftlern zu beweisen, daß Sie unrecht hatten – ich würde meine volle Sehkraft wiedererlangen.

Also wandte ich alle verfügbaren Mittel an. Ich führte

die herkömmlichen optometrischen Übungen von Bates für die Augen aus, bis ich im Gesicht blau anlief, doch mit wenig Erfolg. Ich machte regelmäßig Yoga-Übungen, probierte Visualisations-Meditationen aus, die für die Augen gut sein sollten. Ich befaßte mich mit Hypnose, konnte aber auch damit meine Sehkraft nicht verbessern. Ich besuchte sogar eine Neger-Baptisten-Kirche, die Heilung versprach – umsonst.

Schließlich gab ich meine Bemühungen auf und fuhr mit meinem Studium fort. Im Verlauf der ersten Unterrichtsstunden erlebte ich wirklich große emotionale Durchbrüche und erinnerte mich an entsetzliche Erlebnisse während meiner Kindheit, die ich nie wieder vor meinem geistigen Auge hatte sehen wollen, und fand heraus, daß meine Pubertät mich geängstigt hatte, so daß ich die Welt des Sex ablehnte.

Aber diese Erkenntnisse halfen nicht, meine Sehkraft zu verbessern. Ich war vierundzwanzig und noch immer in vielen Denkschemata gefangen, die Konflikte in mir hervorriefen. In dieser Zeit zerbrach auch meine Ehe, mir wurde nahegelegt, meinen Posten in der Kirche, wo ich als Berater tätig war, aufzugeben, da meine Methoden zu radikal wären. Mein bester Freund starb an Krebs, und ein zweiter Freund kam wegen Wehrdienstverweigerung ins Gefängnis. Plötzlich zerbrach die ganze Welt um mich herum.

Und schließlich hatte ich einen Nervenzusammenbruch, nachdem ich wochenlang den zähen Cowboy gespielt hatte. Ich schloß mich in meinem Haus ein, weinte und schrie mir die Seele aus dem Leib und verdammte die ganze Welt. Ich hatte das Gefühl, verrückt zu werden, und sah keine Möglichkeit, es zu verhindern.

Dann geschah etwas ganz Außerordentliches. Noch

heute bemühe ich mich darum, es völlig zu verstehen. Mir wurde plötzlich bewußt, daß ich ständig das Gefühl hatte, beobachtet zu werden – präzise ausgedrückt, von Gott beobachtet zu werden –, wie man es mich im christlichen Glauben, in dem ich erzogen worden war, gelehrt hatte. Selbst wenn meine Eltern oder Lehrer mein Verhalten nicht beobachteten, Gott war immer da, irgendwo hinter mir, sah alles und urteilte über alles. Zum ersten Mal erkannte ich, daß ich auf diese versteckten, kritischen Augen, die jeden meiner Schritte verfolgten, wütend war. Mir wurde auch bewußt, wie sehr ich Angst davor hatte, gesehen zu werden, und daß die Verminderung meiner Sehkraft ein Versuch gewesen war, die Umwelt – einschließlich Gott – auszuschließen.

Diese Einsicht erfolgte zwanglos und völlig unerwartet, mitten in meiner emotionalen Krise. Gemäß meinem bioenergetischen Training konzentrierte ich mich bewußt auf meine Atmung, ließ den Zorn in mir aufsteigen – und dann, mit einer Bewegung, an die ich mich immer erinnern werde, drehte ich mich plötzlich um, damit ich Gott direkt in die Augen sehen und ihm sagen konnte, er solle verschwinden und mich in Ruhe lassen.

Denn gemäß dem christlichen Glauben erblindet man, wenn man Gott direkt in die Augen sehen will.

Doch anstatt blind zu werden entdeckte ich, daß es niemanden gab, der mich beobachtete: daß dieses Beobachtetwerden nur in meiner Fantasie existiert hatte, eine Folge meiner religiösen Erziehung war, die einen gigantischen Schuldkomplex in mir erzeugt hatte.

Während der darauffolgenden Woche, und ohne daß ich es zuerst merkte, verbesserte sich meine Sehkraft. Damals war ich so mit meinem emotionalen Heilungsprozeß beschäftigt, daß erst ein Freund mich darauf aufmerksam machte, daß ich keine Brille mehr trug, weil ich auch ohne sie deutlich sehen konnte.

Diese Periode war eine Zeit der Wiedergeburt in meinem Leben. Ich löste mich von den Erwartungen meiner Familie, in der Kirche oder ähnlichen Organisationen tätig zu sein, und suchte meinen eigenen Lebensweg.

Natürlich teilte ich meinem Augenarzt sofort die gute Neuigkeit mit. Aber seine Reaktion widersprach ganz meiner Erwartung. Anstatt die Freude mit mir zu teilen, untersuchte er mich dreimal, verglich die Ergebnisse mit den vorherigen und beschuldigte mich dann, bei den ersten Sehtests gemogelt zu haben. Schroff erklärte er, weitere Patienten behandeln zu müssen. Die Unterredung war zu Ende.

Ich hatte das Gefühl, als hätte er mir die Tür vor der Nase zugeschlagen. Mit der Gewißheit, ihm etwas Positives zu sagen, war ich zu ihm gekommen. Ich hatte mich selbst von einem angeblich unheilbaren Leiden kuriert, und mein Arzt wollte die Tatsache nicht akzeptieren. Ich will diesen Arzt nicht zu Unrecht verurteilen, aber als ich drei Jahre später in seine Praxis zurückkehrte, um meine Akte mit den Untersuchungsergebnissen abzuholen, weigerte er sich, mich zu empfangen, und ließ mir durch seine Sekretärin ausrichten, daß meine Unterlagen verlegt worden seien und er sie mir zuschicken würde. Ich habe sie jedoch nie erhalten.

Ärzte haben oft Schwierigkeiten, medizinisch nicht erklärbare Heilerfolge zu akzeptieren. Es verwirrt ihr Konzept vom Funktionieren des menschlichen Körpers und weckt in vielen die Angst, arbeitslos zu werden, falls jeder lernen könnte, sich selbst zu heilen.

Ein Herzanfall
An einem Weihnachtstag, einem strahlend sonnigen Tag in Kalifornien – die Luft duftete nach Orangenblüten und Kiefern –, saß ich träumend vor den ungeöffneten Geschenken im Wohnzimmer, inmitten von dreißig oder vierzig Verwandten, die sich für das Fest hier versammelt hatten. Mein Onkel, der im Immobiliengeschäft tätig war, wurde ans Telefon gerufen, kurz bevor ein anderer Onkel, als Weihnachtsmann verkleidet, hereinkam.
Er nahm den Hörer und begann zu sprechen. Er war ein großer, kräftiger Mann, der darum kämpfte, seinen Lebensunterhalt anderweitig, also nicht durch die Ranch, zu verdienen, während seine Frau, Großvaters älteste Tochter, unbedingt ein Bein auf der Ranch haben wollte.
Und mitten in der Weihnachtsfeier sah ich, wie sein Gesicht plötzlich rot anlief, er keuchend nach Atem rang, von Krämpfen geschüttelt wurde und mit einem unvergeßlichen Krach zu Boden stürzte.
Wenige Stunden später starb er an diesem Herzanfall.
Er war damals achtunddreißig Jahre alt, und jeder sprach darüber, welch ein schreckliches Unglück es sei, daß der Streß ihn vorzeitig dahingerafft hatte.
Ich hatte ein ähnliches Erlebnis, das vielleicht irgendwie im Zusammenhang mit der Erinnerung an meinen Onkel stand. Ich war damals dreißig, ziemlich erfolgreich als Therapeut und auch im Immobiliengeschäft tätig. Im Jahr zuvor hatte ich Land gekauft und drei Häuser darauf gebaut, die zum Verkauf standen. Unglücklicherweise war der Immobilienmarkt plötzlich zusammengebrochen, und alle drei Häuser ließen sich nicht verkaufen. Ich hatte viel Geld für jedes Haus und auch

für das Traumhaus, das ich mir mit meiner zweiten Frau gebaut hatte, zu zahlen. Die finanzielle Belastung war extrem, und gleichzeitig hatte ich mit persönlichen Problemen zu kämpfen.
Ich bekam Herzschmerzen. Während ich Patienten behandelte, spürte ich wiederholt stechende Schmerzen, die mir Angst einjagten. Meine erste furchteinflößende Reaktion war der Gedanke: »Ein Herzanfall!« So ging es ein paar Tage weiter. Ich stürzte mich in die Arbeit, behandelte zwölf Stunden am Tag Patienten, arbeitete wie ein Verrückter und war völlig von der Angst eines finanziellen Zusammenbruchs besessen.
Dann erfuhr ich von meiner Mutter, daß mein Vater einen leichten Herzanfall erlitten hatte und in Behandlung war – eine schreckliche Vorstellung, diesen dynamischen Mann, der ebenfalls ein erfolgreicher Grundstücksmakler war und unter dem Streß der ungünstigen Marktsituation zu leiden hatte, gesundheitlich reduziert zu wissen.
In der darauffolgenden Nacht rief mein jüngerer Bruder in einer schrecklichen gefühlsmäßigen Verfassung an. Nach dem Telefonat legte ich mich auf den Boden und hatte plötzlich schreckliche Herzschmerzen. Dafür gab es nur eine Erklärung: Ich hatte einen Herzanfall. Mein Verstand und mein medizinisches Wissen waren von der überwältigenden Angst, daß mein Herz aussetzen könnte und ich sterben würde, ausgeschaltet worden.
Ich wurde in die Notaufnahme eines Krankenhauses gebracht und im Operationssaal von einem Arzt untersucht.
Dort erhielt ich die für einen Therapeuten sehr peinliche Auskunft, daß ich keinesfalls einen Herzanfall, sondern einfach nur einen durch Streß verursachten

Zusammenbruch erlitten hatte, dessen psychosomatische Anzeichen ich selbst erkennen und durch therapeutische Behandlung kurieren können.
Der Arzt sagte mir, daß ich an diesem Tag der fünfte Patient sei, der mit diesen Symptomen eingeliefert worden war, und da er aus dem Mittleren Westen stammte, witzelte er über das – wie er es nannte – »Kalifornische Syndrom« und gab mir ein Rezept für die »Kalifornische Pille«, eine ausreichende Dosis Valium, die mich so weit beruhigen würde, daß meine Körperfunktionen den Streß aushalten konnten.
Sobald mein Leiden als rein psychosomatisch diagnostiziert war, fühlte ich mich wieder in Ordnung. Die Schmerzen verschwanden. Aber anstatt meine eigenen therapeutischen Übungen anzuwenden oder einen Kollegen um Hilfe zu bitten, schluckte ich zwei Valiumtabletten.
Das Ergebnis war schrecklich. Ich fühlte mich wie ein Trottel, verlor jeden Kontakt zu meinen Gefühlen und zu meinem Herzschlag. Noch nie zuvor hatte ich derartige Tabletten genommen und war entsetzt über die lähmende Wirkung, die sie auf meinen Geist und Körper hatten. Es war, als hätte man mich plötzlich vom Leben abgeschnitten.
Am nächsten Morgen hatten die Tabletten ihre Wirkung verloren, aber meine Sorgen waren immer noch da. Schließlich bekam ich mich in den Griff und sagte für eine Woche alle Behandlungstermine ab. Während der Nacht hatte irgend etwas in mir nachgegeben. Es war mir völlig gleichgültig, ob ich einen finanziellen Zusammenbruch erleiden würde. Ich lag im Bett – meine Frau regte sich entsetzlich über mein Verhalten auf – und konzentrierte mich auf meine Atmung, den wichtigsten

Faktor für mein Wohlbefinden, so wie ich es getan hatte, ehe ich meine Meditationen aufgab, um meine ganze Zeit Geschäften und somit der Erfüllung meiner irdischen Träume zu widmen.

Meine Erinnerungen führten mich fünf Jahre zurück, in eine Zeit, als ich völlig mittellos und eigentlich recht glücklich und zufrieden mit meinem Leben gewesen war. Ich dachte drei Tage lang über mein Leben nach, und währenddessen machte ich nur eine Übung. Ich blieb mir meiner Atmung soweit wie möglich bewußt und ließ meine Gedanken fließen, ohne sie zu beeinflussen.

Das Ergebnis war: eine weitere Periode der Entwicklung in meinem Leben. Ich gab meinen manischen Zwang, finanzielle Sicherheit schaffen zu wollen, auf, und gewöhnte mich an ein völlig neues Gefühl. Ich überließ mich der gegebenen Situation, sorgte mich nicht mehr darum, was die Banken wegen der ausstehenden Zahlungen mit mir anfangen würden, und half mit dieser Einstellung auch meiner Frau, ihre Schwierigkeiten zu überwinden.

Und genau zu diesem Zeitpunkt, nachdem ich mich in das Unvermeidliche geschickt hatte, wurden zwei Häuser verkauft, und alles regelte sich von selbst. Ich hatte meine Lektion gelernt, auch wenn sie bitter war.

Aufgrund dieser Erfahrung begann ich, freiwillig mit Patienten zu arbeiten, die in einem ähnlichen Zustand in die Notaufnahme eingeliefert wurden. Es waren wertvolle Jahre. Ich lernte sehr viel über dieses Syndrom und fand wirkungsvolle Mittel, den davon betroffenen Menschen (hauptsächlich Männern) über diese Periode hinwegzuhelfen.

Während meiner Arbeit mit diesen Patienten legte ich

die Rolle des Therapeuten ab und diente einfach als Helfer in einem Lernprozeß, ließ die Menschen selbst entdecken, welche Lektion ihnen erteilt wurde und wie sie sich zu verhalten hatten. Wenn nötig, wandte ich bioenergetische Übungen an. Doch meistens mußten in diesen Männern nur ihre natürlichen Instinkte geweckt werden. Die Herzschmerzen und Ängste, die durch finanzielle Probleme ausgelöst wurden, dienten als Impuls für die notwendige Änderung ihrer Lebensweise. Meine Aufgabe bestand darin, sie darin zu bestärken, ohne diesen Schritt in irgendeiner Weise zu beeinflussen.

Das Herz ist ein Organ, das gleichzeitig zwei Funktionen erfüllt. Es ist primär ein lebenserhaltender Motor, unerläßlich für unser physisches Leben, aber gleichzeitig ist es auch das wichtigste emotionale Zentrum, in dem sich unsere Sehnsüchte und Schmerzen widerspiegeln, die aus zwischenmenschlichen Beziehungen entstehen.

Und eine Schlüsselfunktion zur raschen Stimulierung dieser Herztätigkeit nimmt die erste Übung ein, die in diesem Buch beschrieben wird, die sich hauptsächlich auf die Atmung konzentriert und dadurch auch den Herzschlag in den Mittelpunkt der Aufmerksamkeit rückt. Keine Gesprächstherapie und keine Analyse kann die Hilfe bringen, die reine Konzentration auf Atmung und Herzschlag bietet.

XIV. Eine andere Lebenseinstellung

Vor einigen Jahren war ich in Guatemala, um die Heilmethoden eines Indianerstammes in den Bergen um den Lago Atitlán zu erforschen. Damals befand ich mich im Widerstreit mit meiner Kultur, nachdem ich erfolglos darum gekämpft hatte, im Schulsystem ein neues Gesundheitsprogramm einzuführen. Ich fühlte mich deprimiert und verkannt. Ich wollte den Rest meines Lebens in den Urwäldern Guatemalas verbringen, Bücher für den Lebensunterhalt schreiben und mich ganz von meiner Kultur fernhalten.
In diesem Widerstreit der Gefühle gelang es mir, fünf Monate völlig entwurzelt zu leben. Aber dann kam der Sommer, die Regenfälle setzten ein, und Krankheiten suchten das Hochland heim. Als erstes diente ich einer der gemeinsten Amöbenarten der Welt als Gastgeber, die sich in meinem Dickdarm einnistete. Dann wurde ich von einem Leberversagen niedergestreckt, meine Augäpfel färbten sich gelb, und ich war dem Tode nahe. Zwei Wochen lang war ich in einem Zustand ungewöhnlicher Ruhe und Zufriedenheit. Ich lag in einer kleinen Hütte eines wunderschönen Eingeborenendorfes, mit Blick auf den Vulkan und den See. Die Brise kühlte meinen Körper, und die Amöben, seit zwei Wochen ohne Nahrung, denn ich aß nichts, beruhigten sich. Ich wurde von den schmerzhaften Krämpfen erlöst.
Vor meinem geistigen Auge ließ ich meine Vergangenheit Revue passieren und war zufrieden mit dem, was ich in meinem Leben getan hatte. Mir wurde bewußt,

daß ich mich am Leben erhalten hatte, weil ich meiner Mutter durch meinen Tod keinen Kummer bereiten wollte – anders ausgedrückt: Bis dahin hatte ich nicht bewußt zwischen Leben oder Tod gewählt, ich hatte den Tod einfach ausgeklammert, weil er meinen Lieben Kummer bereitet hätte.
Aber plötzlich hatte ich den Wunsch, alle anderen zur Hölle zu schicken – ich würde sterben, falls ich es wollte! An diesem Nachmittag kam der Medizinmann mit einem merkwürdigen Ausdruck im Gesicht zu mir und vollzog ein Ritual. Ich war zu schwach, um nach dem Sinn zu fragen, es abzubrechen oder daran teilzunehmen. Nachdem er gegangen war, hatte ich irgendwie das Gefühl, daß er mich auf den Tod vorbereitet hatte. Ein ganz außergewöhnliches Gefühl durchströmte während der nächsten Stunden meinen Körper, so als hätte ich mich völlig meinem Schicksal ergeben und würde bereitwillig die Reise in jene Regionen antreten, die außerhalb meines normalen Wahrnehmungsvermögens lagen.
Dann kam die Nacht. Drei Kerzen brannten. Ich war wach und blickte zu den Sternen hinauf.
Irgendwann wurde ich mir eines merkwürdigen Gefühls in meinen Zehen bewußt. Es kam mir vor, als wäre ich eine Sprungfeder, die sich entspannt, damit in den Füßen beginnt und dann in den Beinen weitermacht.
Und als dieses Gefühl des Aufgedrehtwerdens meine Genitalien erreichte, explodierte etwas links unterhalb von meinem Nabel. Ich fühlte, wie ein großes gelbes Licht dort herausströmte, und fuhr hoch, als hätte mich ein elektrischer Schlag getroffen.
Und mein Geist sagte mir – in Großbuchstaben, als wäre es quer über den Himmel geschrieben: ICH WILL LEBEN!

Das hört sich wohl etwas dramatisch an, wenn ich es so niederschreibe, und ich habe über dieses Erlebnis zu kaum jemandem gesprochen. Aber es erscheint mir angemessen, diese tiefgehende Erfahrung gerade hier mit Ihnen zu teilen. Mein Lebenswille hatte meine neurotisch widersprüchliche Einstellung besiegt, die mich unweigerlich in den Tod geführt hätte.
Für den Rest der Nacht blieb ich sitzen. Mit jedem Atemzug fühlte ich Heilkräfte in meinen Körper strömen, die aus einem Zentrum tief in mir durch die Wirbelsäule flossen – und auch vom Himmel über mir und aus der Erde unter mir kamen. Für Stunden schien ich das Zentrum meines eigenen Universums zu sein, Energie floß von allen Seiten gleichzeitig in mich.
Länger als zehn Tage war es mir nicht möglich gewesen, zum See zu gehen. Aber als die Sonne am östlichen Ufer aufging, stand ich auf, fühlte tatsächlich wieder Kraft in meinen Gliedern und ging die Viertelmeile zum See hinunter und ins Wasser.
Als ich wieder aus dem Wasser kam, empfand ich ganz stark den Impuls, getauft und wiedergeboren zu sein. Ich hatte nicht das Bedürfnis, diesem Erlebnis eine christliche Bedeutung beizumessen. Ich ging einfach zu meiner Hütte zurück, zündete ein Feuer an und trank einen schwachen Tee, um meine Verdauungsorgane anzuregen.
Mehrere Wochen später, nachdem mein Immunsystem plötzlich wieder einsetzte und mich von meinen Leiden heilte, kehrte ich in einer völlig anderen geistigen Verfassung in den Norden zurück. Bei meiner Abreise, sieben Monate zuvor, war ich davon überzeugt gewesen, daß ich auf keinen Fall mit dem Gesundheitssystem einen Kompromiß schließen könnte, und jetzt entdeck-

te ich überall Möglichkeiten für eine lohnenswerte und sinnvolle Arbeit.
Kurz gesagt, ich hatte durch meine Krankheit eine rigorose Änderung meiner Lebenseinstellung erfahren. Und im nachhinein wurde mir klar, wie ich mich selbst, Schritt für Schritt, in diesen leidenden Zustand gebracht hatte und dadurch gezwungen wurde, mich seelisch und geistig zu ändern, sonst hätte der Tod gesiegt.

Eine heitere Geschichte aus jüngster Vergangenheit
Ich sollte ebenfalls gestehen, daß ich, nach etlichen gesunden Jahren, während des Schreibens dieses Buches über die Probleme des Heilens krank wurde. Bei diesem Eingeständnis muß ich über mich selbst lachen. Oft ist Lachen eine notwendige Reaktion, damit man den nötigen Abstand zu sich selbst gewinnt. Da saß nun der Experte, schrieb darüber, wie man gesund wird, und wurde plötzlich von einer Virusinfektion befallen, die mit rasenden Kopfschmerzen und Fieber einherging.
Ich muß zugeben, daß ich mich zuerst als armes Opfer empfand und über die Ungerechtigkeit des Schicksals klagte, das mich derart außer Gefecht setzte gerade zu einem Zeitpunkt, als ich alle meine Kräfte brauchte, um mein Buch rechtzeitig zu beenden.
Aber dann erkannte ich, welchen Schaden ich mir selbst zufügte, indem ich dem Ablieferungstermin mehr Wichtigkeit beimaß als meiner Gesundheit. Sobald ich einsah, daß meine Kopfgrippe mich zur Unterbrechung meiner Arbeit zwang, daß meine innere Weisheit mich aus meinem manischen Schreibzwang befreite, gab ich entspannt der Erkältung nach und verbrachte ein paar Tage mit der Erfahrung, krank zu sein. Als ich dieses

Erlebnis zur Neige ausgekostet hatte, begann ich mit meiner Selbstheilung. Es war eine demütigende Krankheit, die mir eine weitere Lektion erteilte – daß es manchmal ganz gut ist, besiegt zu werden!

Jetzt habe ich Ihnen also ein paar meiner Geschichten über Krankheit und Genesung erzählt. Ich habe persönliche Erlebnisse gewählt und diese ausführlich beschrieben, damit Sie Ihre eigenen Erlebnisse richtig interpretieren, indem Sie so ehrlich wie möglich damit umgehen. Ich hoffe, daß Sie nun bereit sind, Ihren Erinnerungen nachzugeben und festzustellen, welchen Schatz an vergangenen Erfahrungen Sie in bezug auf die Selbstheilung haben.

Schlußwort: Liebe und Heilen

An diesem Punkt unserer Erörterungen haben Sie über zwanzig verschiedene Übungen und Meditationen gelernt, die dafür bestimmt sind, Ihnen bei der Aktivierung Ihres Immunsystems zu helfen. Diese Lektionen, zusammen mit der Erörterung bestimmter chronischer Zustände am Ende dieses Buches, bieten Ihnen ein komplettes Programm zur Förderung Ihres derzeitigen Gesundheitszustandes.

Als abschließende Betrachtung möchte ich über ein Wort schreiben, das wie das Wort »heilen« so abgenutzt ist, daß wir manchmal dazu neigen, es zu übersehen, wenn wir uns mit dem Thema Gesundheit befassen. Dieses Wort hat etwas mit Ihrer Beziehung zur Umwelt und auch zu Ihrem eigenen Ich zu tun.

Keine wissenschaftliche Studie hat je die Macht der Liebe ergründet, und es gibt keinen statistischen Beweis dafür, daß Liebe überhaupt existiert. Wie so viele der wesentlichen Faktoren der Gesundheit und Vitalität ist die Liebe eine nicht durch experimentelle Methoden beeinflußbare Größe, und deswegen kann Ihre Funktion im Heilungsprozeß nicht erforscht werden.

Und dennoch haben die meisten von uns die Heilkraft der Liebe am eigenen Leib erfahren. Selbst während meiner Reisen in kommunistische Länder, wo pragmatischer Materialismus über die Wissenschaft herrscht, habe ich oft bis spät in die Nacht hinein über Faktoren wie die Liebe im Zusammenhang mit Krankheit und Genesung diskutiert.

Unsere christliche Lehre mißt der Liebe in allen Aspekten des Lebens eine große Bedeutung bei. Es versteht sich von selbst, daß Haß tötet und Liebe heilt.
Aber wie will man das biblische Gebot: »Liebe deinen Nächsten wie dich selbst« erfüllen, wenn man sich selbst nicht lieben kann? Was passiert, wenn Ihre Eigenliebe durch negative Erfahrungen zerstört wurde? Was geschieht, wenn Sie keine Liebe für sich selbst empfinden? Jeder Therapeut, Arzt oder jede Krankenschwester wird darauf sofort antworten: »Wenn ein Mensch keine Liebe zu sich selbst hat, wird der Körper mit irgendeinem Leiden oder Schmerz darauf reagieren.« Dabei ist es unerheblich, ob der Kranke von anderen Menschen geliebt wird – ohne Eigenliebe besteht wenig Hoffnung auf Genesung, vor allem von so schweren Leiden wie Krebs und Herzerkrankungen.
Zum Abschluß dieser Betrachtungen über Gesundheit und Heilung möchte ich einfach die Bedeutung der Eigenliebe aufzeigen. Es ist kein Gefühl, das man erzwingen kann, aber es ist ein Gefühl, das man pflegen kann.
Wir haben bereits verschiedene Schlüsselfaktoren zur Entwicklung der Eigenliebe erwähnt. Der erste liegt in der Beziehung von Selbstverleugnung und Selbstannahme. Eine nicht bewußte Selbstverleugnung zu erkennen und diese negative Einstellung zu sich selbst zu revidieren ist ein großer Schritt zur Steigerung der Eigenliebe.
Und ein Schritt weiter in dieser Richtung führt uns in die Bereiche von Schuld und Selbstbestrafung für angebliche Verfehlungen in der Vergangenheit. Obwohl die christliche Lehre auf der Kraft der Vergebung basiert, sind wir allzuoft dazu erzogen worden, zu verurteilen und uns selbst zu bestrafen, anstatt uns zu akzeptieren

und selbst zu verzeihen. Die Erkenntnis, wie diese Gewohnheiten die Beziehung zu uns selbst beeinflussen, ist ein weiterer großer Schritt zur Eigenliebe.

Und letztendlich sind die Beschäftigung mit den eigenen Gefühlen und die Beseitigung von Hemmungen, die unseren direkten Kontakt mit der Umwelt stören, ein weiterer wichtiger Schritt, damit Sie sich dem Gefühl der Liebe – der Liebe zu sich selbst und zu anderen – öffnen können. Denn eigentlich ist es ein und dieselbe Liebe. So, wie Sie sich selbst lieben können, werden Sie auch Ihren Nächsten lieben.

Diese Frage der Eigenliebe hängt sehr stark davon ab, wie Sie sich selbst sehen. Finden Sie sich liebenswert oder unliebenswürdig? Wir neigen dazu, nur zu sehen, was wir sehen wollen.

Ich empfehle Ihnen, daß Sie vielleicht vier- oder fünfmal am Tag eine oder zwei Minuten damit verbringen herauszufinden, welche Gefühle Sie sich selbst gegenüber haben. Sollten Sie feststellen, daß Sie sich im Moment nicht mögen, sagen Sie das zu sich selbst, und beobachten Sie dabei gleichzeitig Ihre Atmung. Was geschieht mit Ihrer Atmung, welche Gefühle und Gedanken haben Sie, wenn Sie zu sich selbst sagen: »Ich mag mich nicht.«? Während Sie diese Worte aussprechen, wird ein mächtiger Prozeß in Gang gesetzt, Erinnerungen und Gefühle werden in Ihnen geweckt, die völlig im Widerspruch zu Ihrem negativen Bild von sich selbst stehen können.

Andererseits werden einige von uns von der Vorstellung beherrscht, absolut wunderbare, perfekte Menschen zu sein, die nie etwas Falsches tun und natürlich über die Maßen liebenswert sind. Eine derart übersteigerte positive Meinung von sich selbst ist gewöhnlich verdächtig,

ebenso wie eine absolut negative Einstellung. Beide Einstellungen können sich schädlich auf die Gesundheit auswirken. Die sogenannten »schlechten« Seiten in sich zu ignorieren und sich nur auf die positiven Eigenschaften zu konzentrieren führt zu einem gestörten Gleichgewicht, das auf unbewußte Weise die Gesundheit schwächt.
Befassen Sie sich mit diesen Verhaltensweisen und versuchen Sie, Ihre Gefühle zu sich selbst auszudrücken. Sagen Sie: »Oh, ich glaube, ich bin absolut liebenswert!«, und beobachten Sie dabei Ihre Atmung. Stellen Sie fest, was tief in Ihrem Innersten passiert, während diese Aussage mit den gewöhnlich unbewußten Gefühlen zu Ihrem eigenen Ich verglichen wird.

Liebe ist ein Gleichgewicht von Geben und Nehmen. Mit diesem Gedanken wollen wir das Thema abschließen. Im Umgang mit Kranken stellen Therapeuten oft eine Unausgewogenheit von Geben und Nehmen fest. Patienten, die einen Herzanfall erlitten haben, sind zum Beispiel dafür bekannt, daß sie immer nur geben, geben, geben – wie die Verrückten arbeiten und krank werden, weil sie von dem Zwang besessen sind, mehr geben zu müssen, als sie bekommen. Diese Unausgewogenheit führt irgendwann zu Gesundheitsschäden. Die Unfähigkeit zu nehmen kann ebenso tödlich sein wie die Unfähigkeit zu geben.
Im umgekehrten Fall, wie vor allem bei Krebspatienten festgestellt wurde, liegt die Schwierigkeit im Geben – Liebe auf andere Menschen überströmen zu lassen. Es besteht ein großer Hunger nach Zuneigung, doch der natürliche Kreislauf der Liebe ist irgendwo unterbro-

chen, und das führt zu einem Zusammenbruch des Kontakts mit der Umwelt.
Nur in der Gegenwart kann diese Unausgewogenheit im Geben und Nehmen von Liebe korrigiert werden. Wenn Sie feststellen, daß Sie dazu neigen, Ihre Liebe zurückzuhalten oder Liebe, die Ihnen entgegengebracht wird, abzulehnen, können Sie zu den ersten Seiten dieses Buches zurückkehren und die Grundlektion über das Geben und Nehmen, das in der Atmung Ausdruck findet, wiederholen. Sie nehmen fortwährend Ihre Umwelt in sich auf und schicken dann umgewandelte Luft wieder hinaus. Das ist ein konstantes Geben und Nehmen, und Sie können diesen Prozeß einleiten, indem Sie sich durch bewußte Atmung für die Umwelt öffnen. Achten Sie darauf, was die Atmung Sie über Ihre Beziehung zu den äußeren Aspekten des Lebens lehrt.
Dasselbe trifft auf Ihre Beziehung zu sich selbst zu. Wenn Sie Ihre Atmung bewußt erfahren, stellen Sie einen direkten Kontakt zu sich her, frei von Vorurteilen über Ihr wahres Wesen. Wenn Sie Ihren Atem frei und zwanglos ein- und ausströmen fühlen und dann Ihren Herzschlag spüren – das sind Sie, und dort haben Sie die Möglichkeit, eine ehrliche, ausgewogene, liebevolle Beziehung zu sich selbst aufzubauen.

Vielleicht ist also der wichtigste nächste Schritt, daß ich mich verabschiede und damit aufhöre, Ihnen immer neues Wissen über die einzelnen Selbstheilungstechniken zu vermitteln – damit Sie zum Anfang dieses Buches zurückkehren können und Schritt für Schritt die Übungen ausprobieren, bis Sie herausfinden, welche für Sie am wirkungsvollsten sind. Lassen Sie sich Zeit für die

Feststellung, welche neuen Erfahrungen Sie durch die Erforschung Ihres Heilungspotentials gewinnen.

Falls Sie an einer der Krankheiten leiden, die im folgenden Abschnitt des Buches behandelt werden, können Ihnen Dr. von Lühmanns Ratschläge und spezielle Diätkuren eine große Hilfe sein, wenn Sie sie in Verbindung mit den eben besprochenen Techniken anwenden. Eine Bibliographie der wichtigsten Bücher über Gesundheit finden Sie ebenfalls im Anhang, zusammen mit einer Liste der bedeutendsten Gesundheitszentren, in denen Sie sich einer Spezialbehandlung unterziehen können. Außerdem können Sie auf die Kassetten zurückgreifen, die Sie durch die verschiedenen Aspekte des Heilungsprogramms führen, die in diesem Buch erörtert wurden.

Spezialprogramme

Wie bereits schon öfter erwähnt, wurden die Programme dieses Buches sehr stark von den Behandlungsmethoden meines Kollegen Dr. Manfred von Lühmann beeinflußt. In diesem letzten Kapitel möchte ich Sie mit einer Anzahl von speziellen Diät-Kuren, die von Dr. von Lühmann entwickelt wurden, vertraut machen.
Um den Kern von Dr. von Lühmanns Theorie zur Selbstheilung zu verstehen, schlage ich vor, daß Sie erst das ganze Kapitel lesen, ehe Sie die Ratschläge befolgen. Selbst wenn Sie nicht an einer der genannten Krankheiten leiden, können Ihnen die Ausführungen wertvolle Anregungen bieten.

Verdauungsprobleme
Hyperazidität/Magengeschwüre
Verstopfung
Blasen- Niereninfektionen
Blähungen
Chronische Ermüdungszustände
Eßgewohnheiten

Im siebten Kapitel, »Richtige Ernährung«, behandelten wir das Thema, wie Ihre Eß- und Trinkgewohnheiten Ihren Gesundheitszustand beeinflussen. Nun können wir diese Erkenntnisse vertiefen.
Falls Sie z. B. unter Blähungen leiden, sollten Sie sofort auf Zucker, Obstsäfte und weißes Mehl gänzlich

verzichten oder den Verzehr drastisch einschränken. Versuchen Sie, nur zweimal am Tag zu essen, morgens und nachmittags, mit fünf Stunden Abstand zwischen den einzelnen Mahlzeiten. Essen Sie am Abend nur Suppe. Vermeiden Sie auch wenigstens eine Woche lang sehr proteinhaltige Nahrung, damit sich in Ihrem Verdauungstrakt eine gesündere, ausgewogenere Darmflora entwickeln kann.

Die neuesten Forschungsergebnisse bieten weitere wichtige Erkenntnisse zur Verbesserung Ihres Gesundheitszustandes. Das betrifft die Art und Weise der Zubereitung des Essens. Man entdeckte, daß Proteine in Verbindung mit Kohlehydraten eine komplizierte chemische Verbindung eingehen, die nur sehr schwer von den Fermenten im Dünndarm verdaut werden kann. Dieser angedaute Nahrungsbrei wandert dann in den Dickdarm weiter, wo er von Bakterien angegriffen wird, wobei Gase entstehen.

Wenn Sie also eine Mahlzeit zubereiten, trennen Sie möglichst die proteinhaltigen Lebensmittel von den kohlehydrathaltigen. Dann werden Sie wahrscheinlich bereits innerhalb weniger Tage eine Verbesserung Ihres Gesundheitszustandes feststellen.

Falls Sie ernsthafte Probleme mit dem Magen haben, vermeiden Sie es, diese beiden Nahrungsmittel zusammen zu verzehren, da in diesem Fall der angegriffene Magen überbeansprucht wird.

Es gibt eine spezielle Fastenkur, die Mayr-Fastenkur, die sich positiv auf den gesamten Verdauungstrakt auswirkt. Ich empfehle Ihnen, sich mit dieser Fastenkur, auf die im Anhang näher eingegangen wird, intensiv zu beschäftigen. Denn die Kur verändert grundlegend die Darmflora. Und diese Veränderung bewirkt ein ausgeglichenes Nebeneinander aller Enzyme und Bakterien, die für die Verdauung wesentlich sind.

Falls Sie die Mayr-Kur zu anstrengend finden, empfehle ich noch eine andere Methode, die Ihren Verdauungsapparat wieder in Ordnung bringt. Kaufen Sie in der Apotheke »Ozovit«-Pulver und »Sulfredox«-Tabletten. Nehmen Sie eine Woche lang täglich morgens und nachmittags einen Teelöffel »Ozovit« in einem Glas Wasser und dazu jeweils zwei »Sulfredox«-Tabletten. Schon nach einer Woche können Sie feststellen, daß Ihre Blähungen zurückgegangen sind oder vollständig aufgehört haben. Nach drei Wochen wiederholen Sie, falls notwendig, diese Kur.

Wie bei der Mayr-Fastenkur verändern diese Präparate die Zusammensetzung der Darmflora. Und das führt automatisch zu einer Besserung Ihres Allgemeinzustandes.

Wenn Sie erst einmal Ihre Verdauungsorgane in Ordnung gebracht haben, führt der nächste wichtige Schritt zu einer gesunden Ernährung mit lebenden, frischen Nahrungsmitteln. Außerdem ist die richtige Zubereitung Ihrer Mahlzeiten von entscheidender Bedeutung sowie die Tatsache, möglichst nicht mehr nach sechs Uhr abends zu essen.

Wie bereits in dem Kapitel über Emotionen erwähnt, will ich wieder auf die Wichtigkeit des Abbaus chronischer Ängste und geistiger Sorgen in Ihrem Leben hinweisen. Hyperazidität des Magens ist eine Reaktion auf Spannung, Streß und vergangenheits- oder zukunftsbezogene Geisteshaltungen. Bewußte Entspannung und Gegenwartsbewußtsein sind so notwendig wie eine Veränderung der Eßgewohnheiten, um Ihre Magenprobleme nachhaltig zu lösen.

Verstopfung resultiert ebenfalls aus diesen beiden Komponenten – der Nahrung, die Sie zu sich nehmen, und den Emotionen, in denen Sie gefangen sind. Sie wissen sicherlich bereits, daß Sie mehr Ballaststoffe zu sich nehmen müssen, um Verstopfung zu vermeiden. Gleichzeitig müssen Sie es vermeiden, zu viele tierische Fette zu sich zu nehmen, die den Dickdarm blockieren, wenn sie nicht richtig im Magen und Dünndarm verdaut werden. Und noch einmal möchte ich betonen: essen Sie »lebende«, natürliche Nahrung, außer Mehl und Zucker.
Bewegung ist ein weiterer Bestandteil gesunden Lebens.
Wie man sich vorstellen kann, verhindert der regelmäßige Verzehr von Lebensmitteln wie Zucker, Weißmehlprodukten und schweren tierischen Fetten die Bildung einer gesunden Darmflora. Diese Eßgewohnheiten resultieren oft in chronischen Ermüdungszuständen und spiegeln eine grundlegende Unausgewogenheit im Körpers wider, deren eigentliche Ursache diese ungesunden Nahrungsmittel sind.
Sehr oft ist es nötig, sich selbst einer Fastenkur zu unterziehen, um mit eingefahrenen Eßgewohnheiten zu brechen, die, wie Sie sehr wohl wissen, schädlich für die Gesundheit sind. Aber wenn Sie vor diesem extremen Schritt zurückschrecken, vermeiden Sie zumindest Süßigkeiten und Weißmehlprodukte.

Lebensmittelallergien
Hand in Hand mit Verdauungsproblemen gehen die verschiedenen Lebensmittelallergien, unter denen so viele Menschen leiden. Neueste Forschungsergebnisse

haben in zunehmendem Maße die Ursachen dieser Lebensmittelallergien aufgedeckt. Grundsätzlich beginnen Allergien mit einer Veränderung der Schleimhäute des Verdauungstraktes, die durch eine chronische Unausgewogenheit in der Nahrungsaufnahme vom Kindesalter an existiert. Wenn die Permabilität der Schleimhäute verändert wird, gelangen schädliche chemische Verbindungen in den Blutkreislauf.

An diesem Punkt setzen allergische Reaktionen ein. Gewöhnlich versucht der Arzt, die Symptome zu behandeln. Aber der Kern des Problems scheint eher in den Schleimhäuten und der Darmflora zu liegen als im Verzehr bestimmter Speisen.

Also beginnt man eine ursächliche Behandlung aller Lebensmittelallergien mit einer Fastenkur. Durch diese absolute Umstellung in der Ernährung gewinnen Enzyme und Bakterien ihr natürliches Gleichgewicht zurück, und die Schleimhäute des Verdauungstraktes können wieder normal arbeiten.

Eine andere Therapie von Lebensmittelallergien nennt man »Rotierende Diät«. Sie essen eine Speise, z. B. Reis, einen Tag lang, und dann meiden Sie Reis die nächsten drei Tage, ehe sie ihn wieder essen. Dieser absolute tägliche Wechsel der Diät erlaubt es Ihrem Darm, sich wenigstens drei Tage lang von einer speziellen Nahrung zu erholen. Während dieser Diät nehmen Sie sowenig wie möglich tierische Fette und Proteine zu sich. Essen Sie außerdem langsam und in Ruhe.

Oft scheinen Lebensmittelallergien mit chronischen Angstzuständen einherzugehen. Befinden wir uns in einem Stadium von chronischem Streß, neigen wir dazu, die Nahrung so hastig herunterzuschlingen, daß unser Verdauungsapparat nicht ausreichend funktionieren kann. Falls das zu Ihren Gewohnheiten gehört, sollten Sie ganz bewußt langsam essen. Schweigen Sie acht Atemzüge lang, ehe Sie den ersten Bissen in den Mund stecken, und atmen Sie zwischen jedem einzelnen Bissen tief durch. Versetzen Sie sich durch äußere Stimulierungen bewußt in die Gegenwart, hängen Sie nicht Ihren Gedanken nach und entspannen Sie weitgehend Ihre Muskulatur.

Vermeiden Sie Früchte und Süßigkeiten. Wenn möglich, nehmen Sie keine Speisen mehr nach sechs Uhr abends zu sich. Und versuchen Sie wenigstens tagsüber, wenn Sie nichts zu tun haben, sich drei- oder viermal fünf Minuten lang vollständig zu entspannen.

Sie können sich selbst einem bemerkenswerten Test unterziehen, um festzustellen, welche Speisen allergische Reaktionen bei Ihnen hervorrufen. Diesen Test nennt man den Puls-Test, und er wurde von Dr. Coca entwickelt. Er ist sehr genau und basiert auf der Tatsache, daß Ihre Pulsfrequenz sich eine halbe Stunde, nachdem Sie etwas gegessen haben, worauf Sie allergisch reagieren, wenigstens um acht Schläge pro Minute erhöht. .

Zuerst messen Sie drei Tage lang kurz nach dem Aufstehen und kurz vor dem Zubettgehen Ihren Puls, damit Sie Ihre normale Frequenz herausfinden. Messen Sie Ihren Puls, indem Sie drei Fingerspitzen auf die dem Daumen gegenüberliegende Seite Ihres Handgelenks legen, und zwar eine Minute lang.

Haben Sie einmal Ihre normale Pulsfrequenz festgestellt, messen Sie ihn vor den Mahlzeiten oder kurz nachdem Sie geruht haben, um festzustellen, ob diese Frequenz ebenfalls Ihrer Normalfrequenz entspricht.

Jetzt nehmen Sie also diese Speise zu sich, von der Sie

annehmen, daß sie die Allergie verursacht. Und eine halbe Stunde nach der Mahlzeit messen Sie wieder Ihren Puls. Hat sich die Frequenz um acht oder mehr Schläge erhöht, wissen Sie, daß diese Speise Ihre Allergie verursacht. (Natürlich dürfen Sie sich während dieser halben Stunde nicht körperlich betätigen.)
Nun, da Sie festgestellt haben, auf welche Speise Sie allergisch reagieren, meiden Sie sie vier Wochen lang und fügen Sie sie dann in die »Rotierende Diät« ein, d.h. Sie essen jeden vierten Tag davon, um festzustellen, ob Ihre Allergie verschwunden ist.

Zahn-Infektionen
Viele von uns leiden, ohne es zu wissen, unter chronischen Zahnfleischinfektionen, die ständig das Blut vergiften und das Immunsystem überstrapazieren. Zu saurer Speichelfluß verschlimmert diesen Zustand noch. Eine erfolgreiche Behandlung kann nur durch eine Änderung der Eßgewohnheiten und ein ausgeglichenes Gefühlsleben erfolgen. Die Hauptursache für die Hyperazidität im Speichel kommt vom täglichen Genuß von Weißmehl- und Zuckerprodukten. Diese Menschen nehmen gewöhnlich zu wenig frische und rohe Gemüse und Vollkornprodukte zu sich. Ändern Sie also die Zusammenstellung Ihres Speiseplans und bevorzugen Sie »lebende« Produkte.
Auch Emotionen wie Zorn und Angst erzeugen sauren Speichel. Chronische Verspannungen der Kaumuskeln und der Zunge verschlimmern diesen Zustand. Ich empfehle Ihnen, noch einmal das Kapitel zu lesen, wo ausführlich beschrieben wird, wie Sie besser mit Ihren Emotionen umgehen lernen.

Ein letztes Wort in bezug auf die Zähne: Viele Zahnmediziner sehen den Gebrauch von Amalgam, das als Füllungsmaterial für Löcher in den Zähnen verwendet wird, als bedenklich an. Diese Füllungen sind, verglichen mit Gold oder anderen Materialien, billig und finden vielfache Verwendung. Aber im Amalgam ist eine beträchtliche Menge Quecksilber enthalten, das ständig den Organismus, wenn auch in geringen Dosen, vergiftet.
Dieser Quecksilbervergiftung ordnet man viele Symptome zu: Allergien, Verdauungsprobleme, Hautausschläge und chronische Nervosität, um nur einige zu nennen. Sollten Sie sich einer ausgezeichneten Gesundheit erfreuen, kann Ihr Körper wahrscheinlich mit dem Quecksilber fertig werden. Aber wenn Ihr Gesundheitszustand nicht gut ist, kann dieses toxische Amalgam in Ihrem Mund ein anderer Faktor sein, der dazu beiträgt, daß Sie sich erschöpft fühlen, und verhindert, daß Sie wieder gesund werden. Das und die Tatsache, daß unter Ihren Füllungen vielleicht chronische Infektionen schlummern, sollte Ihnen zu denken geben, wenn Ihre Genesung sich unerwartet in die Länge zieht.
Obwohl ich normalerweise gegen Röntgenaufnahmen bin, möchte ich Ihnen in diesem Fall doch vorschlagen, daß Sie Ihre Zähne röntgen lassen. Lassen Sie feststellen, ob unter den Füllungen eventuell die Zahnwurzeln entzündet sind, und wenn es der Fall ist, müssen Sie sich einer Wurzelbehandlung unterziehen. Einen letzten **Punkt** möchte ich noch hinzufügen, und dabei handelt es sich um die chinesische Kunst der Akupunktur, die jede Zahnwurzel einem speziellen Organ oder einer speziellen Region im Körper zuordnet. Solange die **Wurzelinfektion** besteht, werden Sie mit diesem speziel-

len Organ Schwierigkeiten haben. Und es ist sehr gut möglich, daß Sie nach einer Behandlung dieser Zahnerkrankung sich allgemein sehr viel besser fühlen, da Ihr Immunsystem nicht ständig gegen diese Zahninfektion ankämpfen muß und nun die Kraft besitzt, dort heilend einzugreifen, wo es gebraucht wird.

Chronische Infektionen
Außer Zahninfektionen sind noch andere chronische Infektionen zu erwähnen, wie Nebenhöhleninfektionen, Mandelentzündungen, Blasen- und Niereninfektionen als auch chronische Blinddarmentzündungen. Diese lymphatischen Beschwerden stehen auch im direkten Zusammenhang mit ungesunder Ernährung. Eine Folge davon ist die Dysfunktion des Verdauungstraktes, und somit kann der Körper nicht mit der notwendigen Energie, die ihm durch die Nahrung dargeboten wird, versorgt werden.
Neben den schon erwähnten Behandlungsmethoden bezüglich chronischer Infektionen empfehle ich außerdem, so viel Blattgemüse wie möglich zu verzehren; wie Salate, Spinat usw. Eine Kost, die reich an Chlorophyll ist, ändert die Lebensbedingungen gewisser Bakterien, die im Darmtrakt zu zahlreich sind und reduziert werden müssen, damit eine gesunde Darmflora wiederhergestellt werden kann. Am empfehlenswertesten für diese Diät ist Weizengrassaft. Er ist auf einfache Weise herzustellen, indem Sie Weizengraskörner kaufen und sie aussäen. Acht Tage nach der Aussaat können Sie das Gras ernten und es in den Entsafter geben. Ein kleines Glas davon jeden Tag, gemischt mit Tomatensaft, ist empfehlenswert. Chronische Infektionen werden oft

mit Antibiotika behandelt, die auch meistens die schädlichen Bakterien im Körper abtöten. Da aber Antibiotika ihr Umfeld nicht verändern, können die schädlichen Bakterien bei der Absetzung des Medikaments sich wieder vermehren.
Aus diesem Grund müssen Sie, um wirklich gesunden zu wollen, Ihre Eßgewohnheiten ändern. Denn nur auf diese Weise ändern Sie das Umfeld, in denen jene schädlichen Bakterien leben. Nur so können Sie wirklich von einer langandauernden Infektion genesen.

Hypoglykämie
Auf rein medizinische Weise gesehen, wird die Hypoglykämie allein durch eine Überproduktion der Bauchspeicheldrüse hervorgerufen, jenes Organs, das Insulin produziert. Man schätzt, daß etwa fünfundzwanzig Prozent aller Menschen unter dieser chronischen Krankheit leiden, selbst wenn sie als solche nicht diagnostiziert wurde.
Die Symptome sind unterschiedlich und äußern sich in plötzlichen Schwächeanfällen, gesteigertem Puls, Atemnot, einer Gier nach Süßigkeiten oder Alkohol oder anderen Drogen und dann plötzlicher Erschöpfung. In extremen Fällen werden diese Symptome von schweren Kopfschmerzen und Erbrechen begleitet.
Diese Symptome gleichen denen jener Patienten, die unter chronischen Angstzuständen leiden. Wir alle haben schon manchmal solche Symptome bei uns selbst kennengelernt, wenn Streß und Angstzustände unseren Körper aus dem Gleichgewicht gebracht haben und unsere Blutzuckerwerte nicht mehr stimmten. Aber viele Menschen erleben diesen Zustand als normal,

und das bedeutet ein wirklich schreckliches Leben für sie.
Über die Ursachen der Hypoglykämie wurde viel diskutiert. Biochemiker versuchen zu beweisen, daß es sich um eine einfache Dysfunktion des Körpers handelt, die medikamentös zu behandeln sei. Psychologen beharren darauf, daß die Ursache der Krankheit im seelischen Bereich liege und auf frühkindliche Ängste zurückzuführen sei. Sie befällt sehr häufig Menschen, die Zwangsvorstellungen unterliegen, unter Versagensangst leiden und sich nie die Zeit nehmen, darüber nachzudenken, was sie eigentlich im Leben wollen. In ihnen herrscht ein Konflikt zwischen dem Sollen und ihren eigenen Bedürfnissen.
Hypoglykämiker nehmen sich im allgemeinen nie die Zeit zur Muße und Entspannung. Sie sind ständig mit irgend etwas beschäftigt und stimulieren auf diese Weise ihre Angstgefühle. Sie sorgen sich um die Zukunft und laufen vor etwas weg, was einmal in der Vergangenheit geschehen ist.
Gewiß läßt sich das diätische Grundprogramm, das in diesem Buch besprochen wird, auch auf jene Menschen anwenden, die an Hypoglykämie erkrankt sind, d. h. vermeiden Sie soviel wie möglich Weißmehlprodukte und Zucker, essen Sie frisches Gemüse und Obst und meiden Sie tierische Fette.
Doch das allein ist nicht genug. Sie müssen sich einmal die Zeit nehmen, Ihr Leben zu überdenken, damit Ihnen bewußt wird, was Sie sich eigentlich antun. Haben Sie wirklich Freude an dem, was Sie tun, oder tun Sie es nur gezwungenermaßen?
In diesem Fall sollten Sie eine Grundregel befolgen: Sehen Sie den Realitäten ins Auge! Machen Sie sich

bewußt, wovor Sie die ganze Zeit weggelaufen sind.
Atmen Sie tief ein und leben Sie in der Gegenwart.
Entspannen Sie sich.
Das ist zwar leicht gesagt und vielleicht nicht zu verwirklichen, außer Sie kommen zum Kernpunkt: Ihrer Atmung. Ich kann es gar nicht oft genug betonen. Wenn Sie sich in einem chronischen Stadium der Erregung und Erwartung befinden, ist Ihre Atmung sicherlich verkrampft, flach und unregelmäßig.
Sie sind in der Lage, Ihre Atmung zu kontrollieren oder ihr vielmehr freien Lauf zu lassen, wie ich in diesem Buch immer wieder betont habe. Und falls Sie unter plötzlichen Angstgefühlen, Schweißausbrüchen, Ermüdungszuständen oder der Gier nach Süßigkeiten und Alkohol leiden, lesen Sie noch einmal sorgfältig die Anfangskapitel dieses Buches, damit Sie Ihre Lebensgewohnheiten in eine positive Richtung lenken können.

Diabetes
Diabetes entsteht durch eine Insuffizienz der Bauchspeicheldrüse. In diesem Fall sinken die Zuckerwerte im Blut rapide, und als eine Folge dieser ungenügenden Ernährung kann ein Koma und sogar der unmittelbare Tod eintreten.
Doch glücklicherweise sind wir heute in der Lage, das fehlende Hormon herzustellen und dem Erkrankten durch eine regelmäßige Dosierung ein normales Leben zu ermöglichen.
Man sollte sich bewußtmachen, daß die Hypoglykämie, deren Ursache eine Überproduktion der Bauchspeicheldrüse ist, oft eine Frühform des Diabetes darstellt, da die Bauchspeicheldrüse ständig überbeansprucht

wird, denn eine andere Bezeichnung für Diabetes ist Hyperglykämie (im Gegensatz zu Hypoglykämie), woraus der direkte Zusammenhang schon erkenntlich ist.
Die ersten Symptome einer Dysfunktion der Bauchspeicheldrüse sehen folgendermaßen aus: trockener Mund, Durstgefühle und ein starkes Verlangen nach Süßigkeiten. Hinzu kommen häufiges Wasserlassen, Gewichtsverlust und eine sichtliche Verminderung des Antriebsvermögens sowohl in physischer als auch psychischer Hinsicht. Falls Sie unter einem dieser Symptome leiden, ist es ratsam, Ihren Arzt zu konsultieren.
Jedoch müssen wir diese prädiabetischen Symptome nicht allein vom physiologischen Gesichtspunkt aus betrachtet. Wie immer und bei jeder Krankheit, spielt auch hier das seelische Gleichgewicht eine entscheidende Rolle, denn es existiert ein starker Zusammenhang zwischen dem emotional-geistigen Zustand eines Menschen und seiner Tendenz, Diabetes zu entwickeln, vor allem, wenn er das fünfunddreißigste Lebensjahr überschritten hat. Chronische Angstzustände sowie Sorgen und Streß stimulieren die Bauchspeicheldrüse; vor allem, wenn man zu einem gesteigerten Verzehr von Süßigkeiten und Weißmehlprodukten neigt.
Und diese Prädiabetiker können ganz bewußt ihre chronischen Streßzustände abbauen und somit die Belastung der Bauchspeicheldrüse reduzieren. Auf diese Weise ist es vielen gelungen, Diabetes im Vorstadium zu heilen. Viele unserer Übungen in diesem Buch können Sie direkt auf sich selbst anwenden, falls Sie Ihr Leben ändern wollen. Außerdem möchte ich an dieser Stelle noch auf die Kassetten und ihre Begleitbücher hinweisen, die Ihnen sicherlich auch hier Hilfe bieten können. Ehe ich weitergehe, möchte ich noch erwähnen, daß es

zwei verschiedene Formen des Diabetes gibt. Bei der ersten handelt es sich um den juvenilen Diabetes, von dem man annimmt, daß er sich auf eine genetische Prädisposition gründet und in einer Erschöpfung der körpereigenen Insulinsekretion bis zum absoluten Insulinmangel resultiert. Bisher weiß man noch nicht, warum Menschen so reagieren, aber man hat eine Behandlungsform entwickelt, die manchmal anspricht und darin besteht, daß man in die Bauchspeicheldrüse körpereigenes Gewebe, das man aus der Thymusdrüse gewonnen hat, injiziert und somit die Insulinproduktion wieder anregt. Falls Sie sich näher über diese Behandlungsweise informieren wollen – die allerdings nur bei Kindern Erfolg hat –, verweise ich auf die Bibliographie am Ende dieses Buches.

Falls in Ihrer Familie schon Diabetes aufgetreten ist und Sie ein Elternteil sind, wollen Sie sicherlich nicht, daß Ihr Kind erkrankt, und werden ihm möglichst keine Weißmehlprodukte und Süßigkeiten geben. Das totale Verbot ist jedoch nicht ratsam, da es zu psychischen Problemen kommen könnte. Auch hier gelten wieder jene Ernährungsgrundsätze, die ich schon erwähnte. Man hat festgestellt, daß in Familien von Diabetikern gewisse psychische Konditionen herrschen, die von Generation zu Generation weitergegeben werden. Diese Diabetiker sind im allgemeinen sehr nette, ruhige, fügsame Menschen, die dazu neigen, ihre Emotionen zu unterdrücken, vor allem Ärger. Sie scheinen aus ihren Schuldgefühlen eine gewisse Lust zu gewinnen, und diese allgemeine Hemmung ist mit Angst verknüpft.

Dieses Hemmungs-Angst-Streß-Profil erzeugt generellen Streß und Verspannungen im Körper und stimuliert somit eine Überproduktion von Insulin, damit es dem

Streßstadium im gesamten Körper gerecht wird. In einem Satz: Ein solcher Mensch entspannt sich nicht, hat keine Freude, nicht genug Freizeit und kann seine natürlichen menschlichen Gefühle und Bedürfnisse nicht genügend ausleben. Das Hauptinteresse solcher Familien gilt der Arbeit, einer intakten Moral, ihrem sozialen Status, und außerdem sorgen sie sich ums Überleben. Wenn die Bauchspeicheldrüse außerdem noch durch Vererbung geschwächt ist, kann dieser zusätzliche Streß zu einem völligen Versagen der Drüse führen.

Bitte, verstehen Sie mich nicht falsch, ich möchte Ihnen als Eltern nicht die Schuld geben, falls Ihr Kind an Diabetes erkrankt. Wir alle tun unser Bestes, gemessen an unserem genetischen, emotionalen und sozialen Erbe, und wir fangen erst an zu verstehen, wie die Zusammenhänge zwischen Gefühlen und physischen Erkrankungen sind. Also sollten Sie sich nicht schuldig fühlen, sondern alles tun, um Ihren Kindern im Rahmen des derzeitigen Standes der Wissenschaft zu helfen.

Vor allem möchte ich Ihnen raten, sie dazu zu ermutigen, sich auszuleben. In den Familien von Diabetikern fühlt man sich oft bedrückt und hat den Eindruck, daß sie nicht in der Lage sind, sich auszuleben. Der einzige Weg aus dieser Hemmungs-Streß-Situation ist wiederum eine bewußte Atmung, so daß man die altgewohnten Verhaltensweisen über Bord werfen kann, anfängt, sich zu entspannen, um diesem ständigen Druck der Sorge zu entgehen.

Neben den Kassettenprogrammen für solche Entspannungsübungen möchte ich Ihnen noch die Gestalttherapien und bioenergetische Therapien empfehlen, die äußerst hilfreich sind, um sich von Ihren inneren Zwän-

gen zu lösen. Aber tief in Ihrem Innersten sind Sie selbst für sich verantwortlich und müssen danach trachten, jeden Moment, mit jedem Atemzug frei zu werden, so daß Sie stetig und konstant Ihre Persönlichkeit zu einer neuen Dimension entwickeln.
Die zweite Form des Diabetes, die gewöhnlich Menschen über vierzig befällt, nennt man klinisch-manifesten Diabetes, und diese Form der Erkrankung scheint sehr viel mehr seelische als genetische Ursachen zu haben. Natürlich gibt es eine genetische Prädisposition für eine schwache Bauchspeicheldrüse, aber der seelische Zustand eines Menschen ist absolut entscheidend, wie früh und wie schwer er an Diabetes erkrankt.
Sollten Sie bereits Diabetiker sein, können Sie trotzdem noch sehr viel für sich tun, und zwar in seelischer Hinsicht, um Ihren physischen Zustand zu verbessern. Natürlich meiden Sie, wie von Ihrem Arzt schon geraten, Zucker und Weißmehlprodukte, und Sie essen regelmäßig und niemals zuviel auf einmal. Gleichermaßen können Sie Kaffee und Alkohol meiden oder nur in geringen Mengen trinken. Ich empfehle Ihnen dringend, daß Sie *alle* Getränke, die Koffein enthalten – einschließlich Tee und Cola –, nicht mehr zu sich nehmen.
Statt dessen sollten Sie sich möglichst gesund ernähren, entspannen und das Leben genießen. Finden Sie sich einfach mit dem Gedanken ab, daß Sie eines Tages sterben müssen, so wie alle Menschen sterben, und daß deswegen Ihre Angst vor der Zukunft völlig unbegründet ist. Warum sollen Sie sich Sorgen machen, wenn Sie das Heute genießen können?
Ich verweise noch auf die verschiedenen Teesorten, die für **Diabetiker** angezeigt sind und auf die Dr. von Lühmann am Ende des Buches hinweist.

Krebs
Krebs ist eine unendlich komplexe Erkrankung, deren Ursachen trotz aller medizinischer Forschung noch nicht geklärt sind. Mit jedem Jahr gewinnen wir jedoch mehr Erkenntnisse über die wahre Natur dieses Leidens und können Ihnen praktische Vorschläge machen, die Ihnen vielleicht helfen, sollten Sie in irgendeiner Form unter Krebs leiden.
Dr. von Lühmann behandelt Krebs auf sechs verschiedenen Ebenen in seiner Krebsklinik in Kassel. Diese Ebenen sind folgende: entgiftende Medikamente, angepaßte Diät, reduzierte Infektionsquellen (Zähne etc.), spezielle Bewegungstherapien, emotionale Enthemmung und geistige Wandlung. Man würde ein ganzes Buch dazu brauchen, um jene speziellen Therapien zu beschreiben, die Dr. von Lühmann anwendet, aber ich kann Ihnen hier Grundregeln vermitteln, und Sie können dann diese Behandlungsweisen detaillierter kennenlernen, wenn Sie die Bibliographie zu Rate ziehen. Tiefere Einsichten in die Entstehung von Krebs gewinnt man jedoch nur, wenn man sich mit der offensichtlichen Beziehung des menschlichen Bewußtseins im Hinblick auf die unnatürliche Wucherung von Krebszellen beschäftigt. Die jüngste Forschung hat gezeigt, daß wir einfach nicht den Geist vom Körper trennen können, daß beide gemeinsam als ein biochemisches Ganzes funktionieren. Wie wir durch die Akupunktur und von den Meridianenergien im Körper wissen, gibt es sicherlich noch feinere Energieströme zwischen Geist, Gefühlen und Zellfunktionen, als bisher erforscht wurde.
Wie wir jetzt annehmen, scheinen Krebszellen unter einer Art Isolierung zu leiden, d.h. sie erfahren keine positiven Energieströme, weder bioelektrische noch

metabolische. Krebspatienten – wie ich bereits früher schon erwähnt habe – neigen dazu, ihr Bewußtsein von jenem Teil des Körpers abzulenken, in dem der Krebs wuchert. Dieser Verlust des Körperbewußtseins ist wahrscheinlich das Kernproblem im Falle einer Krebserkrankung, und dementsprechend muß die Therapie aussehen. Aus diesem speziellen Grund habe ich ein ganzes Kapitel dem Heilungsprozeß gewidmet, der durch die »direkte Konzentrationsübung« aktiviert wird. Wir wissen bereits, daß die Nichtbeachtung einer bestimmten Körperregion gleichbedeutend mit Ablehnung ist. Diese Körperregion steht, emotional gesehen, in irgendeinem Zusammenhang mit einem unerträglichen Schmerz oder einer unerträglichen Angst. Und da man es unbedingt vermeiden möchte, mit diesem Schmerz oder dieser Angst konfrontiert zu werden, beschäftigt sich der Geist unbewußt nicht mehr damit und entzieht ihr lebensnotwendige Energien. Das Resultat ist eine Dysfunktion der Zellen, d. h. eine Regression in ein Frühstadium oder embryonales Stadium, das wiederum das schnelle Wachstum des kanzerösen Gewebes zur Folge hat.

Ich möchte nur noch erwähnen, daß Menschen, die nicht unter Ängsten leiden und geliebt werden, im allgemeinen nicht an Krebs erkranken, doch Menschen mit entgegengesetzten Persönlichkeitsstrukturen sind besonders anfällig für dieses Leiden.

Eine negative Lebenseinstellung scheint die Entwicklung von Krebs zu begünstigen. Solche Menschen haben in der Vergangenheit negative Erfahrungen gemacht, die für sie untragbar waren und die sie nicht akzeptieren konnten. Doch da sie die Erfahrung einmal gemacht hatten und weiterleben müssen, hat der Kopf sie verdrängt und entzieht jetzt alle Lebensenergie jenem Körperteil, der mit dieser schlimmen Erfahrung in Verbindung steht. Kurz gesagt, somit ist diese Region von den normalen Strömungen, die im Körper herrschen, ausgeschlossen.

Ich möchte nicht zu sehr auf den psychologisch-medizinischen Aspekt des Krebses an dieser Stelle eingehen, statt dessen wende ich mich lieber der praktischen Seite zu, und wir wollen sehen, welche Vorschläge ich Ihnen machen kann, damit Sie diesen krankhaften Zustand ins Gegenteil verkehren können.

Wie wir bereits wissen, sind die Eßgewohnheiten ein wesentlicher Faktor bei der Entwicklung jeder Krankheit und auch zur Unterstützung der Funktionsfähigkeit des Immunsystems. Erst einmal können Sie chronischen Infektionen auf den Grund gehen, wie z. B. bei den Zähnen. Spezielle Bewegungstherapien, wie Yoga oder die in diesem Buch beschriebenen Übungen, sind ebenso hilfreich. Seelische Ausgeglichenheit ist äußerst wichtig, und natürlich die Therapien, die Dr. von Lühmann praktiziert.

Doch wesentlich ist eigentlich die Frage, wie Sie sich selbst sehen. Akzeptieren Sie sich wirklich? Sind Sie ehrlich sich selbst gegenüber (auch jenen Dingen gegenüber, die Sie ablehnen oder widerwärtig finden, weil Sie negative Erfahrungen gemacht haben)? Oder schämen Sie sich über Dinge, die Sie früher getan haben? Lieben Sie sich, und können Sie noch einmal Ihr Herz öffnen und diesen ganzen positiven Strom menschlicher Gefühle empfinden?

Die Wiederherstellung einer positiven Lebenseinstellung ist unabdingbar, wenn man von Krebs genesen will. Wie sehen Sie das Leben allgemein? Sind Ihre Ansichten darüber positiv oder negativ? Leben Sie gern oder nicht?

Und worin bestehen in Wirklichkeit Ihre Ängste, die tief in Ihnen verborgen schlummern? Wovor fürchten Sie sich? Was versuchen Sie, in sich zu töten?

Falls Sie wirklich an Krebs leiden sollten, kann ich Ihnen nur empfehlen, daß Sie mein Buch von Anfang an lesen, Kapitel für Kapitel, und das mehrere Male. Und dann beobachten Sie sich ganz genau, wenn Sie von irgendeiner Stelle tief betroffen sind. Stellen Sie fest, warum Sie nicht genesen wollen und welche Entschuldigung Sie dafür bereit haben.

Mit anderen Worten: Lernen Sie sich besser kennen. Betrachten Sie dieses Buch als einen Spiegel, und ändern Sie Ihre alten, eingefahrenen Angewohnheiten. Und anstatt über sich zu Gericht zu sitzen und sich Selbstvorwürfe zu machen, sollten Sie sich akzeptieren. So, wie Sie sind. Wir sind alle nicht perfekt und kämpfen in der einzigen Hoffnung, daß dieser Kampf uns zu besseren Menschen macht. Deswegen müssen wir uns akzeptieren als die, die wir sind.

Herzerkrankungen
Zwischen Krebs und Herzerkrankungen gibt es viele Parallelen, denn Patienten mit Herzerkrankungen leiden auch unter einem Unvermögen, Ihre Gefühle äußern zu können, und einer gewissen Selbstverachtung. Es gibt gewisse Strukturen innerhalb der Persönlichkeit, die fast nie bei Patienten, die an Herzerkrankungen leiden, anzutreffen sind. Dasselbe gilt für Krebspatienten. Als erstes möchte ich Charaktereigenschaften auflisten, die bei Patienten anzutreffen waren, die fast nie unter Herzerkrankungen litten.

Menschen, die ruhig dasitzen und der Stille um sich herum lauschen können und in Harmonie mit ihrer Umgebung leben, haben fast nie Probleme mit dem Herzen.

Menschen, die zufrieden mit ihrem Leben sind, die das Leben akzeptieren, so wie es ist, neigen ebensowenig zu Herzerkrankungen.

Menschen, die ihre natürlichen frühkindlichen Gefühle ausleben, haben niemals Probleme mit dem Herzen.

Und vor allem Menschen, die ihr Herz weit öffnen, die ihren Gefühlen freien Lauf lassen und anderen Zuneigung entgegenbringen, haben niemals Herzerkrankungen.

Trifft diese Beschreibung auf Sie zu?

Früher machte man den Streß für Herzinfarkte verantwortlich, aber wir wissen heute aus Erfahrung, daß viele Manager, die unter extremem Druck arbeiten, gesunde Herzen haben. Solange sie ihre Herzen der Umwelt öffnen und voll am Leben teilnehmen und es in seinem ganzen Reichtum akzeptieren und es genießen, tötet der Streß nicht.

Man machte auch eine falsche Ernährung für Herzerkrankungen verantwortlich, vor allem zu reichlichen Fleischgenuß. Aber Eskimos, die sich fast ausschließlich von fettem Fleisch ernähren, haben so gut wie keine Herzerkrankungen.

Nur wenn Streß und falsche Ernährung mit anderen Faktoren zusammentreffen, bekommen wir ein klareres Bild über die Ursachen der Herzerkrankung. Also möchte ich jetzt auf jene Persönlichkeitsstrukturen eingehen, die fast ausschließlich herzerkrankten Patienten eigen sind.

Zeitdruck, Mißbrauch des eigenen Körpers, Unzufrie-

denheit mit dem eigenen Schicksal, diese Verhaltensweisen sind eng mit dem Ausbrechen dieser Krankheit verbunden. Wenn man glaubt, daß die Zeit abgelaufen ist, wenn man sich ständig in die Zukunft versetzt, anstatt in der Gegenwart zu leben, dann wird der Streß negativ. Ehrgeiz ist ganz gewiß eine tödliche Eigenschaft, weil er immer von unbewußter Angst begleitet wird, die den Menschen ständig gegen seine eigenen Gefühle und Bedürfnisse leben läßt.
Chronische Aktivität, die Unfähigkeit, sich zu entspannen und die Gegenwart zu genießen, die Angst, den natürlichen Rhythmus des Lebens zu akzeptieren, das alles sind Verhaltensweisen, die gehäuft bei am Herzen erkrankten Patienten zu beobachten sind. Kinder wissen, wie man spielt, wie man vollständig in der Gegenwart leben kann; sie genießen jeden Augenblick ihres Lebens, als währe er ewig. Die meisten Erwachsenen verlieren diese Fähigkeit und somit auch die Beziehung zu dem Kind, das sie einmal gewesen sind. Dann zwingen sie sich zu Verhaltensweisen, mit denen ein Kind nicht mehr leben kann.
Und somit kommen wir zum Kern des Problems aller Herzerkrankungen: Es besteht in einer Vergewaltigung der eigentlichsten Bedürfnisse des Kindes.
Ebenso wie Krebs ein Zurückziehen der liebenden Aufmerksamkeit auf eine bestimmte Region des Körpers ist, ebenso trifft dies für das Herz zu. Und diese Verhaltensweise verursacht sehr komplexe Beschwerden. Zur näheren Information möchte ich noch einmal auf die Bibliographie hinweisen. Aber einfach ausgedrückt, wenn Sie psychisch Ihr »Kinderherz« Tag für Tag vergewaltigen, werden Sie an einen Punkt kommen, wo der Schmerz in Ihrem Herzen nicht nur psychisch, sondern

auch physisch wird – und es ist nur noch eine Frage der Zeit, wann die Krankheit dann zum Ausbruch kommt. Glücklicherweise müssen Sie an Ihrem ersten Herzanfall nicht sterben, und vielleicht kehren Sie aus dem Krankenhaus mit einem geläuterten Herzen zurück – Sie haben eine unendlich wertvolle Erfahrung gemacht, die fortan Ihr ganzes Leben ändern wird. Vielleicht ist das der wichtigste Schritt in Ihrem Leben. Haben Sie wirklich Ihren hektisch-besessenen Ehrgeiz aufgegeben? Haben Sie gelernt, daß es mehr im Leben als Erfolg und Macht gibt? Können Sie jetzt Ihren Ängsten ins Auge sehen und frei mit ihnen umgehen, diesen Ängsten, die Sie früher in diese hektische Aktivität getrieben haben? Und haben Sie dieses fröhliche kleine Mädchen oder diesen fröhlichen kleinen Jungen wieder in sich gefunden?

Auch hier möchte ich noch einmal auf die Liste der angeführten Bücher am Ende dieses Buches verweisen, falls Sie sich näher mit diesem Thema beschäftigen möchten. Ich möchte nur noch eines sagen, was ich immer wieder betone: Ändern Sie Ihre Eßgewohnheiten; leben Sie in der Gegenwart; seien Sie sich jedes Atemzugs bewußt; riskieren Sie es einfach, Ihr Herz zu öffnen, damit die Menschen spüren, daß Sie es ehrlich mit ihnen meinen. Genießen Sie so oft wie möglich die Natur; bemühen Sie sich, das Beste aus Ihrer Arbeit zu machen, und begrüßen Sie jeden Tag mit Liebe.

Lassen Sie Ihren Gefühlen freien Lauf.

Anhang

Von Dr. Manfred von Lühmann

EIN PAAR WORTE ZUR DARMSANIERUNG
So gut wie jeder von uns, die wir in Großstädten wohnen, hat an irgendeiner Stelle oder schon ganz generell ein geschädigtes Verdauungssystem.
Wenn wir bedenken, daß 80 % unseres Abwehrsystems gegen schädliche Energien und chemische Agentien sich im Darm befinden – daß Magen-Darm-Trakt, Mund, Nasennebenhöhlen, Mittelohr und Lungen *eine* zusammenhängende Schleimhautstraße bilden, wird schnell deutlich, welche Rolle dieser ganze Bereich für die Erhaltung bzw. für den Wiedergewinn der Gesundheit spielt: eine ganz zentrale. Wenn also der Magen-Darm-Trakt korrekt (!) in seiner Funktion wiederhergestellt wird, reagieren *immer* auch alle anderen Schleimhäute positiv mit – mitunter bis in die Blasen-Nieren-Region hinein (nämlich vermittelt über die Lymphbahnen). Daraus folgt, daß neben spezifischen Magen-Darm-Problemen wie Über- oder Untersäuerung, Verstopfung, chronischen Durchfällen oder Blähungen, um nur die bekanntesten zu nennen, Allergien, Ekzeme, Asthma, Erkältungsneigung und chronische Blasenentzündung verschwinden können oder sich deutlich bessern. Und auch dies ist nur eine Auswahl.
Was heißt: »korrekt« wiederherstellen?
Da wir es bei unseren Schleimhautstraßen und dem an sie gekoppelten Immunsystem mit einem höchst kom-

plexen Gefüge zu tun haben, müssen wir auch ebenso komplex vorgehen. Hier existiert sozusagen ein kleines »Ökosystem«, das aus beweglichen und stationären Körperzellen besteht mit ihren flüssigen oder »verdrahteten« Nachrichtensystemen, Abwehreinrichtungen und befreundeten bzw. in Schach gehaltenen Bakterien- und Pilzpopulationen. Dieses »Ökosystem« braucht wie jedes andere auch ein Lebensmilieu, das wir in erster Linie durch die Qualität unserer Nahrung bestimmen neben ihrer Menge und dem Essensrhythmus.

Gewisse *vegetative* = streßbedingte Einflüsse auf das Milieu im Darmlumen sind übrigens auch nachgewiesen: Wenn Sie z. B. in eincr gewissen anerzogenen oder situationsbedingten unterschwelligen Hast oder Versagensangst leben, arbeiten Ihre Nebennieren in »Dauerbereitschaft« – d. h., Gefäße und Muskeln im Darmbereich stehen unter Dauerspannung –, was auf Dauer die Abwehrkraft mindert. Wenn wir also richtig vorgehen wollen, müssen wir dem Verdauungssystem die Möglichkeit zur Erholung und Ausscheidung geben, das Milieu durch die richtige Nahrung und deren Zusammenstellung korrigierend wiederherstellen – und schließlich, als letzten Schritt, eine standortgemäße Bakterien- und Hefenbesiedelung sichern.

Die folgenden Anleitungen sind mit der *Mayr*-Kur zu Anfang, dann mit der folgenden Dysbiose-Behandlung durchzuführen, am besten in Begleitung eines biologisch kundigen Arztes oder Heilpraktikers.

MAYR-KUR
Sie ist eine abgemilderte Fastenkur.
Schon seit der Zeit der griechischen Ärzte im Altertum

ist bekannt, daß bei vielen chronischen Erkrankungen das Fasten als »Königin der Therapien« angesehen wird. Das ist bis heute so geblieben.

Chronische Erkrankungen wie Rheuma, Gicht, Arthrose, Diabetes, Hypoglykämie, Migräne, Immunschwächen mit ihren Folgen wie Tumorerkrankungen und Allergien sind zu großen Teilen ernährungsbedingt oder durch Nahrung zu beeinflussen. Auch dies wurde schon in vergangenen Kulturepochen erkannt, deren Wissensschätze wir jetzt wiederentdecken: So heilte man im alten China, Japan, Amerika und Pakistan oft allein durch eine spezielle Nahrungszusammenstellung nach wohlverstandenen Gesetzen.

Die meisten chronischen Leiden haben zweierlei gemeinsam:

    a) Verschiebungen der Säure-Basen-Gleichgewichte im Körper (d. h., unsere Gewebe werden zu sauer), und

    b) Ausscheidungsstörungen der Stoffwechsel-Endprodukte, die bis zu weitgehender Blockierung der Anpassungs- und Regulationsvorgänge führen können. – Das völlige Erstarren der Regulation übrigens ist uns allen als Sterbevorgang bekannt.

Jedes angemessene Wiederherbeiführen von Gesundheit aus chronischem Ungleichgewicht muß also eine Reinigung des Gesamtorganismus einschließen – was am schnellsten durch Fasten geschieht. Wir wollen jetzt eine seit vielen Jahrzehnten bewährte, abgemilderte Fastenkur besprechen, die es ermöglicht, dabei den gewohnten Tageslauf (wie geistige Arbeit und mäßigen Sport) weiterzuführen. Schwitzen durch Körperbewegung oder Sauna beschleunigt den Reinigungsvorgang. Eine Bitte möchte ich hier einfügen: Sie sollten das

Folgende zwar ernstnehmen, aber mit Humor: Es sollte Ihnen nicht übermäßig schwerfallen, die Kur mit Freude und Erleichterung durchzuhalten – mit einer gewissen Einschränkung der ersten 3 bis 4 Tage, in denen sich der Körper auf die geringe Kalorienzufuhr einstellt. – Es gibt ja doch Grund zur Freude: Dies ist eine der einfachsten und gleichzeitig wirkungsvollsten Methoden der Selbstheilung im körperlichen Bereich.

Wenn's allzu schwerfällt – d. h., wenn Sie feststellen, daß sich eine gewisse Gereiztheit oder Niedergeschlagenheit einstellt und nicht verschwinden will – schleichen Sie sich einfach aus dem Experiment wieder heraus und beginnen Sie ein paar Wochen später vielleicht noch einmal.

Vorgehensweise
Die ersten 2 bis 4 Tage vor Beginn der eigentlichen Kur verwenden Sie bitte zur *Einleitung*. Je weniger Fleisch und Zucker, Weißmehl oder andere industriell hergestellte Lebensmittel vorher in Ihrer Nahrung vorkamen und je mehr rohe und gekochte Gemüse, desto kürzer braucht die Einleitungsphase zu sein, um z. B. Kopfschmerzen zu vermeiden.

Sie fangen morgens gleich nach dem Aufstehen mit dem *Trockenbürsten* an (möglichst mit einer Naturhaarbürste): Bürsten Sie im Verlauf der sog. Energiemeridiane – d. h. von den Hand- und Arm-Außenseiten über den Kopf, den Rücken und die Bein-Außenseiten hinunter, sodann die Bein-Innenseiten über den Bauch und die Arm-Innenseiten bis zu den Handinnenflächen aufwärts, das Gesicht in die letztere Richtung mit eingeschlossen. Diese Art der Stimulation ist nicht unwichtig, weil Sie Ihnen die Lebensenergie anregt ebenso wie die

Entschlackung. Schließen Sie die Trockenbürstung mit einem Duschbad ab: zunächst heiß (länger), dann kalt (kurz).
Jetzt trinken Sie ¼ Liter warmes Wasser, darin aufgelöst einen leicht gehäuften Teelöffel Bittersalz. Falls Sie zu denen gehören, die Bittersalz nicht hinunterbringen: Kaufen Sie sich das in doppelter Menge wirksame *FX-Passage*salz. Sie sollten nach ca. 2 bis 3 Stunden eine durchfallähnliche Entleerung haben. In den ersten Tagen brauchen manche Leute diese Dosis mehrfach am Tag, bis schließlich alles in Bewegung kommt. Dies ist im allgemeinen auch eins der Zeichen für eine stärkere Verschlackung (was ziemlich identisch ist mit Übersäuerung). Den Grad dieser Verschlackung oder Übersäuerung können Sie ganz gut mit folgenden Hilfsmitteln erkennen und selbst behandeln:
Kaufen Sie sich in der Apotheke *Uralyt-U*-Indikatorpapier (oder ein ähnliches mit gleicher Band-Charakteristik) und stecken Sie einen Streifen in den Morgen- und einen in den Abendurin: Wenn der Säuregrad unter pH 6 sinkt, sind Sie zu sauer. In diesem Fall unterstützen Sie den Entschlackungsprozeß durch Einnahme von *Basica*-Pulver oder *Erbasit*-Pulver (in der Packung des letzteren befindet sich übrigens schon Indikatorpapier). Im Idealfall – d. h., wenn Sie lange genug »gemayrt« haben, liegt der Urin bei pH 6,8. Falls sich hier gar nichts bewegt, kann es sein, daß Ihre Nieren nicht richtig ausscheiden – dann sollten Sie einen Arzt aufsuchen zur Abklärung.

(Hier ein Wort zur *Länge* der *Mayr*-Kur:
Wenn Sie stark untergewichtig sind, sollten Sie das eigentliche Fasten nicht über 7 bis 10 Tage ausdehnen

– d. h., der ganze Prozeß mit Ein- und Ausleitung sollte höchstens 15 bis 25 Tage dauern. Andererseits haben einige – sehr übergewichtige – Patienten schon bei bestem Wohlbefinden 10 Wochen lang gefastet und dann die Ausleitungszeit angeschlossen.)

1 Das *Frühstück* nehmen Sie bitte frühestens nach einer weiteren halben Stunde ein. In der Kur-Einleitungsphase können Sie sich das Frühstück der weiter hinten angeführten Schonkost II zum Muster nehmen. Während der »strengen« Phase genügen gewöhnlich 1 bis 2 helle Bäckersemmeln, die gerade so lange abgelagert sind, daß sie *noch* nicht bröckeln: Schneiden Sie sie in ca. 10 dünne Scheiben und *kauen Sie jede Scheibe* so lange, bis der Mundinhalt *völlig flüssig ist und leicht süßlich schmeckt. Dann erst* einen Teelöffel Sauermilch (auch Milch oder Malzkaffee mit Milch – dann dabei bleiben!) ohne Zucker, und das Ganze noch ein paarmal kauen.
2 Beim Essen *größte Konzentration* auf Kauen und Einspeicheln. Je besser Sie die Speicheldrüsen trainieren, desto eher werden Sie gesund. Die evtl. übriggelassene Milch *stehenlassen.*
Nicht nachtrinken!
3 Vor dem Mittagessen – wenn Sie können – ½ Stunde *Bettruhe* mit Wärmflasche auf dem Bauch, die Sie in ein feuchtes Tuch einwickeln!
4 *Mittagessen* nach frühestens 5 Stunden. In der Kur-Einleitungswoche wie Schonkost 2, danach wie früh: Semmeln und Milch.
5 *Abends* nur Melissen-, Fenchel-, Lindenblüten- oder andere milde Kräutertees mit wenig Zitrone und Honig. Nichts essen!!

6 *Früh schlafen gehen* (vor 22 Uhr!) mit feuchter Wärme auf dem Bauch, nicht mehr fernsehen! Vor dem Einschlafen legen Sie die Hände auf den Bauch und lassen ihre Wärme wirken. Massieren Sie ganz zart und vorsichtig besonders die Stellen, die Ihnen unangenehm sind: Wenn sich der Bauch unter Ihren Händen entspannt, machen Sie's richtig.
Über den Sinn des frühen Schlafengehens können Sie übrigens in dem noch folgenden Kapitel »Der Naturschlaf« nachlesen.
7 Während des Tages insges. mindestens *2 l Flüssigkeit zusätzlich* zu sich nehmen (Quellwasser, Kräutertee): Sie beugen Kreislaufbeschwerden vor und entgiften besser!
8 *Bei Hungergefühl* trinken Sie warmen Kräutertee (evtl. mit sehr wenig Honig). In den ersten ca. 4 Tagen ist Hungergefühl normal. Später kommt es höchstens abends vor. Prüfen Sie nach, ob Sie genügend kauen! In diesem Fall hält die Sättigung länger an!
9 *Verbote:* Während der Kur kein *Bohnenkaffee! Zukker!* (Süßigkeiten, Schokolade etc.), *Obst!* (auch Kompott und Fruchtsäfte), *Alkohol! Fettes und Schwerverdauliches* (Paniertes, Schweineprodukte, grobes Brot, etc.), *Nikotin! Medikamente* (Ausnahme: die verordneten Homöopathica oder lebenserhaltenden Mittel).
Wenn Sie nicht durchhalten können oder wollen, schleichen Sie sich *vorsichtig* wieder aus – sonst werden Sie wirklich zu leiden haben!

Prinzipien der Mayr-Kur
Schonung, Säuberung und *Schulung* sind die grundsätzlichen Heilprinzipien, die Sie nun an sich selbst anwenden.

Schonung: geschieht
dadurch, daß die Nahrungsmenge bescheiden ist: Nur essen bis zur leichten Sättigung – nicht bis zum Völlegefühl – das muß man wieder lernen...
dadurch, daß Sie durch intensives Kauen eine Vorverdauung im Mund machen und Magen und Darm Arbeit abnehmen;
durch die Art der Nahrung, ihre Monotonie und Leichtverdaulichkeit. – Blähungen während der Kur weisen übrigens sehr oft auf falsche Semmeln oder falsches Essen hin!
durch die geregelten Zeitpunkte und die Zwischenzeiten zwischen den Nahrungsaufnahmen sowie dadurch, daß Sie abends nichts essen;
dadurch, daß Sie sich beim Essen Zeit lassen und genügend schlafen.
Hier auch gleich etwas für die Zeit nach der Kur: Unsere Verdauungsdrüsen sind für abendliches Essen schlecht eingerichtet: Fäulnis und Gärung sind die Folgen. Die Leber muß die daraus im Darm entstehenden Gifte während der Nacht zu einer Zeit neutralisieren, wo sie sich eigentlich regenerieren sollte. Sie merken das an morgendlicher Müdigkeit und Inappetenz, die erst im Lauf des Vormittags allmählich verfliegt (der Grund, warum so viele Menschen morgens ohne eine Tasse Kaffee nicht »in Gang kommen« können...).
Säuberung: geschieht
durch die allmorgendliche Bittersalzdurchrieselung: Das setzt die Selbstreinigung in Gang;
durch das vermehrte Trinken, das den Nieren bei der Filtrierarbeit hilft;
durch Ihre eigene manuelle Bauchbehandlung abends, die den Säuberungsvorgang unterstützt.

Schulung: geschieht
durch die Kauschulung und die manuelle Bauchbehandlung: Ihr Körper gewinnt die Fähigkeit zurück, Nahrung gut zu verwerten;
durch Üben und Wiedererwachen der Reflexe (Sättigung, Speichelfluß, Brechreflex;
durch das vermehrte Trinken: Sie lernen wieder das meist verlorengegangene Durstempfinden.
Später – nach der Kur – brauchen Sie dann weniger zu essen bei gleicher Leistung.
Die sogenannte *Rückvergiftung* ist etwas, das Sie kennen sollten:
Während der ersten Woche der Milch-Semmel-Kur gibt es häufig durch Aufsaugen der schon in den Darm ausgeschiedenen Stoffwechselschlacken eine *Krise,* die sich äußern kann in der Verstärkung oder dem Wiederauftreten von alten Leiden: Kopfschmerzen, Übelkeit, bleierne Müdigkeit, Krankheitsgefühl, Schwäche, Sehstörungen u. v. a. – Bei Kopfschmerzen z. B. können Sie sich selber schnell helfen, indem Sie einen *Einlauf* machen (am besten mit einem »*Klyso*«-Gerät, das Sie in der Apotheke oder in einem Bandagengeschäft kaufen).
Keine Scheu, das ist gar nicht so unangenehm, wie Sie vielleicht jetzt denken: ¼ bis ½ Liter gut handwarmes Wasser lassen Sie in den Darm einlaufen, legen sich ca. 3 Minuten auf den Rücken oder die Seite und entlassen es dann in die Toilette (Geduld! Das dauert ein bißchen!).

Die Kur-Ausleitung
aus der *Mayr*-Kur und der Übergang zu Normalkost ist der schwierigste Teil und bedarf wirklicher Wachsamkeit und Disziplin. Die Ausleitung dauert 2 bis 3 bis 4

Wochen. Davon hängt der *eigentliche Dauererfolg* ab. Auch kleinere Diät- und Eßfehler wirken sich jetzt besonders ungünstig aus: weil Ihr fermentproduzierendes System noch in einem gewissen Ruhezustand ist.
Bitte werden Sie also nicht leichtsinnig und beachten Sie *exakt* die Anweisungen: Essen Sie *ausschließlich* das Erlaubte und davon auch nur bescheidene Mengen. Weiterhin gründlich kauen und einspeicheln...!
Beginnen Sie mit der »Schonkost 1« für eine Woche, und setzen Sie die Ausleitung mit der Kost 2 fort, bis Sie noch einmal dieselbe Zeit ausgeleitet haben, wie Sie Brötchen-Milch-ge»mayrt« haben.

Die Ausleitungs-Diäten

Schonkost 1

Früh: Milch (+ Malzkaffee), Kursemmel(n) mit Quark oder Gervais

Mittags: Wie früh, statt Quark auch weiches Ei oder magerer Rinderschinken (bis 50 g). Statt Milch auch Hafer-/Reisschleim (-brei), evtl. mit eingesprudeltem Ei, dazu Kursemmel.

Abends: Kräutertee (+ evtl. Kursemmel).

Schonkost 2 =
Milde Ableitungsdiät

Früh: wie Schonkost 1, zusätzlich erlaubt: bescheiden Butter oder Reformhausmargarine, evtl. etwas Streichkäse oder Camembert, evtl. ½ Banane.

Mittags: *Suppen:* Basensuppe = Gemüse-, Kartoffelsuppen.
Feingemüse: gedünstete Karotten + Petersilwurzeln, Fenchel, Kochsalat (Lattich), Spinat mit etwas Sauerrahm, Salz- oder Pellkartoffel, Kürbis, Gurke gedünstet. Alles ohne Einbrenne.
Erlaubtes Fleisch: Kalb, Huhn ohne Haut, Rind, Kochfisch.
Getreide: Haferflocken, Reis, Maisgries, auch Cornflakes, Hirse, Buchweizen.
Fett: sehr sparsam, gutes Speiseöl, Butter.
Salz: Meersalz (Vollsalz)
Gewürze: Küchenkräuter, Basilikum, Salbei, Kümmel, Beifuß, Petersilie, Thymian, Dill u. a. Verdauungsfördernd!

> Abends: Kräutertees wie Melisse, Fenchel, etc. (mit etwas Honig), Kursemmel, bei Bedarf mit Quark, Gervais.
>
> Richten Sie sich bei der Auswahl nach Ihren, inzwischen wiederbelebten, *Instinkten* (= echten Bedürfnissen)!
> Die *Kursemmel* ist anfangs noch zu allen schlecht kaubaren Speisen zu essen. Nach der Ausleitung *kein* Weißgebäck, dafür abgelagertes Graubrot, feingemahlenes, altes Vollkornbrot, auch Knäckebrot, Grahambrot.
>
> Als Zubereitungshilfe können Sie 96 Rezepte finden in: *Rauch-Mayr*, »Milde Ableitungsdiät«. Zunächst benutzen Sie die Rezepte der Ableitungsdiät 1 und wenn Sie das gut vertragen, gehen Sie über auf 2 und 3.

Verbote während der Kur-Ausleitung
In dieser Zeit ist alles, was nicht ausdrücklich erlaubt wurde, noch verboten. Sie können sich sonst anhaltende Beschwerden zuziehen durch:
1 *Fabrikzucker,* auch brauner Zucker, Süßigkeiten, Schleckereien, Süßspeisen, Marmeladen. Nach Kurende meiden oder sehr wenig. Erlaubt mäßig Honig, Melasse.
2 *Bohnenkaffee,* auch ohne Coffein. Erlaubt Malzkaffee. Nach Kurende nur gelegentlich, lieber nicht alltäglich trinken.
3 Fruchtsäfte, besonders wenn unverdünnt (Gärung!), Obst und Kompott. Nach Kurende Obst und Kompott erlaubt, nicht aber abends.
4 *Schwerverdauliche Kost,* Nahrungsmittel, die man schon vor der Kur nicht gut vertragen oder als belastend empfunden hat. Schwere frische Brote, Vollkornbrot, Hülsenfrüchte, Sauerkraut, Rohkost. Erst nach der Ausleitung wieder.

5 *Fettes Essen,* alles Eingebrannte, Panierte, Gebakkene, Schweinefett und -fleisch, (fette) Würste (Schweinefettgehalt!)
6 *Alkohol,* abgesehen – bei Bedürfnis – von ⅛ l gutem Wein zu Fleisch- oder Fischgericht. Nach Kurende erlaubt Bier, gelegentlich (!) mäßig Wein, ungünstig Likör!
7 *Nikotin*, am besten Abstinenz!
8 *Medikamente,* möglichst nur nebenwirkungsfreie Arzneien, nur ärztlich verordnete Mittel einnehmen!
Zwischenmahlzeiten, sie stören den gerade ablaufenden Verdauungsvorgang und sind unnötig.

Allgemein, auch für später, gilt:
- Frühstücke wie ein König, esse zu Mittag wie ein Bürger und abends wie ein Bettler!
- Dazwischen oft trinken (Wasser, Kräutertee)
- Wenn es am besten schmeckt, mit dem Essen aufhören!
- Appetitpflege: Sie sollten vor jeder Mahlzeit gesunden Hunger verspüren!

Die *Darmberieselung* mit Bittersalz (Magnesiumsulfat) oder dgl. ist während der Ausleitung unverändert durchzuführen: 1 gestrichener Teel. Bittersalz auf ¼ l lauwarmes Wasser für mindestens 2 Wochen, danach allmählich aufhören. Dauereinnahme ist nicht günstig!
Kurwiederholung ist generell nach 1 Jahr anzuraten, auch dann, wenn Sie sich eigentlich noch wohlfühlen. Die Kurwiederholung kann – je nach Ihrem Zustand und Bedürfnis – auch milder und leichter sein, was in erster Linie von Ihrem Nachkurverhalten abhängig ist. Wiederholungskuren fallen im allgemeinen besonders leicht.

Zur Darmsanierung mit medikamentöser Hilfe
Wenn Sie – aus welchen Gründen auch immer – die sehr wirksame *Mayr*-Kur nicht durchführen können, ist Ihrem Gesamtbefinden auch aushilfsweise mit einer medikamentös begleiteten Kur zu helfen. Diese sollten Sie jedoch nur nach Absprache und unter strenger Überwachung durch einen Arzt Ihres Vertrauens durchführen.

Das Prinzip der Trennkost
Viele Menschen haben durch Erbbelastung oder jahrzehntelange Ernährungsfehler eine mangelhafte Produktion von Verdauungsfermenten erworben: Sie können sozusagen »essen, was sie wollen« – sie verdauen's einfach nicht ordentlich. Immer gibt es Fäulnis- oder Gärungsvorgänge im Darm – d. h., man fühlt sich aufgebläht oder schwer und müde. Und das oft noch verstärkt nach einer *Mayr*-Kur!
Wenn Sie zu diesen Menschen zählen, machen Sie folgendes:

1. Halten Sie streng Intervalle von mindestens 3 Stunden zwischen den Mahlzeiten ein: Dadurch kommt die Enzymproduktion zwischendurch zu einem gewissen Stillstand und kann sich erholen.
2. Essen Sie nie ganz bis zur Sättigung: So kommt es nicht zur Überforderung des Verdauungsapparats.
3. Nehmen Sie etwa 1 bis 2 Monate lang ca. 15 Min. vor dem Essen Pflanzenpräparate ein – Tees, Tropfen oder Homöopathica –, die fördernd wirken auf Magen, Pankreas und Galle: z. B. *Pascopankreattr., Gastrosiltr., Hepaticum Pascoetbl.* o.ä.
4. Machen Sie sich schließlich die Nahrungszusammenstellung nach der folgenden Liste zu eigen – die

sogenannte »Trennkost«. Sie beruht auf der Erfahrung, daß bei Verdauungsschwäche immer dann Beschwerdefreiheit erreicht wurde, wenn man den Verdauungsfermenten die Aufspaltung der Nahrung erleichtert, d. h. wenn man die einzelnen Nahrungsmittel bei der Zubereitung trennt (= nicht zusammen kocht oder brät), die ein verschiedenes Milieu zur Verdauung brauchen (d. h. sauer bzw. alkalisch – so braucht z. B. Eiweiß eine saure Erstverdauung im Magen, Stärke eine basische bis neutrale im Zwölffingerdarm).

Die abgedruckte Liste auf S. 280 gibt eine gute Übersicht – auch über die Ausnahmen von der Regel.

Tabellen zur Hay'schen Trennkost

Morgens

── Mischen ──	── Mischen ──	
Kohlenhydrate	Neutral	Eiweiß
Vollkorngetreide	Butter	Milch
Vollkornbrot	Pflanzenmargarine	Sauermilch jeder Art
4 Tage altes ge-	Sahne	Käse (bis 55 % Fett i.Tr.)
trocknetes Weiß-	Quark	Eier
brot oder Semmel	Eigelb	Sojamehl
Honig	Doppelrahmkäse	
Sirup	(ab 60 % Fett i.Tr.)	Saures Obst:
Datteln (unge-	Nüsse	Kernobst
Feigen schwefelt)	(außer Erdnüssen)	Steinobst
Bananen	Rosinen	Korinthen
(Zucker)	Heidelbeeren	Zitrusfrüchte
	Hagebutten	Melonen
		Ananas
		gekochte Tomaten
	Speck	
	(tierische Fette)	
	Getränke	
	Kräutertee	
	Kaffee	
	Schwarzer Tee	
└──────── Nicht mischen ────────┘		

Abends

── Mischen ──	── Mischen ──	
Kohlenhydrate	Neutral	Eiweiß
Knäckebrot	wie morgens	Milch
4 Tage altes	oder:	Sauermilch jeder Art
Weißbrot oder		
Semmel	Blattsalate	Käse (bis 55 % i.Tr.)
abgekühlter Toast	Chicorée	Eier
	Kräuter	Schinken
	Butter (wenig)	Tartar
	Quark	Fleisch
	Pflanzliche Öle	
	Nüsse (wenig)	
	Getränke:	
	Kräutertee	
	Brunnen	
└──────── Nicht mischen ────────┘		

Mittags

⌐ Mischen ¬	⌐ Mischen ¬	
Kohlenhydrate	Neutral	Eiweiß
Vollkornprodukte:	Fette:	Fleisch
Körnergerichte aus:	Pflanzliche Öle	Wild
Weizen	Butter	Milchprodukte
Roggen	Sahne	Käse (bis 55 % i.Tr.)
Hafer	Fetter Speck	Eier
Gerste	Quark	Sojamehl
Hirse	Eigelb	
Buchweizen	reife Oliven	
Grünkern		
	Salate, Gemüse	
	Früchte	
Reis	Blattsalate	Saures Obst:
Kartoffeln	Chicorée	Kern- und Steinobst
Vollkornnudeln	Gurken	Beerenobst
Schwarzwurzeln	Kräuter	Zitrusfrüchte
Grünkohl	rohe Tomaten	Apfel
	Rote Beete	Ananas
Honig	Möhren, Karotten	Melonen
Datteln	Sellerie	gekochte Tomaten
Feigen	Kohlrabi	
Sirup	Fenchel	
Bananen	Wirsing	
	Rotkohl	
	Weißkohl	
	Sauerkohl	
	Blumenkohl	
	Rosenkohl	
	Paprika	
	Zwiebeln, Lauch	
	grüne Erbsen	
	Mangold, Spinat	
	Rettich, Radieschen	
	Teltower Rübchen	
	Kürbis	
	u.a.	
	Heidelbeeren	
	Rosinen	
	(ungeschwefelt)	
	Hagebutten	
	Pilze	
	Nüsse	
L	Nicht mischen	┘

Beachte:
Bei Eiweißmahlzeiten nur eine Eiweißart, z. B. Fleisch *oder* Fisch, bei Kohlenhydratmahlzeiten nur *ein* Kohlenhydrat, also Kartoffeln oder Nudeln oder Reis, verwenden.

Aus: Dr. Ludwig Walb, »Die Hay'sche Trennkost«, F. Haug-Verlag, Heidelberg

UNTERZUCKERUNG (= Hypoglykämie = Hyperinsulinismus) ·

Die *Ursache* der Unterzuckerung (Symptome: zwischenzeitliche Müdigkeit während des Arbeitstages bis zur Erschöpfung, schneller Herzschlag ohne Anstrengung mit Gereiztheit und vieles mehr) liegt außer in einer vererbten Anlagenkomponente in der Angewohnheit, zu häufig leicht spaltbare Kohlehydrate zu essen (Süßigkeiten, Kuchen etc.).

Sehr häufig beobachte ich bei Menschen mit Unterzuckerung auch die Neigung, sich anzutreiben und in (meist unbewußter) Ratlosigkeit Zielen hinterherzulaufen, die nicht vom eigenen Herzen bestimmt sind. – Sie sollten also daran denken, daß die folgenden Hinweise nur *eine* Seite des mehrschichtigen Problems betreffen, nämlich nur die Ernährungsprinzipien, die körperlichen Routinen, die Ergänzungsstoffe.

Mit der Hypoglykämie kommen gehäuft Nahrungsmittelunverträglichkeiten und Allergien vor – d. h. Müdigkeit, Erschöpfung, Verstimmung oder Kopfschmerzen und Völlegefühl nach dem Essen – oft gefolgt von suchtartigen Vorlieben für das allergieerzeugende Nahrungsmittel.

Machen Sie, um das herauszufinden, einfach einmal einen Pulstest: Messen Sie eine Minute lang vor dem Essen im Sitzen Ihren Puls. 15 bis 30 Minuten nach dem Essen wiederholen Sie die Pulsmessung. Wenn er nun mindestens 8 Schläge pro Min. schneller geht als vorher, können Sie damit rechnen, daß einer der Nahrungsbestandteile für Sie unverträglich war. Sie können ihn durch Selektion herausfinden und sollten von nun an höchstens alle 4 Tage wieder davon essen.

Ernährung
Bevor Sie Ihre bisherigen Eßgewohnheiten aufgeben, gehen Sie am besten durch eine dreiwöchige *Mayr*-Kur: eine Entschlackung, Entsäuerung und Umgewöhnung wird eingeleitet, die Zuckersucht beginnt abzuflauen.
Erste wichtigste Regel: Sie sollten in den nächsten Monaten – bis sich der Körper neu eingestellt hat und Sie wieder Ihren Instinkten trauen dürfen – relativ viel *Eiweiß*, besonders aus *rohen, pflanzlichen* Quellen, essen: So brauchen Sie weniger, vermeiden Übersäuerung und nehmen ausreichend Mineralien zu sich. Dabei ist die richtige Zusammenstellung der pflanzlichen Eiweißträger wichtig, um vollständige Proteine zu erhalten (Lit.: *Bruker, Moore-Lappé, Burgerstein*).
Etwas über die *Essenszeiten:* Vormittags von 7 bis 11 Uhr Eiweißstoffe und Schwerverdauliches, mittags von 13 bis 15 Uhr Kohlehydrate und Gemüse, abends ab 17 Uhr möglichst nur noch Flüssigkeit!!
Ab 17 Uhr beginnt nach der chinesischen Organuhr nämlich schon die Ausscheidungs- und Erholungszeit des Organismus, jeweils etwas verschoben nach individuellen Varianten. Sie können übrigens die Hypoglykämie – wie jede andere vegetative Fehlsteuerung auch – viel leichter in den Griff bekommen, wenn Sie Ihre eigenen vegetativen Rhythmen beachten (Lit.: *Stiefvater,* »Organuhr«).
Zucker in *jeder* Form, auch als Honig, Obst und Säfte, ist für die ersten 6 Wochen streng verboten!
Eiweiß: in Samen, Nüssen und Körnern ist zumeist unvollständig und muß ergänzt werden durch Gemüse und/oder Milchprodukte. (In Mexiko ernähren sich die Indianer seit Jahrtausenden von Bohnen *zusammen* mit Mais-Tortillas und sind wohlernährt.) Roggen ist am

besten zur Bereitung von Sauerteig geeignet, wenn Sie selber backen wollen. Besser ist aber Müsli nach *Bruker*.

Gemüse: Kartoffeln (*Pell*kartoffeln) und grünblättrige Gemüse (möglichst roh als Salate!) enthalten auch hochwertige Eiweißstoffe. Wenn frisches Gemüse nicht zu haben ist, können Sie sich Keimlinge selber ziehen, was sehr einfach ist: aus Weizen, Roggen, Luzerne (= »Alfalfa«), Kresse, Mung-Bohnen, Sonnenblumenkernen, Linsen.

Rohkost ist also für die nächsten Monate Ihre Heilnahrung, danach sollte Ihre Ernährung zu 80% ungekocht sein. Samen, die man sonst nur gekocht zu essen gewohnt war, kann man u. U. keimen lassen.

Benutzen Sie möglichst nur *kaltgepreßte* Öle: Distel, Sonnenblume z. B.

Trinken Sie *natürliches Wasser* (Quellwasser) ohne Mineralien: Der Körper hält sich damit leichter in einem bioelektrischen Gleichgewicht.

Essen Sie *nur, wenn Sie hungrig sind,* dabei langsam, *gründlich,* entspannt und in mehreren kleinen Mahlzeiten: Halten Sie diesen Hinweis nicht für unwichtig, er hat mehrere Gründe!

Essen Sie nicht zu viele Arten von Nahrungsstoffen während einer Mahlzeit: Mischen Sie z. B. möglichst nicht Früchte und Gemüse – sie brauchen ein unterschiedliches Verdauungsmilieu.

Essen Sie regelmäßig *zu wenig,* besonders abends.

Vermeiden Sie strikt: Alkohol, Kaffee, Tee, Cola, Tabak, Schokolade, alles Süße, zu viel Salz, weißen Essig, Pfeffer, Senf, Büchsennahrung, Ranziges, chemische Drogen (z. B. Süßstoff) – außer dem Verordneten.

Zwischenmahlzeiten können aus (rohen) Nüssen, Joghurt, Quark, Kefir und nach 6 Wochen *einer* Frucht bestehen.

Zuckerwaren und alles Süße macht Sie Zucker-Sucht-rückfällig und für mindestens 4 Tage danach wieder hypoglykämisch!

Verurteilen Sie sich aber nicht bei einem etwaigen Rückfall. Beginnen Sie geduldig und liebevoll von vorne im Wissen um den Mechanismus (zum richtigen Umgang damit s. Lit. V).

Körperliche Routinen
Legen Sie, wenn irgend möglich, einmal um die Mittagszeit eine Ruheperiode von ca. ½ Stunde ein (Anleitung hierzu s. Lit. VI).

Laufen oder gehen Sie täglich ½ Stunde so schnell, daß Ihr Herz dabei mindestens fünf Minuten eine Frequenz von 120 bis 140 Schlägen pro Minute erreicht.

Machen Sie eine morgendliche Wechseldusche: 5 Min. heiß, danach 1 Min. kalt, danach eine Abreibung mit einem rauhen Handtuch oder einer Bürste. Machen Sie's wirklich! Das regt den Stoffwechsel gleich am Anfang zu einer flexiblen Regulation an: Immer nur hinten herunter, vorne rauf, nie umgekehrt, sonst gibt's Energiestörungen, Sie werden müde anstatt wach.

Ergänzungsstoffe
In schwierigeren Fällen kennt Ihr Arzt oder Ihr Heilpraktiker Medikamente, die Ihnen helfen können.

Beispiele für eine Hypoglykämie-Diät
Nach dem Aufstehen
Glas reines Wasser, heiß, oder mit ¼ frischem Zitronensaft, oder ½ Grapefruit, oder 1 Orange auf 1 Glas Wasser, oder
Große Tasse heißer Kräutertee (Hagebutte, Pfefferminze, Kamille, oder nach Wunsch), evtl. mit Honig, oder
Frischgepreßter Saft aus Äpfeln, oder Ananas, Orangen, Birnen, Kirschen etc., halb mit Wasser verdünnt. Gleich nach der Herstellung trinken, keinen Saft aus Flaschen oder Büchsen!

Danach
eine Stunde spazierengehen, laufen oder Körperarbeit an frischer Luft. – Jetzt erst, nach einer kalten Dusche:

Frühstück
Frische Früchte: Äpfel, Orangen, Bananen, Weintrauben, Grapefruit oder natürlich Früchte der Saison, möglichst organisch gewachsen und aus der gleichen Gegend. Eine Tasse Joghurt, Kefir, gesäuerte Milch (am besten Ziegen- oder Schafsmilch). (S. a. bei Neigung zu Allergien: *Pulstest* zum Ausschluß von Unverträglichkeiten!) Handvoll rohe Nüsse wie Mandeln, Cashew, Haselnüsse, Erdnüsse oder einige Eßlöffel Sonnenblumenkerne, Kürbiskerne oder Sesam. Nüsse und Samen können auch frisch gemahlen werden. ½ Tasse Quark, oder
Große Schale frischer Fruchtsalat – möglichst organisch –: aus einer Handvoll rohen Nüssen und/oder rohen Sonnenblumenkernen, 3 bis 4 aufgeweichten Pflaumen oder ungeschwefelten Rosinen. Oder
Schale Haferflocken, roh, mit 4 bis 6 aufgeweichten Pflaumen oder 2 bis 3 Feigen und einer Handvoll Rosinen, ungeschwefelt. Glas Joghurt. Oder
Schale gekeimter Roggen/Weizen oder andere gekeimte Samen mit Joghurt.

Zwischenmahlzeit
Ein Apfel, eine Banane oder andere Frucht.

Mittagessen
Schale frischgemahlene Körner wie Roggen, Weizen, Gerste, Buchweizen, Hirse, Hafer, Mais, in Wasser aufgeweicht. Wenn man das kocht, wird es langsamer verdaut (= sättigt länger!), – mit 1 Eßlöffel kaltgepreßtem Öl und/oder 1 Eßlöffel Honig. Großes Glas Joghurt. Oder
Große Schale Fruchtsalat (s. o.), wenn nicht schon zum Frühstück gegessen. Oder
Schale frisch zubereitete Gemüse, Erbsen- oder Bohnensuppe

oder andere gekochte Gemüse wie Kartoffeln, Zucchini, Bohnen mit Maisfladen (wie in Mexiko), Yams etc. Kelp (= Meeralgen-Pulver aus dem Reformhaus), Meersalz, kaltgepreßtes Öl und frische Butter können zugefügt werden. Glas Joghurt oder selbstbereitete Sauermilch, 1 bis 2 Schnitten Vollkornbrot (am besten Roggenbrot aus Sauerteig) 1 bis 2 Scheiben Naturkäse – kein Schmelzkäse!

Nachmittags
Glas frischgepreßter Obst- oder Gemüsesaft, oder
Tasse Kräutertee, mit Honig gesüßt, oder
Ein Apfel o. ä.

Abendessen
Große Schale frischer, grüner Gemüsesalat. Sie können alle Gemüse benutzen, am besten die der Saison, auch Tomaten, Avocados und alle verfügbaren Keimlinge wie Alfalfa (= blaue Luzerne), Soja etc. – Möhren, geraspelte rote Rüben und Zwiebeln sollten immer dabeisein. Knoblauch, wenn Sie sich's erlauben können. Richten Sie alles appetitlich her und benutzen Sie selbstgemachte Salatsauce aus Zitronensaft oder Apfelessig und kaltgepreßtes Öl, Kräuter, Knoblauchpulver, etwas Meersalz, Cayennepfeffer als Würze. Sie können auch alle Gemüse roh nacheinander essen ohne Salatsauce.
Zwei oder drei mittelgroße gekochte Kartoffeln, gekocht oder gebacken in der Schale. Gekochte Gemüse wie Auberginen, Kartoffeln, Yams, Zucchini oder anderes. Benutzen Sie Kelppulver oder Meersalz sparsam, ebenso Küchenkräuter.
Frischer Quark oder 1 bis 2 Scheiben Naturkäse.
Frische Butter oder 1 Eßlöffel kaltgepreßtes Öl auf Salat, Suppe oder Kartoffeln. Glas Joghurt oder Sauermilch. Oder
Empfohlenes Mittagessen, falls Sie nur frischen Salat gegessen haben.

Danach eventuell
Sauermilch mit Nüssen oder Samen und Honig, im Mixer hergestellt. Oder
Glas Joghurt mit Hefeflocken. Oder
Tasse Kräutertee mit 1 Scheibe Vollkornbrot und 1 Scheibe Naturkäse. Oder
Ein Apfel

Wichtige Punkte zur Erinnerung

- Der Hauptbestandteil Ihrer Nahrung sollte aus Samen, Nüssen und Körnern bestehen, frischen Gemüsen und Früchten, möglichst organisch gewachsen und zu 80% roh. So ernährt sich der überwiegende Teil der langlebigen Völker mit über 100jährigen. – Viele verschiedene Arten sollten Sie gebrauchen, aber möglichst nicht in derselben Mahlzeit. Bananen, Avocados und Kartoffeln machen nicht dick! Die Anleitungen auf dieser Seite geben Ihnen nur Anregungen. Variieren Sie selbst!

- Mittag- und Abendessen sind austauschbar.

- Eiweißreiche Nahrungsmittel (Quark, Nüsse, Bohnen etc.) am besten vor, auch mit, nie nach kohlehydratreichen Nahrungsmitteln (Salate, Früchte, Kartoffeln, Reis etc.) essen! Sie brauchen ein anderes Verdauungsmilieu.

- Keine Flüssigkeiten zu den Nahrungsmitteln trinken. Wenn Sie durstig sind, trinken Sie zwischen oder 15 Minuten vor den Mahlzeiten. Joghurt ist in diesem Sinn kein Getränk. Vitamine oder Ergänzungsstoffe wie Mineralien etc. zu den Mahlzeiten nehmen.

- Ein bis zwei Eßlöffel Hefeflocken sollten Sie zum Frühstück oder Mittag essen oder dazwischen mit Joghurt oder Fruchtsaft.

- Wenn Sie diese Dinge hier jeden Tag zu sich nehmen, ernähren Sie sich optimal in jeder Hinsicht. Es wird nichts fehlen.

- Es ist gut, wenn Sie jede Woche einen Saft-Fasttag

einlegen: Alle 3 Stunden 1 Glas (200 ccm) Möhren-, Sellerie- und Apfelsaft zwölf Stunden lang. Dazwischen am besten Quellwasser. Vergewaltigen Sie sich aber nicht. Beginnen Sie mit allem langsam. Auch in Ihnen lebt ein kleines Kind, das sehr ernst genommen und verwöhnt werden will – sonst nimmt es sich, was es braucht...

DER NATURSCHLAF
Einer der Faktoren, die Anfang oder Ende von Kranksein betreffen, wird heute viel zu wenig beachtet: Es ist der Schlaf. Wie wichtig das ist und wie viele medizinische Fragen damit geklärt werden können, sollen die folgenden Ausführungen über den *Naturschlaf* deutlich machen. Nach den Ergebnissen der sogenannten Chronobiologie gibt es individuell leicht variierende Schlaf- und Wach-Typen: die »Nachtarbeiter« und die »Frühaufsteher«. Sie können leicht selbst herausfinden, ob Sie zum einen oder anderen Typ gehören – unabhängig davon, wie lange Sie schon gewissen Gewohnheiten folgen –, indem Sie während des Tages alle zwei Stunden Ihre Temperatur unter der Zunge messen: Die Kurve, die Sie erhalten, wenn Sie die Meßpunkte verbinden, sagt Ihnen deutlich, wann Ihr Stoffwechsel – und damit Ihr Geist – noch in der Erholungsphase oder schon in schon in der Wachphase ist. Sie werden dann wissen, wieviel Zeit Sie von den hier angegebenen »Ideal«zeiten abziehen oder wieviel Sie hinzuzählen müssen.
Zunächst wollen wir das sogenannte »normale« Schlafverhalten während der Dunkelheit der Nacht betrachten: Wie lange und wann schläft der Mensch?

Es sieht so aus, als könnten Schlafdauer und Schlafzeit den jeweiligen Bedürfnissen angepaßt werden. Es gibt berühmte Beispiele wie Napoleon, Friedrich den Großen oder Edison, die ihr Leben lang mit drei bis vier Stunden Schlaf auskamen; und es gibt Menschen, die wenigstens acht Stunden brauchen. Untersucht man die Schlafzeit, so scheint sich diese nach Schule, Beruf, gesellschaftlichen Verpflichtungen oder nach persönlichen Vorstellungen einrichten zu lassen. – Ist es aber schadlos möglich, den Schlaf in dieser willkürlichen Weise zu manipulieren? Oder gibt es Anzeichen dafür, daß dem Schlaf – wie *allem* Lebendigen – unabänderliche Gesetze zugrundeliegen?

Das Neugeborene scheint nach Belieben zu schlafen, zu wachen und zu essen. Überläßt man einen Säugling aber seinen natürlichen Instinkten, so bevorzugt auch er die Nachtzeit zum Schlafen. Viele Mütter erleben, daß ihr Kind zur »vorgeschriebenen« Mahlzeit um 22 Uhr fest schläft. Nur mit Mühe ist es zum Trinken zu bewegen und nach einigen gewaltsam erzwungenen Schlucken sinkt es wieder in den Schlaf. Die Erfahrung lehrt, daß Säuglinge ohne Störung der Nachtruhe durchschlafen, wenn sie ihre letzte Mahlzeit gegen 18 Uhr erhalten haben. In Bulgarien wurde früher fast allgemein, besonders bei der Landbevölkerung, von 18 bis 2 Uhr geschlafen. Die ersten standen schon um Mitternacht auf, die letzten um 2 Uhr. Sie arbeiteten den ganzen Tag über ohne Pause und gehörten zu den Menschen mit der längsten Lebensdauer und der beneidenswertesten Gesundheit. Ähnliches wird von Nicaragua berichtet, wo die Eingeborenen wegen der großen Hitze von 20 Uhr bis kurz vor 3 Uhr schliefen und dabei erfreulich gesund waren, Kinder und Europäer mit eingeschlossen. Auch

der Tageslauf in manchen Ordensklöstern, z. B. bei den Trappisten, verlief ähnlich: Sie hielten oft schon um Mitternacht ihre ersten Gebetsübungen ab, begannen das Tagewerk um 2 Uhr und leisteten dabei wertvolle Kulturarbeit. Vielleicht hing ihr Erfolg auch mit dem unüblichen Schlafrhythmus zusammen?
Viele Bauern, Landarbeiter, Holzfäller, Markthändler, Jäger und Förster schlafen auch heute noch, unabhängig von Tageshelligkeit und Wetter, zu dieser Zeit.
Während des letzten Weltkrieges machte man in vielen Krankenhäusern folgende Erfahrung: Wenn mit Einbruch der Dunkelheit in den Krankenzimmern automatisch das Licht ausging, schliefen die meisten Patienten lange vor der üblichen Zeit ein – ohne die üblichen Schlafmittel. Diese Erfahrungen decken sich mit dem Sprichwort, daß der Schlaf vor Mitternacht doppelt zähle. Das war früher offenbar allgemein bekannt. Der Arzt Dr. *Hufeland* hat schon vor 150 Jahren betont, daß der einzig natürliche Schlaf der vor Mitternacht sei.
Es ist nun das Verdienst von Theodor *Stöckmann* (1872–1947 Lyzeumsdirektor) und seines ersten Schülers, Dr. med. et phil. Georg A. Tienes, sich mit der Frage der natürlichen, für alle Menschen verbindlichen Schlafenszeit befaßt zu haben. Die ersten Ergebnisse sind in dem Buch von Tienes, »Schlafe vor Mitternacht. Die Naturzeit« zusammengefaßt. Einige der folgenden Zitate sind aus diesem Buch. Unabhängig voneinander beobachteten Stöckmann und Tienes schon im Alter von 18 Jahren die überraschend positive Wirkung des vormitternächtlichen Schlafes auf ihre Schulleistungen. Tienes erhielt bei seinen Hausaufgaben wesentlich bessere Zensuren, wenn diese nach Mitternacht gemacht wurden; für Stöckmann war es die letzte Rettung in

größter Not: Als begabter und begeisterter Klassenprimus hatte er oft nächtelang für die Schule gearbeitet. Aber etwa ein Jahr vor dem Schulabschluß war er gesundheitlich am Ende. Stöckmann versuchte es zunächst mit längerem Schlafen oder ausgedehnten Spaziergängen – vergebens. Nur Schlafzeitverkürzung bewirkte eine gewisse, wenn auch unzureichende Besserung. In der größten Verzweiflung fragte er sich, ob es für die Schlafenszeit vielleicht einen ähnlichen Rhythmus geben könnte wie für andere Vorgänge in der Natur, die von Mond- und Sonnenstand abhängig sind: ». . . und in langen Versuchsreihen, auch zur Winterzeit, rückte ich meinen Schlaf immer mehr auf Vormitternacht zu. Eines Abends... schlief ich kurz vor 19 Uhr ein und dann weiter bis 23.20 Uhr, erwachte von selbst, stand von selbst auf, und da trat das lange und bang erhoffte Erlebnis ein, das mich zur weiteren Forschung antrieb und begeisterte: Mit einem Male kam Leben in den gefolterten Körper, die Verdauung setzte ein; die hochgradig erregten Nerven beruhigten sich; der Kopf wurde klarer, Mut und Hoffnung hielten Einzug. Der volle Anschluß an den Kosmos war vollzogen, der übermenschliche schwere Kampf gewonnen.« Das geschah 1890.
Stöckmann mußte bis 1930 warten, bis die Presse auf ihn aufmerksam wurde. 1934 hatten 25 Personen beiderlei Geschlechts seine Entdeckung durchprobiert. Einer von ihnen behielt 30 Jahre ununterbrochen den Naturschlaf bei. Dr. Tienes, der sich um dieselbe Zeit Stöckmann anschloß, war der erste Arzt, dem sich dann noch andere beigesellten: Sie alle wandten den Naturschlaf bei verschiedenen Krankheiten an. Die Pianistin Elly *Ney,* eine der ersten überzeugten Anhängerinnen des

Naturschlafs, schrieb an Dr. Tienes: »Es ist klar, daß derselbe in jeder Beziehung förderlich ist für Geist, Seele und Körper«, und empfahl die allgemeine Einführung.

Die folgende Liste der Indikationen hat sich aus der inzwischen angesammelten Erfahrung ergeben. Ab Nr. 7. ist eine zusätzliche ärztliche Behandlung empfehlenswert:

1. Gelegentliche und ständige Schlafstörungen
2. Chronische Müdigkeit
3. Starke vegetative Erschöpfung
4. Verstopfung
5. Anfälligkeit für Erkältungskrankheiten
6. Chronische Darmbeschwerden (Blähungen, diffuse Schmerzhaftigkeit des Bauches, Hämorrhoiden u. ä.)
7. Geschwüre des Magens und Zwölffingerdarms, Darmbluten
8. Kreislaufstörungen, Beschwerden bei Herzklappenfehlern
9. Rheuma
10. Tuberkulose
11. Krebs

Mit Sicherheit sind noch andere funktionelle Störungen durch den Naturschlaf günstig zu beeinflussen. Auch Personen übrigens, die sich für gesund hielten, beschrieben eine bessere gesundheitliche Stabilität und Leistungsfähigkeit.

Eine Erscheinung, die bereits Stöckmann aufgefallen war, ist, daß Schlafen auch »krank« machen kann. Man erkannte, daß der *nach* Mitternacht liegende Schlaf im Laufe von Jahren und Jahrzehnten zur *Reizung* – und der über die Naturschlafzeit hinausgehende, *zu lange*

Schlaf zur *Schwächung* des vegetativen Nervensystems führte. Stöckmann gab daneben noch eine Tabelle der *Wertigkeiten für die uhrzeitgebundenen Schlafgewohnheiten* an:

Schlafbenennung	*Uhrzeit*	*Wirkung, Wertigkeit*
1. Optimaler (»absoluter«) *Naturschlaf*	18.45 bis 23.20 Uhr	Gefühl des Ausgeschlafenseins, absolute Frische und *Wachheit*
2. Relativer Naturschlaf	20 bis 2	weniger empfundene Wachheit
3. Relativer Naturschlaf	20.30 bis 3	noch schwächere Erholung als bei 2.
4. Üblicher »normaler« Schlaf	21 bis 5	Zurückbleiben gewisser Restmüdigkeit
5. Üblicher Schlaf	22 bis 6	wie bei 4., mit Neigung zu Kopfschmerzen
6. Üblicher Schlaf	23 bis 7	noch geringere Leistungs- und Konzentrationsfähigkeit als bei 4. und 5.
7. Beliebige Schlafzeit nach Mitternacht, beliebig langer oder kurzer Schlaf	24 bis ... 3 bis ... 4 bis ...	ständige Müdigkeit, zunehmende körperliche, seelische und geistige Schwäche und Leistungsunfähigkeit

Besonders für die Gesetzmäßigkeit des Beobachteten beweiskräftig sind die Fälle, in denen durch den »Naturschlaf« Leiden verschwunden waren, aber durch Rückkehr zum früheren Schlafverhalten erneut auftraten (**und nach Korrektur wieder verschwanden**). Als richtige Methode für die *Schlafumstellung* hat sich folgendes herausgestellt:

1. Wichtigste Voraussetzung für den Erfolg ist echte *Müdigkeit* zur Zeit des Zubettgehens.
2. Optimal ist die Ermittlung der *Ortszeit.* D.h. an Ihrem Wohnort ist es nach dieser Methode eben erst dann 12 Uhr mittags, wenn die Sonne ihren dem Ort entsprechenden höchsten Stand erreicht hat. (Dem Buch von *Tienes* sind Berechnungstabellen beigegeben.)
3. Bei Gesunden oder Menschen mit leicht gestörter Gesundheit hat sich folgende Praxis bewährt:

1. Tag: Zur gewohnten Zeit zu Bett gehen. Nach fünfstündigem Schlaf wecken lassen. Die gewonnenen Stunden mit Körperpflege, Spaziergängen oder beliebiger Arbeit ausfüllen. Bei Müdigkeit sich zwischendurch nicht hinlegen. Abends ist man dann so müde, daß man sofort einschläft, wenn man sich um 18.30 Uhr hinlegt.

2. Tag: Normales Aufwachen abwarten. Erfolgt dies erst zur vorher gewohnten Zeit, nochmals wie am 1. Tag beginnen. – Sonst:

3. Tag: Ein oder zwei Stunden früher wecken lassen, als man am Tag zuvor allein aufgewacht ist. Solange damit fortfahren, bis das Optimum der »absoluten« oder »relativen« Schlafzeit erreicht ist. – Nichts erzwingen!

Bitte achten Sie außerdem auf das folgende:
Geräuschloses Schlafzimmer! Schlafplatz auf Erdstrahlen und elektromagnetische Felder prüfen! Möglichst mit dem Kopf nach Norden schlafen. Nicht unbedingt schlafen »wollen«.
Im allgemeinen sind dann am Tage keine weiteren Schlafpausen mehr erforderlich (wenn Sie ein geübter

»Naturschläfer« geworden sind!) In der Übergangszeit (ab dem 3. Tag) *müssen* zwei halbstündige Ruhe- oder Schlafpausen eingelegt werden: die erste zwischen 5 und 6 Uhr morgens, die zweite direkt nach dem Mittagessen. Die erste Mahlzeit kann eine Stunde nach Aufstehen, die letzte spätestens eine Stunde vor dem Schlafengehen eingenommen werden. Und:

Sorge dafür, daß du abends müde bist!
Folge dieser Müdigkeit und schlafe aus!
Steh auf, sobald du ausgeschlafen bist!

Meistens liegen die zusätzlichen Schlafpausen zwischen 6.30 und 7 Uhr und zwischen 13 und 14 Uhr (bei älteren Personen). Wichtiges Kennzeichen für die richtig erfolgte Umstellung ist das Gefühl, wirklich ausgeschlafen zu sein. Am Anfang ist es möglich, daß während des Tages eine Periode größerer Müdigkeit auftritt. In diesem Fall ist Kaffee oder Tee vorübergehend angebracht. Meist ist aber auch hier die Umstellung nach 7 Tagen erfolgt.

Bei chronisch Kranken erfolgt die Umstellung auf den Naturschlaf in bis zu 14 Tagen. Möglichst mit ärztlicher Hilfe sollte hier schrittweise die Umstellung erfolgen: Man läßt sich eine halbe bis ganze Stunde früher wecken und fährt fort je nach Wohlbefinden.

Die zum Teil unerklärlich erscheinenden positiven Ergebnisse des Naturschlafs sind wohl auf eine Regeneration des vom Tagesrhythmus abhängigen vegetativen Nervensystems zurückzuführen mit seiner Steuerung von Verdauung, Atmung, Kreislauf, Wärmehaushalt, Schweißbildung, Infektanfälligkeit und anderem. Als dem Kosmos angeschlossene Lebewesen besitzen wir Wahrnehmungsmöglichkeiten für die entsprechenden Reizimpulse. Wenn wir der Zeituhr unseres Sonnensy-

stems nicht folgen, entnimmt unser Organismus Anregungs- oder Beruhigungsimpulse zur falschen Zeit, wir geraten »außer Takt« und »Intaktheit« geht verloren. – »Bei den kosmischen Verkehrsregeln kommt es auf die Minute an.« *(Stöckmann)*
Schon vor Jahrtausenden hat die (noch immer sehr wirksame) chinesische Medizin die Wirkzeiten des Kosmos in der »*Organuhr*« festgelegt. Man kann auf dieser Uhr ablesen, daß ausgerechnet während der Zeit des »Naturschlafs« die für die Erholung wichtigsten Funktionskreise in die tägliche Regenerationsphase eintreten (Lit.: »Die Organuhr«, *Dr. Stiefvater*).
Wir haben uns aufgrund unserer technischen Entdeckungen dazu hinreißen lassen, im persönlichen Leben den Rhythmen unseres Planeten den Gehorsam zu versagen. Da wir aber Geschöpfe eben dieser Erde sind und zu ihr zurückkehren, ist es vielleicht doch besser, sich daran rückzuerinnern, damit nicht noch mehr »Verrücktheit« entsteht und wir Gelegenheit zur Re-ligio (Rückverbindung) erhalten: Gerade zur Meditation ist in den herrlichen Frühmorgenstunden eine völlig ungestörte, gesegnete Gelegenheit, in Gedankenstille die Angeschlossenheit an das umgebende Universum zu üben und zu erfahren.

DIE HEILUNG VON ÜBERFORDERUNG
Alle Bemühungen von außen – sei es Psycho- oder Pharmakotherapie, sei es Verhaltens-, Strahlen- oder operative Therapie –, können nicht einen Fingerbreit zum Besseren beitragen, *wenn das individuelle Bewußtsein nicht zustimmt.*
Man weiß inzwischen aus neueren Forschungen der

letzten 10 Jahre, daß jede einzelne Blutzelle durch eine Reihe von nervösen und chemischen Transmittern mit dem Zentralnervensystem verbunden ist. Man weiß – sogar bestätigt durch Tierversuche –, daß speziell *positive, liebende Zuwendung* die Art biologischer Aktivität auslöst, die lebendige Systeme zur Erhaltung oder Schaffung von Gleichgewicht brauchen. Wirkung und Verankerung solcher Zuwendungsenergie ist bis in anatomische Strukturen hinein zu verfolgen.

Wenn wir unseren Kindern diese Energie versagen, verwahrlosen sie, werden schwer krank oder sterben. Wenn wir als selbstgesteuerte Erwachsene nicht wissen, daß wir hier aus eigener Quelle schöpfen können und müssen, werden wir – ewig hungrig – abhängig von unseren Freunden und schließlich ebenfalls krank.

So erging es mir vor ein paar Jahren, als ich in meiner ärztlichen Praxis in eine Krise geriet. Freunde oder psychotherapeutische Helfer konnten mir so schnell keine Hilfe anbieten.

Ich war nach der Aufbauphase meiner Praxis für biologische Medizin an einer Stelle angelangt, wo die Zahl der Patienten und ihre ungelösten Probleme mich bis immer tiefer in die Nächte hinein beanspruchten. Durch Einzelsitzungen nach Sprechstundenende, längere Telefonate, schriftlichen Beistand, Ausarbeitung eigener Testmethoden und Behandlungspläne bemühte ich mich, möglichst gute Arbeit zu tun. Drei Monate im Jahr waren der Fortbildung im In- und Ausland gewidmet, Urlaub fand ich überflüssig.

Daß es neben der Medizin viele andere – besonders musische – Bereiche gab, denen ich mich gerne ausgiebig gewidmet hätte –, das mußte der Vergangenheit angehören. Man konnte schließlich nicht alles machen,

und ich dachte, daß es so sein sollte. – Wie konnte ich meine Grenzen erweitern und in einer größeren Sache als in den täglichen, wechselnden Bedürfnissen aufgehen, wenn die ganze Kraft nicht einer einzigen Aufgabe zufloß?
Ich machte also weiter.
Bis dann, langsam zunächst, eine gewisse Unlust eintrat. Meine Mitarbeiter sprachen von »Launen« – etwas, das, wie ich glaubte, nach langer Arbeit an mir selbst wirklich hinter mir lag.
Wachsam begann ich erst zu werden, als depressive Verstimmungen dazukamen mit körperlicher Erschöpfung, innerer Unruhe, nachlassender Potenz und Kreativität. Sogar alltägliche Handreichungen begannen mir schwerzufallen.
Nach ein paar Wochen intensiven Fragens an die inneren Instanzen, nach Suchen und Gebet, wie ich es gelernt hatte von früheren Helfern, wurde mir schließlich unzweideutig klargemacht, was die Ursachen waren und wie ich vorzugehen hatte.
Als ich diesem „Ratvoninnen" zu folgen begann, war das Ergebnis derart verblüffend und überzeugend, daß ich zunächst – wegen der Einfachheit – nicht daran glauben wollte.
Inzwischen hat die in der Folge entstandene Methode sich, außer bei mir selbst, bei vielen Ratsuchenden bewährt. Überraschende Bestätigung fand ich dann noch in anderen, »primitiven« Kulturen.
Was war geschehen in meinem Fall? Wenn es Menschen gab, die jahrein, jahraus der Vollendung ihres Lebenswerkes dienten und kaum je ernstlich ermüdeten – was stimmte bei mir nicht? Überarbeitet hatte ich mich eigentlich nicht. Genügend Schlaf, vernünftige Ernäh-

rung, keine gesundheitszehrenden Laster und etwas Sport hätten mich doch leistungsfähig halten müssen! Was ich also jetzt tat, entwickelte sich dann etwas später zu einer methodischen Kontaktaufnahme mit meinem »Niederen Selbst«, wie ich es später nannte: Ich lernte und baute aus, daß man zu seinem kindlichen, lustbetonten, vitalen Anteil wie zu einem selbständigen Wesen sprechen konnte und mußte. Daß dabei Mitgefühl, Hinwendung und Achtung notwendig waren – eben wie im Umgang mit einem getrennten, bewußten Lebewesen.

In diesem Augenblick ging ich so vor: Ich erinnere mich, daß vor mir auf dem Schreibtisch ein ziemlicher Packen Pflichtarbeit lag – nicht besonders angenehm. Ich tat so, als wäre da ein kleiner Junge in mir, eigenwillig, lustbetont, bewegungsfreudig, instinktsicher und eigentlich völlig unabhängig von mir, bis auf eine gewisse zärtliche, verständnisvolle Nachsicht und liebevolle Aufmerksamkeit, ohne die er unglücklich war.

»Wie geht es Dir, mein Lieber?«

Keine Antwort, etwas unwilliges Gefühl in meinem Bauch.

Er mußte wohl schon ganz schön enttäuscht sein und wollte mir diese Anrede vielleicht nicht so einfach abnehmen.

»Willst Du nicht mit mir sprechen? Ich höre Dir jetzt wirklich zu. Ich will mich wieder vertragen mit Dir!«

Aufmerken, Interesse, Hoffnung.

»Hast Du jetzt keine Lust, bei dieser Arbeit mitzumachen?«

Protestgefühl in der Gegend des Magens.

»Du meinst, ich habe Dich ja gar nicht gefragt, und jetzt bist Du ärgerlich?«

Hoffnungsvoll-bejahendes Gefühl.
»Du sollst jetzt immer dabeisein bei allen Dingen, die ich tue! Jetzt *müssen* wir diese Arbeit hier erledigen, sonst verdiene ich kein Geld zum Leben!«
Unlustgefühl.
»Wenn wir heute abend beide ins Kino gehen, wirst Du dann mit mir arbeiten?«
Abwarten, Mißtrauen, Trotz.
»Gut. Dann gehe ich jetzt ein Eis kaufen für uns beide. Machst Du dann mit?«
Kindliche Freude und Hoffnung.
»Sagen wir, Du arbeitest dafür zwei Stunden mit, so daß das hier vom Tisch kommt?«
Unwille.
»Anderthalb?«
Zustimmung.
Ich stand jetzt sofort auf, das eben gegebene Versprechen bedenkend, und ging, ruhig atmend (und nicht hastig wie sonst immer), zweihundert Meter weiter zum Eisgeschäft. Dort ließ ich mich leiten von einem diesmal ruhig und besonnen arbeitenden inneren Dialog über »was« und »wieviel«. Nach Hause zurückgekehrt, deckte ich meinem Kleinen (und mir) einen richtigen Kaffeetisch. Mit viel Freude in der gemeinsamen Lust und mit liebevollem Verständnis für das Bedürfnis meines kleinen Jungen, ernstgenommen zu werden, sah ich gewissenhaft darauf, daß ihm alles rechtgetan wurde.
Mit Genugtuung fiel mir auf, daß ich nicht mehr, wie früher, ein schlechtes Gewissen hatte. Früher, als ich solche und ähnliche Sinnesfreuden noch eher in rauschhafter, unbewußter Weise über mich ergehen ließ, waren das gleichsam partisanenähnliche Überfälle.
Überrascht war ich aber dennoch, als die nächsten

eineinhalb Stunden Arbeit so störungsfrei und konzentriert verliefen und kaum Erschöpfung zu spüren war!
In den folgenden Tagen und Wochen war allerdings noch eine gehörige Lehrzeit im Umgang mit meinem kleinen Jungen durchzustehen: Zum Beispiel versuchte ich einmal, einen Teil einer solchen Vereinbarung zu »vergessen« – nämlich das Einlösen meines Versprechens... Das Resultat war eine tiefe Mißstimmung und die Unmöglichkeit, während der nächsten zehn Tage den Kontakt wiederherzustellen. Mein kleiner Partner war nicht mehr willens, sich mir mitzuteilen – ganz wie am Anfang unserer Kontaktaufnahme.
Ebenso mußte ich lernen, ein neues Feingefühl für das *richtige Maß* zu entwickeln und nicht zu nachgiebig (= bequem) oder zu knauserig (= lieblos) zu sein. Ich hatte es ja schließlich mit einem selbständigen Menschen in mir zu tun, der widerstandsfähig gegen Täuschung war!
Ein paar Monate später begegnete ich dann Verständnismodellen für diesen ganzen beobachteten Vorgang, wie schon oben angedeutet. Diese Modelle aus anderen Kulturen eröffneten dann noch weitere Hilfen für den Umgang mit dem »Kleinen«.
Wir können unser Bewußtsein, das wir als Funktionseinheit Geist, Seele, Wille, Sinnesapparat und Instinkt kennen, danach aus praktischen Gründen auch in drei unabhängige »Selbste« einteilen: das *»Hohe«* Selbst, das *»Mittlere«* Selbst und das *»Niedere«* Selbst.

Das *Hohe Selbst* nennen wir auch »Geist« oder »Seele«. Es leitet völlig unbeeinflußt unsere Bewußtseinsentwicklung und ist normalerweise willentlich nicht zugänglich.

Das *Mittlere Selbst*, das wir als »Ich« oder »Vernunft« kennen, ist empfänglich für elterliche und sozial-kulturelle Programmierung während der Jugend.

Das *Niedere Selbst*, der Träger der Vitalität, des Gedächtnisses und des emotionellen (gefühlshaften) Erlebens, spricht auf alles an, was lustbetont ist, und kann uns, bei richtigem Vorgehen, den Zugang zum Hohen Selbst ermöglichen. Es ist ansprechbar auf Suggestionen, Telepathie, Gewohnheiten und – eben auf liebevolle Zuwendung.

Spätestens jetzt wird uns klar, daß das Niedere Selbst, wenn das Modell einigermaßen stimmt, *der* entscheidende Faktor für Gesundheit, Kraft und inneres Wachstum ist. Der Weg zu Freiheit, Würde und Erfüllung geht also nur über ein voll gelebtes irdisches Leben.

Ein oft tragischer Irrtum wird an dieser Stelle ebenfalls deutlich, der vielen von uns im Laufe des Lebens Leiden und chronische Krankheiten beschert – wir halten nämlich häufig an einer kindlichen Gewohnheit (des Niederen Selbst) fest: Wenn wir als Kleinkinder nicht genügend Zuwendung und Verständnis erhielten (und wer bekam das schon grenzenlos), meinen wir auch als Erwachsene noch, da draußen, wo immer Vater und Mutter waren, weiter danach suchen zu müssen.

Freunde, Ehepartner, Schüler, Abhängige, ja ganze Nationen müssen täglich herhalten für die Folgen solchen Unwissens und der damit verbundenen Verzweiflung. Die meisten von uns sind, besonders dann, wenn das Mittlere Selbst auch noch fehlinformiert ist, blind dafür, daß eben *dieses Mittlere Selbst die Eltern inzwischen voll ersetzen kann*.

Alles an Zuwendung, Trost, Geborgenheit und Wärme können wir also aus uns selbst beziehen, wenn wir nur mit Zuversicht eine gewisse Übergangszeit durchstehen...

Die innere Welt verändert sich nämlich deshalb langsam, weil wir dem physiologischen Tempo des Zellstoffwechsels folgen müssen – das sehr gemächlich ist – und weil wir allen Verzweigungen des Lebens, in denen sich *Gewohnheiten* festgesetzt haben, nicht jeden Tag begegnen.

Das Niedere Selbst will als kindliches Wesen geliebt und umsorgt, mit Geduld und Bedacht gelobt und geführt werden. Seine Existenzbedingungen sind so, daß es mit Enthusiasmus und strahlenden Bildern sowie mit fester Entschlossenheit überzeugt (nicht überredet!) werden will, daß alles, was das Mittlere Selbst denkt und tun will, auch zu seinem Besten ist. Dann erst kann es dem Mittleren Selbst seine Kräfte zur Verfügung stellen.

Nehmen wir hierfür ein Beispiel: Sagen wir, Sie haben eine berufliche Vorstellung über Ihre Zukunft, die zwar kühn ist, aber durchaus im Bereich Ihrer Anlagen liegt. Sie beginnen, sich in schönsten Bildern alles auszumalen wie in einem Tagtraum. Nun gehen Sie in die Details hinein – wie Sehen, Fühlen, Riechen, Tasten –, ganz sinnlich. Dabei sprechen Sie immer wieder einmal mit dem kindlichen Niederen Selbst, wie mit einem Geliebten oder Verbündeten...

Normalerweise würden wir schon so weit nicht gehen. Hier fragen Sie aber zum Beispiel: »Wie fühlst Du Dich dabei, was ich so auftische? Ist das gut für Dich? Wirst Du Dich wohlfühlen dabei?«

Wie ein selbstverantwortliches Wesen sollte das Niedere Selbst am besten *von sich aus* wünschen, was Sie ihm anbieten. Das ist der einzig erfolgversprechende Weg zum Abgewöhnen alter Angewohnheiten. Enttäu-

schungen und Überzeugungen (auch Süchte übrigens). »Von sich aus«: Durch fortschreitende Übung und intimeren Kontakt zwischen Mittlerem und Niederem Selbst werden Sie langsam immer deutlichere Vorstellungen von den Wünschen Ihres Niederen Selbst bekommen. Dadurch werden sich Ihre eigenen und die spontanen Wünsche des Niederen Selbst immer mehr entsprechen.
Wir alle wissen, daß Kinder oft recht klug sind und instinktiv wissen, was stimmt und was verlogen ist, wenn Erwachsene sich ihnen nähern: Einfache, vernünftige Worte, die *der Wahrheit entsprechen* und erklären, *warum* Sie etwas so oder so wollen, sind hier am Platz.
Natürlich bedeutet das auch, daß wir uns als Mittleres Selbst Klarheit verschafft haben müssen, ob die Dinge, die wir gerade erreichen wollen, auch den wirklichen, tiefen Strebungen nach Erfüllung entsprechen oder zumindest auf dem Weg dazu liegen. Ein intelligentes Kind wird einfach nicht auf unreife Erwachsene hören (das sind wir alle, solange unsere erziehungsbedingten Progammierungen über Liebe, Kommunikation und Selbsterfüllung nicht revidiert sind. Dafür gibt es in Deutschland inzwischen eine Fülle von Möglichkeiten aus der »Humanistischen Psychotherapie«).
Die Überlebensinstrumente »Disziplin« und »Wille« können auf die Dauer alleine nicht funktionieren: Das ist so, als wollten Sie einen Schnellzug gewohnheitsmäßig mit der Notbremse zum Halten bringen. In Staatswesen würde ein stetiges Reglementieren Revolutionen hervorrufen –, in uns selbst wird so das Niedere Selbst zum Partisanen: Der Körper wird die typischen »Verschleiß«-Zeichen wie Arthrosen, Hexenschuß, Herzinfarkt u. a. zeigen.

Wird jetzt deutlich, daß »*Überforderung*« immer nur wir selbst erzeugen? Ohne ein gepflegtes und harmonisches Verhältnis nach »innen« fordern wir die Mitarbeit unserer Intuition, unseres Gedächtnisses, der vitalen Potentiale und des emotionalen Schwingungsvermögens, was unmöglich ist.

Übrigens, rechnen Sie ruhig damit, daß Ihr Niederes Selbst Sie durch übertriebene Forderungen auch einmal auf die »Probe« stellen wird. Das ist keine »teuflische Bosheit«, sondern ein Erkunden der Grenzen – eben das, was alle Kinder tun müssen auf ihrem Weg zum Erwachsenwerden. Geduld! Keine Verwöhnung, das wäre nur eine neue, subtile Form von Vernachlässigung! Gütige, standfeste Kommunikation ist schwieriger, aber angemessener.

Eine Art und Weise, wie ich persönlich innehalte, wenn ich (wieder einmal) die Kommunikation mit meinem Niederen Selbst versäumt habe: Ich setze mich ruhig hin, entspanne alle Muskeln, »schaue« und »höre« und, ja, »rieche« nach innen. Der Geruchssinn scheint eine direkte, urtümliche Verbindung zu sinnlich-emotionalen Erinnerungen, zu Sympathie zum Beispiel, zu bewirken. So ermögliche ich nun allen Quellen inneren Wissens, die über das Niedere Selbst laufen müssen, mir ihre Botschaften zu vermitteln.

Zur Dauer dieses Intensivtrainings
Einige Wochen oder Monate werden Sie auf jeden Fall schon brauchen. Vielleicht beginnt dann alles allmählich, automatisch zu laufen.

Dann kommt möglicherweise eines Tages der Moment, wo unser Kind so viel Verständnis, Aufmerksamkeit, liebevolles Zuhören und Führung erfahren hat, daß es,

nun integriert, verantwortlich mitmachen muß. Das ist das Schicksal aller Kinder.
Sie sollten damit rechnen, daß es an Ihnen hängen und **nicht** loslassen will von der gewonnenen Verständigung **und** williger Bereitschaft, die es so schätzen gelernt hat.
Der Zeitpunkt der Trennung ist gekommen, nachdem **Ihnen** einige Zeit lang keine wesentlichen Unterlassungssünden mit Ihrem inneren Kind mehr passiert sind. Das kann ½ bis 1 Jahr dauern. Eine Aufgabe kommt auf Sie zu, die große Wachheit, Hingabe und Intuition erfordert. Ihr Mittleres Selbst muß nun selber in die Schule gehen. Ihr Kind ist erwachsen.
Hier müssen Sie noch einmal wachsam sein: In welcher **Stimmung** werden Sie Ihr Kind an diesem Punkt antreffen?
Es wird traurig sein. Traurig! Nicht mehr verzweifelt. **Wenn** Sie noch Verzweiflung oder entschlossenen Widerstand spüren, ist es noch nicht soweit!
Diesmal wird Ihr Kind *wissen* und stillschweigend zustimmen, trotz der Trauer. Trösten Sie es, geben Sie **ihm** Zeit und erlauben Sie ihm seine Trauer! Das ist hier noch einmal sehr wichtig. Unterdrücken Sie nichts! Sie **haben** hier einen ganz natürlichen Trennungsschmerz, **der** voll berechtigt und notwendig ist: Immer, wenn wir Abschied nehmen von irgend etwas, auch von abgelebten Zuständen der inneren Welt, entsteht Schmerz.
Versichern Sie Ihrem Kind, daß immer Zeit für Trost bleibt!
Bald wird Ihr Niederes Selbst eine neue Lust kennenlernen: Sie verlassen sich auf seine Unterstützung und Kraft, und das macht Spaß.
Auf der neuen Ebene der Entfaltung und Schulung **Ihres** Mittleren Selbst haben Sie herausgefunden, daß

wiederholte Pausen – einmal täglich oder zweimal wöchentlich – gut und notwendig sind, wo Sie atmend-atemlos nach innen horchen und still sind. Voller Mitgefühl sehen Sie auf die Zeit zurück, als Sie arrogant und unwissend Ihren kindlichen Anteil mißachtet haben.
Sie können jetzt Ihren Nachbarn und Freunden mit Ihrer gelebten Erfahrung dienen, wenn Sie irgendwo erkennen, daß jemand nicht nur traurig, sondern niedergeschlagen ist: Depressionen sind *immer* ein Signal des *Niederen Selbst*. Überarbeiten können Sie sich nun zwar noch immer, wenn die Umstände so liegen. Überfordern können Sie sich nicht mehr.

Gesellschaften und Zentren,
die Auskunft geben können über
ganzheitliche biologische Hilfen und Helfer

- Gesellschaft der Ärzte für Erfahrungsheilkunde
  Fritz-Frey-Str. 71, 69 Heidelberg
- Zentralverband der Ärzte für Naturheilverfahren
  Postf. 232, Bismarckstr. 3, 7290 Freudenstadt,
  Tel.: 0 74 41/21 51
- Zentrale Dokumentationsstelle für Naturheilverfahren (Dr. K. P. Schlebusch)
  Hufelandstr. 56, 43 Essen, Tel.: 02 01/79 27 92
- Internationale Akademie für bioenergetische Ganzheitsmedizin
  Sophienstr. 22, 7570 Baden-Baden,
  Tel.: 0 72 21/2 69 69
- Deutsche Gesellschaft für Gesundheitsberatung
  (Dr. Bruker)
  Postf. 21 94, 5420 Lahnstein, Tel.: 0 26 21/1 65 78
- Gesellschaft für biologische Krebsabwehr
  Hauptstr. 27, Postf. 10 25 49, 69 Heidelberg,
  Tel.: 0 62 21/16 15 25
- Deutsche medizinische Gesellschaft für Herd- und Regulationsforschung
  Rurstr. 11, 5 Köln 41, Tel. 02 21/44 41 17
- Sozietas Medicinae Sinensis
  (= ursprüngliche chines. Medizin)
  Leopoldstr. 17, 8 München 40, Tel.: 0 89/33 56 12

- Antistress A. G. Gesellschaft für Gesundheitsschutz
  (= orthomolekulare Medizin)
  Fluhstr. 28, CH-8640 Rapperswil,
  Tel.: 00 41 55 27/60 80
- Vitorgan Arzneimittel GmbH – Zytoplasmatische Therapie
  7302 Ostfildern 1, Tel.: 07 11/41 29 97
- Cybila GmbH – Trockenzellpräparate
  Postf. 10 18 09, 69 Heidelberg, Tel.: 0 62 21/2 44 71
- Institut für Akupunkturmassage nach Penzel
  Lärchenblick 2, 3452 Heyen, Tel.: 0 55 33/13 56
- Lehrinstitut für alte chinesische Therapie
  (= unorthodoxe chinesische Medizin)
  Allmannsdorfer Str. 90, 7750 Konstanz,
  Tel.: 0 75 31/5 37 27
- Ohrreflexzonenmassage nach Radloff
  (energetische Chirotherapie der Wirbelsäule)
  CH-9405 Wienacht/Tobel, Tel.: 00 41 71/91 29 98

Nachwort

In der Salzburger Getreidegasse, wo Bürger des zwanzigsten Jahrhunderts gute Geschäfte machen mit dem früh verstorbenen Genie dieser Stadt, besinnt sich eine Gruppe Menschen auf sich selbst und ihre individuelle Gegenwart. Sie konzentriert sich – im Unterschied zum Menschenstrom auf der Gasse – nicht auf die gegenüberliegende Geburtsstätte Mozarts und die Verehrung dieses geschichtlichen Wunders, sie beteiligt sich auch nicht an der Förderung der Lebensangst, die der Ursprung dieser ewig neuen Kommerzideen dieser Stadt und dieser Welt sind. Die Teilnehmer der Gruppe besinnen sich auf sich selbst und ihre körperlichen Behinderungen. Einer unter ihnen, auch am Boden sitzend, schlägt den anderen vor, sich das Atmen, den Herzschlag, die umgebende Luft und den Boden unter sich im Augenblick bewußt zu machen und damit Verbindung zwischen sich und der Umwelt herzustellen. Einfache, eindringliche Worte werden gesprochen mit sanfter, überzeugender Stimme.
So bin ich John Selby begegnet. Und in dem Seminar haben wir viel übereinander erfahren, die Details unserer recht verschiedenen Biographien. So lerne ich die weiten Dimensionen kennen, zwischen der Cattle Ranch im Südwesten der USA, wo er aufwuchs unter der unerträglichen Kluft zwischen Weißen- und Rothäuten. Ich erfuhr von seiner Loslösung aus den Daumenschrauben berühmter Universitäten, für deren Titel andere krumme Rücken bekommen haben. Ich fühlte

mit, als er mir über seine Befreiung aus engen familiären Banden, über sein allmähliches inneres Wachsen bei verschiedenen meditativen östlichen oder asiatischen Meistern erzählte und lernte ihn dafür bewundern, wie er seine brillante westliche Schulung dafür einzusetzen wußte, sie mit den östlichen Traditionen zu verbinden, Vergangenheit und Zukunft durch den gegenwärtigen Augenblick zu ersetzen und zu Heilungsprozessen in seelischen wie auch daraus folgend psychosomatischen, also bereits organisch fixierten Leiden zu benutzen. Die Einfachheit seiner Sprache stimuliert dabei, schwierigste seelische Gleichgewichte ausdrükken zu können und für jedermann verständlich zu machen.

Dies ist auch zum Teil der Ursprung der Kraft seines Ausdruckes, dieses Aus-seinem-Wesen-Sprechen, der mir die Lektüre seines neuesten Buches spannend und entspannend gleichzeitig machte. Mir gefällt dabei am besten der direkte Zugang zu den inneren Potentialen menschlicher Heilungskräfte, wobei die Mischung aus praktischen Übungen und jahrelanger Erfahrung mit verschiedenen spirituellen Techniken es John Selby ermöglicht, den Mythos östlicher Praktiken für den westlichen Menschen besser verständlich darzustellen und zu zeigen, daß nicht die zwanghaft perfektionistische Ausführung, sondern mehr das Spielerische, das individuell gefärbte Streben nach inneren Kräften zur eigenen Stabilisierung von entscheidender Bedeutung ist.

Für mich als psychosomatisch denkenden Arzt war das Erlebnis dieser fröhlichen Freisetzung unserer Kräfte eine Bestätigung dafür, daß nicht wir Ärzte den Patienten heilen können, ohne seine Mitarbeit dafür zu mobilisieren. Diese Freisetzung ist in seiner wie in meiner

Arbeit eine grundlegende Gemeinsamkeit, die ich über meinen bisherigen Horizont hinaus dankbar annehme. Immer wieder fallen mir dabei die Lebensgeschichten kranker Kinder ein, die in Betreuung unserer psychosomatischen Kinderstation sind, deren eigentliche Krankheit nicht in organischer Minderwertigkeit ihrer Organe besteht, sondern eine Zuflucht in Aufmerksamkeit, Zuwendung oder wenigstens negative Zuwendung, Strafe zu holen für gesellschaftlich unerträgliche Symptome wie Einkoten, Erbrechen oder chronische Hautkrankheiten.

Die moderne Medizin steht diesen quantitativ zunehmenden Leiden hilflos gegenüber, weil keine diagnostisch-tabellarischen Richtlinien dagegen wirken. Sie passen daher nicht in das Raster naturwissenschaftlicher Medizin und sind doch da, füllen die Wartezimmer der Ärzte mehr und mehr, ohne daß Ärzte Antwort geben können, bestenfalls halbe Antworten mit bestimmten Wirksubstanzen. In diesem Sinne ist das vorliegende Buch ein neuer, hoffnungsvoller Ansatz für unzählige Patienten.

Dr. Hans Zimprich

Kommentierte Bibliographie

Die Bibliographie umfaßt grundsätzlich nur allgemeinverständliche Bücher mit praktischen Hinweisen zur Selbsthilfe.

I. Grundsätzliches zur Ernährung

Die Ordnung unserer Nahrung, Werner Kollath, 11. Aufl. 1984, Haug Verlag Heidelberg
Das grundlegende Buch der biologischen Grundlagen richtiger Ernährung. Definition und Begründung von »Vollwertkost«.
Natürliche Ernährung in der modernen Welt, Renate Collier, Bd. 1 u. 2, 1981/82, Verl. Toni Halft, 5202 Hennef 1
Eine kurzgefaßte, aber dennoch detaillierte und ausreichende Zusammenfassung der wissenswerten Fakten über naturbelassene Nahrungsmittel und angemessene Ernährung mit ausgezeichneter Bibliographie.
Das Urgesetz der natürlichen Ernährung, Walter Sommer, 4. Aufl. 1982, W. Sommer-Verl., Ahrensburg/Holst.
Konsequentes Buch der Frischkost-Bewegung. Der Autor bezieht die ethisch-religiöse Begründung aus der Geschichte auch der germanischen Urvölker. Einige Angaben zur Krankheitsbehandlung durch Ernährung und natürliche Heilmaßnahmen. Sehr lesenswert.
Vitalstoffreiche Vollwertkost nach Dr. Bruker, Ilse Gutjahr, Tomus-Verl., München
Klar gegliedertes Buch in Frage und Antwort und praktischen Rezepten, das die Prinzipien der Vollwertkost praktisch anwendet.
Schnitzer Intensivkost, Schnitzer Normalkost, J. G. Schnitzer u. a., Schnitzer-System GmbH, St. Georgen/Schww.
Ähnlich wie das Buch von I. Gutjahr, aber eingeteilt in einen strikten Rohkostteil mit Beachtung der essent. Aminosäuren u. Rezepten – und einen Teil normaler Vollwertkost.
Kennzeichen der Gesundheit, Gesundung und ihr Training, Karl Schmiedeker, Verl. Neues Leben, Bad Goisern 1971
Originelles Buch über die Zeichen der Gesundheit, mit vielen Bildern und Zeichnungen und Angaben zum Gesundheitstraining.

Sport und Ernährung, Klaus Jung, Meyer & Meyer Verl., Aachen 1984
Kurze Angaben über physiolog. Vorgänge beim Sport mit Angaben über die richtige Sportler-Ernährung bes. bei Ausdauertraining, praktisch erprobt an einem Deutschland-Lauf.

II. Allergie, Hypoglykämie

Allergie gegen Nahrungsmittel und Chemikalien, Richard Mackarness, Paracelsus-Verl., Stuttgart 1979
Ausgezeichnetes, kurzgefaßtes Buch über körperliche und seelische Störungen bes. bei Nahrungsmittel-Allergien mit einigen Angaben zur Behandlung.
The pulse Test, Easy allergy detection, Arthur F. Coca, Arco publ., New York 1978 (dt. Ausgabe existiert!)
Amerikanische praktische Anleitungen, wie man mit dem einfachen Pulstest eine Reihe von Allergien entdecken kann. Hinweis für leicht Erkältete: »You don't catch colds – you eat them!«
Dr. Mandell's 5-day-allergy relief system, Marshall Mandell u. a., Th. Crowell publ., New York 1978
Zyklische, suchtmachende und fixierte Allergien, und wie man sie nachweist und ihnen beikommt. Spez. Nahrungsmittelallergien.
Low bloodsugar and you, Carlton Fredericks u. a., Grosset & Dunlap publ., New York 1969
Niedriger Blutzucker verursacht »Neurosen«, Neurosen wiederum verstärken niedr. Blutzucker. Körperl. und geistig-emotionale Störungen bei Hypoglykämie. Diätvorschläge. – Im deutschen Sprachbereich kein Äquivalent zu diesem Buch.

III. Säure-Basen-Haushalt als Regulator der Gesundheit

Der Säure-Basen-Haushalt des menschlichen Organismus, Friedrich Sander, 2. Auflage 1985, Hippokrates-Verl., Stuttgart
Ein grundlegendes Buch für denjenigen, der ein Verständnis für die Entstehung und *einfache* frühzeitige Erkennung chronischer Krankheiten erlangen will. Ein *Muß* für jeden Naturheilkundigen.
Bioelektronik nach Vincent und Säure-Basen-Haushalt in Theorie und Praxis, Helmut Elmau, Haug-Verlag 1985

Dies ist das einzige Buch, das sich an denjenigen richtet, der sich ein spez. Testgerät anschaffen will zum frühzeitigen Nachweis lebensbedrohender Krankheiten, des Wirksam- oder Unwirksamwerdens von Medikamenten und der biologischen Wertigkeit von z. B. Trinkwasser, beruhend auf der genialen Entdeckung von V.

IV. Zähne als Störfelder, Zahnheilkunde

So retten Sie Ihre Zähne, Christopher Markert, Bioverlag Gesund leben, Hopferau 1983
Verblüffend einfache und praktikable Methode, sich künftige Gänge zum Zahnarzt endgültig zu ersparen. Jeder sollte dieses Buch lesen, der Karies, Parodontose etc. verhüten oder heilen will.
Amalgam – die toxische Zeitbombe, Sam Ziff u.a., Felicitas Hübner Verlag, Waldeck 1985
Die Wirkung chronischer Quecksilbervergiftungen im Körper, evtl. mögliche Alternativen u. solche, die keine sind.
Nie mehr Zahnweh!, J. G. Schnitzer, Schnitzer KG Verlag, 4. Aufl. 1981, St. Georgen/Schww.
Ausführliches, verständlich geschriebenes Buch über Karies, Parodontose, Zahnfehlstellungen, Ursache und Behandlung.
Allgemeinerkrankungen durch Störfelder (Trigeminusbereich), Ernesto Adler, Verlag für Medizin, 3. Auflage 1983
Ungewöhnliches Buch über Diagnose u. Therapie chron. Krankheitsherde an Nasennebenhöhlen und Zähnen. Viele Buntphotos, beste Dokumentation von Folgekrankheiten.
Herdgeschehen, M. Glaser, R. Türk, Verlag für Medizin, Heidelberg 1982
Das Thema ist ähnlich wie im Buch von E. Adler, diesmal mit eindrucksvoller Statistik, Angabe von Testmethoden und Vermittlung wichtiger Daten für Allgemeinmediziner und Laien.

V. Gesundung durch Nährstoffzugabe (= »orthomolekulare Medizin«)

Gesundheit auf dem Teller – Wohlbefinden über 80, Catherine Kousmine, Delachaux & Niestle Verlag, Paris 1984
Ein Buch voller Fallbeispiele über geheilte chronische Krankheiten

mittels Ernährung und Nährstoffzugaben (Vitamine, Mineralien etc.) inklusive Krebs, Multipler Sklerose und Polyarthritis.
Heilwirkung von Nährstoffen, Lothar Burgerstein, 4. Aufl. 1985, Haug-Verlag, Heidelberg
Bis jetzt das ausführlichste Buch über »Orthomolekulare Medizin« im deutschen Sprachbereich mit Krankheitsbereichen und Angabe der Nährstoffzusätze zu deren Heilung, Richtlinien, Nachweise.

VI. Darm- und Säftereinigung

Blut- und Säftereinigung, Erich Rauch, 17. Aufl. 1985, Haug-Verlag
Krankheitsstadien als Vergiftungsstadien der Säfte. Therapie durch Fasten, Wickel, Bäder, Massage etc. – Die Zeichen im Gesicht und am Körper. Ausgezeichnetes Buch.
Heilung der Infektions- u. Erkältungskrankheiten durch natürliche Behandlung, Erich Rauch, 13. Aufl. 1984, Haug-Verlag
Aktivierung des »inneren Arztes«, Milieugesundung und Stoffwechselentlastung, praktische Hinweise bei verschiedenen Krankheiten.
Die Haysche Trennkost, Ludwig Walb u. a., 4. Aufl. 1986, Haug-Verlag
Die Entdeckung des amerikan. Arztes Hay, daß Kohlehydrate und Eiweißstoffe, zusammen zubereitet und gegessen, bei geschwächtem Verdauungssystem Stoffwechselgifte erzeugen durch mangelhaften Angriff der Fermente. Rezepte, Vorgehensweise.
Stuhlverstopfung in 3 Tagen heilbar ohne Abführmittel, M. O. Bruker, Bioverlag Gesund leben, Hopferau 1981
Nachweis und Vorgehensweise mit schlackenreicher Vollwertkost.

VII. Ernährung und Psyche

Ernährung und Psyche, Anne Calatin, Verlag C. F. Müller, Karlsruhe 1984
Ähnlich wie im Buch »Heilwirkung von Nährstoffen« wird hier, aber gesondert auf Geisteskrankheiten und psychische Veränderungen bei Stoffwechselbesonderheiten eingegangen und deren Heilung zur Zugabe von Nährstoffen.
Orthomolekulare Ernährungsstoffe, G. E. Schuitemaker, Verlag Orthomolekulare Medizin, Freiburg 1986

Aus der orthomolekularen Praxis. Ein kleines Buch mit mehreren Krankheitsbildern und deren Behandlung durch Nahrungsstoffe.
Die heimliche Droge – Nahrungsmittelphosphat, Herta Hafer, Kriminalistik-Verlag, Heidelberg 1984
Ein kleines, aber immens wichtiges Buch über die Ursache von Verhaltensstörungen, Schulversagen und Jugendkriminalität im Falle der Überempfindlichkeit gegen Phosphatzusätze in Nahrungsmitteln und deren Heilung; mit Fallbeispielen.

VIII. Wirkung von Fabrikzucker:
Diabetes, Arteriosklerose

Diabetes und seine biologische Heilbehandlung, M. O. Bruker, Bioverlag Gesund leben, Hopferau 1984
Einfach geschriebenes Buch, wie der Erwachsenendiabetes durch Ernährungsumstellung und einige Heilpflanzentees geheilt wird.
Biologische Heilbehandlung der Zuckerkrankheit und ihrer Spätfolgen, J. G. Schnitzer, Schnitzer KG Verlag, St. Georgen/Schww.
Praktische Hinweise für die Selbstheilungsschritte bei allen Formen, Stadien und Folgen des Diabetes.
Krank durch Zucker, M. O. Bruker, Helfer-Verlag, Bad Homburg 1984
Gesammelte Forschungsergebnisse als Basis für Erneuerungen der Diätetik, mit Grundregeln für eine wirksame Heilkost.
Gesund werden durch Abbau von Eiweißüberschüssen, Lothar Wendt, Schnitzer KG Verlag, St. Georgen/Schww. 1986
Heilung von Bluthochdruck, Fettstoffwechselstörung, Gicht, Rheuma, Verhütung von Arteriosklerose, Parodontose, Schlaganfall und Herzinfarkt durch weniger Nahrungseiweiße.

IX. Krebs und seine Ursachen

Leitfaden für Krebsleidende und die es nicht werden wollen, P. G. Seeger, Verlag Mehr Wissen, Düsseldorf 1983
Verschiedenste Ursachen in Umwelt und Nahrung als Krebsverursacher, Früherfassungsmethoden, biologische Heilmethoden mit Ernährung, Zehn-Wege-Therapie des Krebses. Kurzgefaßte Übersicht.

Krebsverhütung durch biologische Vorsorgemaßnahmen, P. G. Seeger, J. Sachsse, Verlag Mehr Wissen, Düsseldorf 1984
Stand der Krebsforschung, Früherkennungsverfahren, Risikofaktoren, Schutzfaktoren gegen Krebs aus biologischen Quellen.
Eine erfolgreiche Arznei- und Ernährungsbehandlung gut- und bösartiger Geschwülste, Joh. Kuhl, Humata-Verlag, Bern, 13. Aufl.
Erklärung der Entstehung von Krebs durch eine Milchsäure-Stoffwechselstörung unter Einwirkung endogener und exogener schädigender Stoffe. Daraus abgeleitete Heildiät (milchsaure Diät) und Milchsäure-Behandlung als »isopathische« Therapie.
Ganzheitstherapie der Malignome nach Issels, (Herausgeber Ges. der Ärzte für Erfahrungsheilkunde), 1975
Krebs wird als Allgemeinerkrankung angesehen und daher auf mehreren Ebenen behandelt. Übersicht mit Fallbeispielen.
Brustkrebs im Kontext – Ergebnisse einer Vorhersagestudie und Konsequenzen für die Therapie, M. Wirsching u. a., Zeitschr. psychosom. Med. 27, S. 239 bis 252, 1981
Verleugnung, Verneinung und Blockierung des Gefühlsausdrucks als vorherrschende Mechanismen, starker Einsatz für andere, Konfliktvermeidung und Harmonisierung – dafür als therapeutische Hilfe Einbeziehung des Umfeldes zur Entwicklung von mehr Flexibilität.
Psychosoziale Faktoren und Krebs, I. Cramer, M. Blohmke u. a., Münch. med. Wschr. 119, 1977, Nr. 43, S. 1387 bis 1392
Tod und Trennung von Schlüsselpersonen als Auslöser der Krebserkrankung vor dem Hintergrund ungelöster Eltern-Kind-Beziehungen und Mangel an liebevoller Zuwendung.
Die schonungslose Therapie, E. van Aaken, Pohl-Verlag, Celle 1980
Am Beispiel von Lungen-, Leber-, Gelenks- und Krebserkrankungen zeigt der Autor, daß durch Anregen von Stoffwechsel, Herz und Kreislauf eine Normalisierung vegetativer Funktionen bis zur deutlichen Besserung oder Heilung führen kann.
Getting Well Again, O. Carl Simonton u. a., Bantam, New York 1980 (auch in dt.: »Wieder gesund werden«)
Ein überzeugendes Buch über die geistigen Ursachen von Krebs und die sich daraus ergebende Therapie (Geist-Körper-Modell, die »Vorteile« des Krankseins, Visualisationstraining, Groll überwinden, kreative Alternativen für das Leben nach der Heilung).

X. Herzkrankheiten

Leben ohne Herz- und Kreislauferkrankungen, M. O. Bruker, Bioverlag Gesund leben, Hopferau 1982
Wie Arteriosklerose entsteht (s. a. Lothar Wendt: Eiweißüberschüsse!). Raffinierte Kohlehydrate als Hauptursachen für Arteriosklerose und Herzinfarkt – diätetische Konsequenzen daraus.

Lebensbedingte Krankheiten, M. O. Bruker, Bioverlag Gesund leben, Hopferau 1982
Der Mensch als Geist-Seele-Einheit. Bei jeder Krankheit ist der ganze Mensch krank. Einfach geschriebene Übersicht über psychosomatische Zusammenhänge.

Psychosomatische Medizin, Walter Bräutigam, P. Christian, Thieme-Verlag, Stuttgart 1975
Ein kurzgefaßtes Lehrbuch für Studenten, Ärzte (und Laien). Eine ganze Reihe von Krankheiten, wie Verdauungs-, Herz-Kreislauf-, Krebs-, Haut-, Frauen- und rheumatische Erkrankungen werden in ihrer Dynamik, ganzheitlichen Entstehung und Therapie anhand von Fallbeispielen besprochen.